Widmung

Heike Holz

KNIPS DEIN LICHT AN

menani

KNIPS DEIN LICHT AN

Bibliografische Information der Deutschen Nationalbibliothek
Die Deutsche Nationalbibliothek verzeichnet diese Publikation in der Deutschen Nationalbibliografie; detaillierte bibliografische Daten sind im Internet über dnb.d-nb.de abrufbar.

menani
Publishing & Sales International
menani GmbH
Eichbergstraße 13 • D-86935 Rott am Lech
Tel. +49 8869 911 83-0 • Fax +49 8869 911 83-18
info@menani.com • www.menani.com

Autor: Heike Holz
Bilder: istockphoto.com:

baona 08, brickrena S. 12, Xsandra S. 16, imamember S. 18, styf22 S. 20, AntonioGuillem S. 23, Fred-Froese S. 26, Rike_ S 28, anyaberkut S. 31, praetorianphoto S. 32, swissmediavision S. 35, Mimadeo S. 37, Cecilie_Arcurs S. 40, bodnarchuk S. 43, alexeys S. 47, anyaivanova S. 49, Borut Trdina S. 51, Bet_Noire S. 53, AlSimonov S. 54, Aidart S. 57, NooUma S. 59, Wavebreakmedia S. 60, vadimguzhva S. 63, SonerCdem S. 64, supershabashnyi S. 66, Xurzon S. 68, ArtMarie S. 73, Dovapi S. 74, Orla S. 77, AlexD75 S. 78, DragonImages S. 81, Rike_ S. 83, taviphoto S. 87, skynesher S. 89, druvo S. 90, ulkas S. 93, baona S. 94, oatawa S. 96, yarn S. 98, lechatnoir S. 101, roman_sh S. 102, portishead1 S. 105, wichatsurin S. 107, AntonioGuillem S. 108, jeffbergen S. 111, swissmediavision S. 113/176, FS-Stock S. 116, PeopleImages S. 118, South_agency S. 121, Gregory_DUBUS S. 123, Xurzon S. 124, galitskaya S. 127, haoliang S. 128, KatarzynaBialasiewicz S. 131, Xesai S. 135, BIHAIBO S. 136, VisualCommunications S. 139, stevecoleimages S. 140, BrianAJackson S. 143, HAKINMHAN S. 145, Rike_ S. 147, ulkas S. 149, leonid_tit S. 151, whyframestudio S. 153, Imgorthand S. 155, konradlew S. 157, PATCHARIN SIMALHEK S. 160, Hakase_ S. 163, masta4650 S. 167, Mimadeo S. 176, da-kuk S. 176, zoranm S. 176

Layout & Satz: Applevillage Werbeagentur, D. Höfler, www.applevillage.de
Druck: Hoehl-Druck, Printed in Germany

3. Auflage, ISBN 978-3-941633-49-0

DIE AUTORIN HEIKE HOLZ

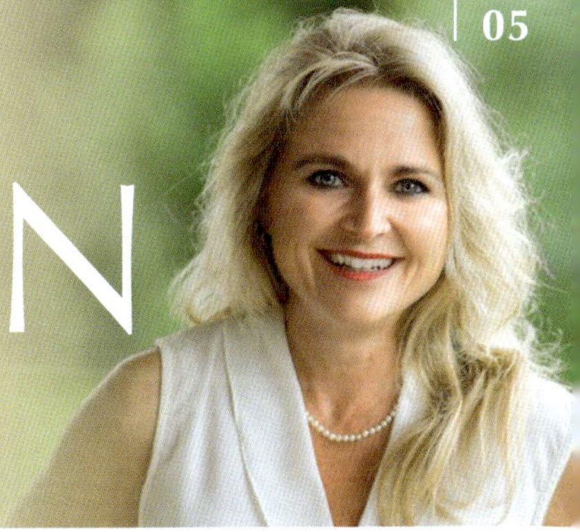

Heike Holz ist Expertin für Persönlichkeit, körperlich-seelische Gesundheit und Lebenserfolg. Ihre Philosophie einer ganzheitlichen, gesunden Persönlichkeitsentwicklung steht im Zentrum der von ihr entwickelten „KNIPS DEIN LICHT AN“-Methode.

Professionell überzeugt Heike Holz die Teilnehmer in ihren Vorträgen, Seminaren und Einzelcoachings mit ihrem großen Gespür für Menschen und ihrer unvoreingenommenen Art. Anschaulich und unterhaltsam vermittelt sie, wie man mit Achtsamkeit und selbstbewusster Ausstrahlung den Kern der eigenen Persönlichkeit entfalten und so den individuellen Lebensweg leichter gehen kann.

Heike Holz ist Dozentin an der DGUV Hochschule und Erfolgsautorin der Bücher „GLÜCKLICH SEIN VERLEIHT FLÜGEL“ und „KLEINE SCHRITTE – GROSSE VERÄNDERUNG“.

In ihrem Institut für ganzheitliche Heilweisen zeigt sie ihren Klienten klare Wege für körperlich-seelisches Wohlbefinden und tieferfüllte Lebensfreude auf. Ihre Podcast-Reihe „Charisma & Persönlichkeit“ sowie ihr eigener YouTube-Kanal erfreuen sich bei zahlreichen Hörern und Abonnenten großer Beliebtheit.

THEMEN

- Life-Balance
- Selbstliebe
- Detox/Fasten
- Natur
- Bewegung
- Bewusst leben
- Achtsamkeit
- Freude im Leben
- Menschlichkeit
- Heilung aus der Natur
- Wohn-Arbeitsraum

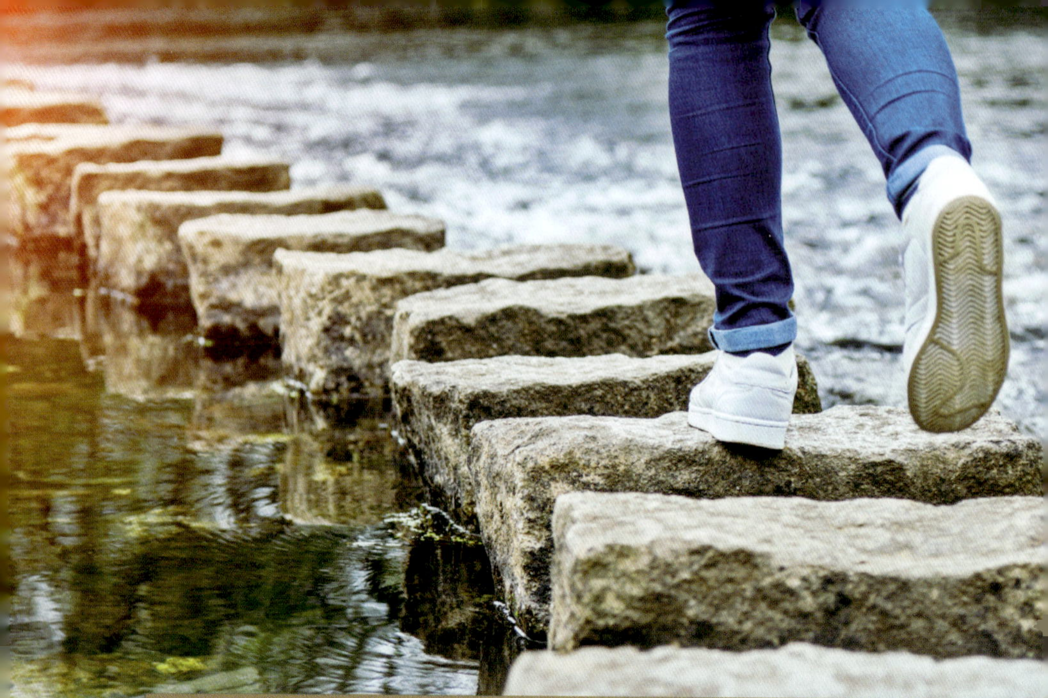

Mit diesem Buch halten Sie ein Buch-Seminar mit mehr als 50 Tipps in der Hand, mit dem Sie alte Gewohnheiten und Denkmuster überprüfen und verändern können. Das bedeutet, dass Sie die Seiten nicht einfach nur lesen sollten, sondern auch tatsächlich die Übungen als Anregung verstehen, mit vermeintlich kleinen Schritten große Veränderungen zu erreichen.

Mit Hilfe dieser leicht umsetzbaren Tipps verändern Sie Schritt für Schritt den Umgang mit sich selbst mit dem Ziel, in Ihre persönliche Lebensbalance zu kommen und vollkommene Freude zu spüren. Natürlich könnten Sie das Buch auch wie jedes andere in einem Rutsch von vorne bis hinten durchlesen. Dann werden Sie zum Schluss vielleicht sagen: „Interessant – na ja, einiges kannte ich ja schon." Doch tatsächlich ändern wird sich dadurch wenig bis überhaupt nichts.

VORWORT

> Jede Reise beginnt mit dem ersten Schritt!
> „Knipsen Sie Ihr Licht an"
>
> *(Heike Holz)*

Veränderungen sind in meinen Augen am besten in kleinen, übersichtlichen Schritten möglich. Ihr Körper, Ihr Geist, Ihr ganzes System müssen sich zuerst an das Neue, an das Unbekannte gewöhnen. Dazu brauchen Sie einige Tage, bis sich neue Handlungen oder Denkweisen eingespielt haben. Dann gehen Sie zum nächsten Thema, zum darauffolgenden Tipp.

Sie selbst bestimmen das Tempo, mit dem Sie vorgehen. Mein Vorschlag ist, sich wöchentlich, also sich beispielsweise jeden Sonntag, mit einem Thema zu beschäftigen. Das beste Ergebnis erzielen Sie, wenn Sie sich mit einem Stift Notizen machen.

Wenn Sie das Buch nach einiger Zeit wieder zur Hand nehmen und sich erneut Ihre dann aktuellen Gedanken in dem neuen Heft notieren, lassen Sie sich überraschen, wie deutlich sich Ihre persönliche Veränderung und Entwicklung zeigt. Wir gehen oft mit Vorbehalten und inneren Widerständen an Veränderungen ran. Nach dem Motto: „Das geht ja sowieso nicht – das habe ich schon mal probiert – wenn das so einfach wäre“ und ähnlichen Ausreden flüchten wir vor dem Neuen. Hier gilt es natürlich, diesen inneren Schweinehund, also die Widerstände, zu überwinden und es einfach mal auszuprobieren.

Wichtig ist auch, nicht gleich aufzugeben, weil etwas nicht sofort funktioniert. Geben Sie sich mindestens 10 Tage, damit sich Ihr Gehirn und Ihr Körper an das Neue gewöhnen können. Wenn eine veränderte Sicht- oder Verhaltensweise in sechs von zehn Fällen den gewünschten Erfolg hat, bleiben Sie konsequent dabei. Im Leben gibt es keine 100 Prozent. Sie werden mit einer Methode nicht immer punkten und Erfolg haben – es gibt ja auch kein Medikament, welches gegen jede Krankheit wirkt.

Gehen Sie mit kindlicher Neugier an die einzelnen Tipps und Tricks, wie Sie durch kleine Veränderungen direkt spüren, dass manches in Ihrem Leben leichter wird, wie der Umgang mit anderen positiver wird und Sie glücklicher und zufriedener mit sich und der Umwelt werden.

Lesen Sie nicht nur mit Ihrem Kopf, sondern auch mit Ihrem Herzen. Der Verstand darf sogar auch mitunter *stumm geschaltet* werden, da er natürlich immer Gründe finden wird, warum etwas *nicht* geht. Das Ego will am liebsten alles beim Alten belassen. Tricksen Sie Ihr Ego aus, indem Sie sich regelrecht in die Gedanken und Anregungen hineinfühlen und dann einfach ins Handeln und Ausprobieren kommen.

Im Sinne der leichteren Lesbarkeit und meiner Auffassung, dass die doppelte Schreibweise der echten Emanzipation eher schadet, wird hier die klassische männliche Formulierung benutzt, auch wenn selbstverständlich immer Männer wie Frauen gleichberechtigt angesprochen werden.

Jede Reise beginnt mit dem ersten Schritt! „Knipsen Sie Ihr Licht an“ - Lesen Sie einfach los, beginnen Sie mit dem ersten Tipp und erleben Sie, wie Sie offen mit Veränderungen umgehen können und dadurch mit Leichtigkeit auch das große Ziel erreichen können, in Ihre persönliche Lebensfreude und Balance zu kommen.

Ihre Heike Holz

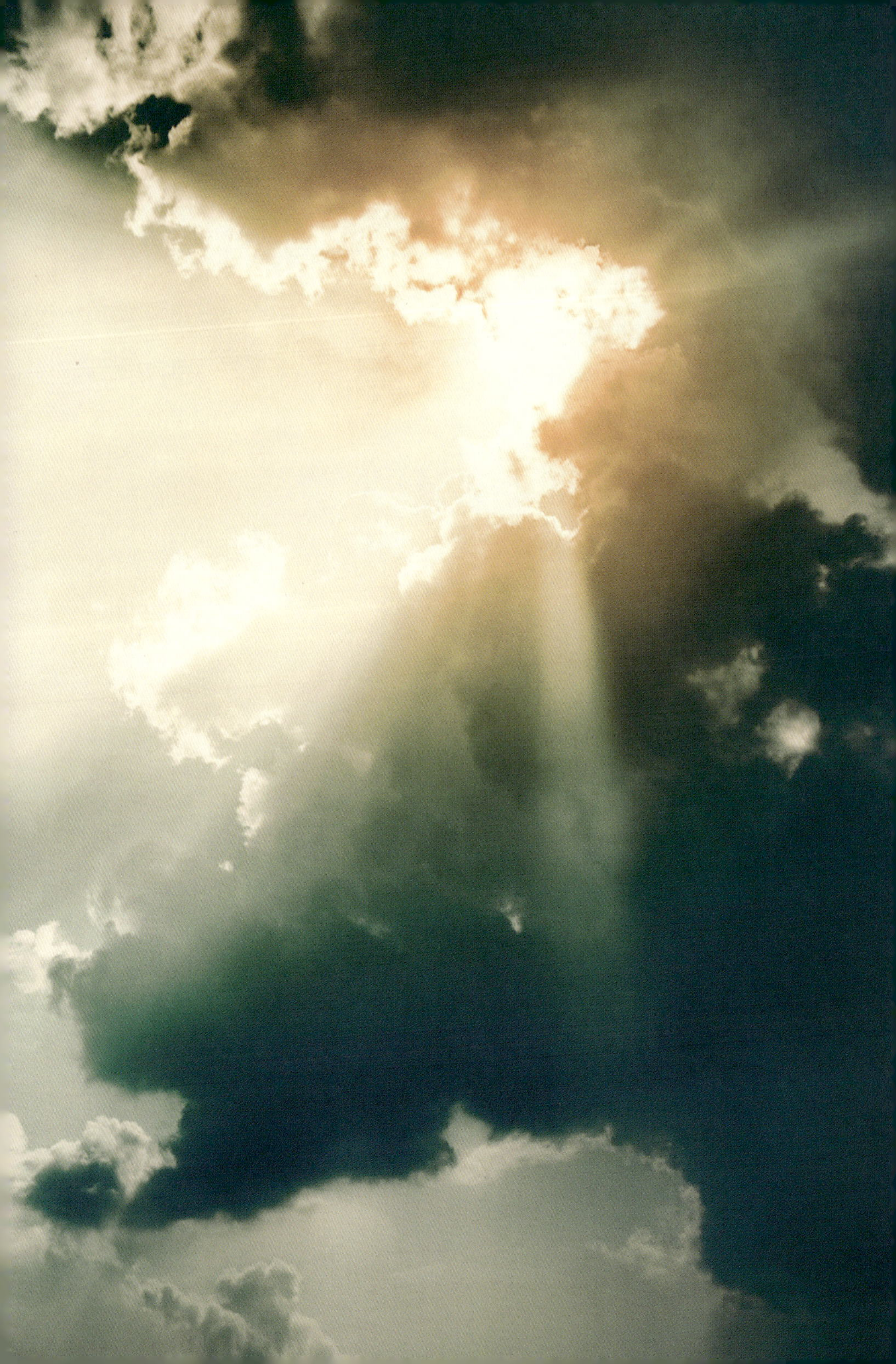

DIE KNIPS DEIN LICHT AN METHODE

> Wer zugleich seinen Schatten und sein Licht wahrnimmt, sieht sich von zwei Seiten und damit kommt er in die Mitte.
>
> *(C.G. Jung)*

KNIPS DEIN LICHT AN

Mit meiner persönlich entwickelten KNIPS DEIN LICHT AN-Methode bringe ich Sie in Ihre Kraft, Energie und Lebensfreude. Ganz werden und heil sein ist die Basis: Nur wenn die Wurzeln eines Menschen in Ordnung sind, können auch unsere Flügel wachsen, können wir auf Dauer glücklich sein und tief von innen heraus strahlen – das sogenannte Ur-Glück spüren.

Wir sind einzigartig und wunderbar – wir dürfen so sein – frei, absichtslos – ohne irgendwie sein zu müssen oder irgendwo hin zu müssen. Dieses Buch ist wie eine Reise zu Ihren persönlichen Möglichkeiten und Potenzialen. Entscheidend ist also nicht, wer wir waren oder sind, sondern wer wir sein könnten.

„Knips Dein Licht an" bedeutet, dass wir wieder so werden dürfen, wie wir bei unserer Geburt gemeint waren – ohne blockierende Glaubenssätze, Selbstzweifel, nicht genug zu sein, „es" nicht zu schaffen und sich wie ein Hamster im Rad zu fühlen. Schon seit jüngster Kindheit haben viele das Gefühl, nicht geliebt zu werden oder gar nicht liebenswert zu sein – wir waren nicht „richtig" in unserem Verhalten. Häufige Kritik und Maßregelungen nahmen uns unsere Freude und Leichtigkeit, mit der wir ursprünglich auf die Welt gekommen sind.

Dieses „antrainierte" Denken und Verhalten zieht sich wie ein roter Faden durch unser Leben – es ist, als würden wir mit angezogener Handbremse durchs Leben gehen. Wenn es leicht geht, ist es verdächtig, das kann nicht sein, da muss etwas faul sein. Wir warten regelrecht auf das Negative, auf die Strafe, auf den Dämpfer.

Mit den Anregungen und Tipps dieses Ratgebers können wir das „Gesunde" in uns anstoßen und stärken. Hier orientieren wir uns an unseren Stärken und Kompetenzen, wir entdecken unsere Wünsche, Ziele und Ressourcen, geben unserem Leben wieder einen tieferen Sinn. „Wer ein WARUM zum Leben hat, erträgt fast jedes WIE", so sagte schon Friedrich Nietzsche. Übertragen auf unser Leben heißt das, dass wir mit einer tiefen, inneren Selbstzufriedenheit und dem Gefühl, aus vollem Herzen zu leben, auch Täler durchschreiten können.

Jeder wirksame und heilsame Weg führt durch den von C.G. Jung beschriebenen Schattenaspekt eines jeden Menschen. Ziel dabei ist, Unbewusstes zu durchlichten und die darin verborgenen Schätze erkennbar und verfügbar zu machen. Denn die Gegensätze, die Polarität wie Hell und Dunkel, Yin und Yang usw. machen die Welt aus. Wo Schatten ist, da ist immer auch Licht. Und der Weg zum Licht führt zunächst durch die Dunkelheit.

Wenn ein Mensch seine Mitte findet, ist er im Gleichgewicht mit sich und der göttlichen Ordnung. Damit ist das Fundament der Heilung gelegt.

Wahre Freude kann unsere Seele nur empfinden, wenn wir uns wieder mit unserem tiefen Lebenssinn verbinden, wenn wir unsere Kräfte und Fähigkeiten wieder entdecken und unser Wirken Ausdruck unserer wahren Berufung wird.

Meine KNIPS DEIN LICHT AN-Methode bedeutet schlussendlich, dass der Mensch von seiner Basis, von seinen Wurzeln, möglichst natürlich lebt. Das bedeutet, dass wir unsere Lebensgewohnheiten wie den Schlaf, die Bewegung, die Ernährung und unseren Lebensrhythmus unter die Lupe nehmen. Im Anfang liegt alles: Wenn schon unser Essen und Trinken, der Tagesablauf und die Lebensweise fern von allem Natürlichen ist, wie soll dann die echte, authentische Persönlichkeitsentwicklung funktionieren?

Wie soll es dann möglich sein, ein Leben in Balance und Freude zu leben?

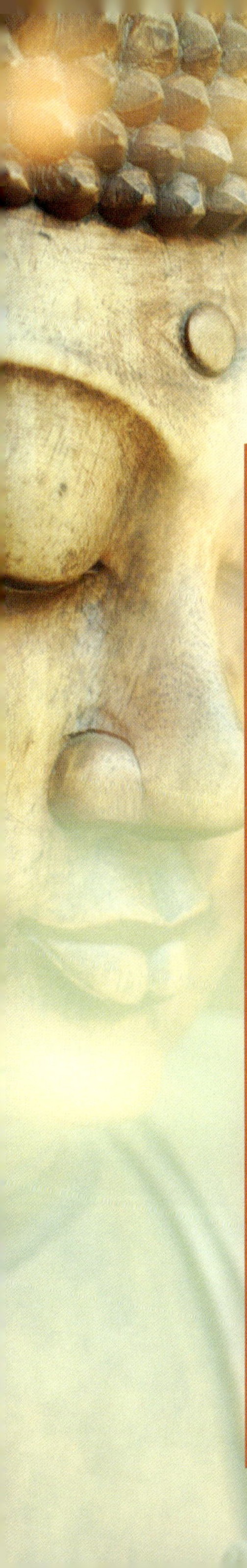

Die meisten wollen alt werden, aber nicht alt sein. Warum ist das so? Wir verbinden das Alter mit vielen gesundheitlichen Einschränkungen und damit, dass alles nicht mehr so einfach geht wie in jungen Jahren. Meine Lebens- und Ernährungstipps wirken genau dem entgegen. Jetzt ist es möglich, sich bis ins hohe Alter vital, gesund und frisch zu fühlen.

Aus Indien stammt die Aussage: Der Gesunde hat viele Wünsche, der Kranke nur einen. Im gesunden Zustand ist uns die Bedeutsamkeit eines gesunden Lebens oft nicht bewusst oder das Thema wird gerne zur Seite geschoben.

Vieles andere scheint wichtiger zu sein. Häufig „funktionieren" wir einfach, ganz gleich, ob wir uns beruflich oder privat engagieren und teilweise völlig verausgaben – die Signale des Körpers werden leider überhört oder mit starken medizinischen Präparaten bekämpft.

Sowohl körperliche als auch seelische Signale sind ein deutliches Zeichen, dass unser Leben aus dem Gleichwicht, aus der Balance gekommen ist.

Wenn wir über ein Leben in Balance reden, dürfen wir uns hierbei alle unsere Lebensbereiche anschauen. Der Begriff „Work-Life-Balance“ ist in aller Munde – aus meiner Sicht ist das Wort „Life-Balance“ oder „Lebens-Balance“ viel treffender. Brauchen wir eine Balance zwischen Arbeit und Leben? Ist Arbeitszeit nicht ebenfalls Lebenszeit? Schließlich leben wir auch, währenddessen wir arbeiten.

Die Frage ist, *wie* wir während dieser Arbeitszeit leben. Hektik, Zeit- und Leistungsdruck scheinen permanent zu steigen. Was macht diese immer größer werdende Anforderung der Gesellschaft, der Familie, dem gesamten Umfeld und der selbst hochgelegten Messlatte mit uns, mit unserem Körper, unserer Seele? Treiben wir mit dieser Art der Lebensführung nicht einen großen Raubbau an unserer eigenen Gesundheit und steuern zielsicher auf ein Burnout und anderen Beschwerden zu?

Hier erkennen wir, dass es nicht darum geht, eine Balance zwischen Leben und Arbeit herzustellen – es geht darum, ein Leben in Balance und Ausgewogenheit zu führen, für alle Lebensbereiche das richtige Maß zu finden.

Doch was sind unsere Lebensbereiche? Welche Säulen tragen uns durchs Leben und bereichern unser Sein?

Wir kennen vier große Lebensbereiche, die für eine gesunde, stabile, glückliche Life-Balance wichtig sind. Auf Dauer gesehen sollte jeder Bereich berücksichtigt werden. Sicher wird es Lebensphasen geben, in der ein Bereich etwas vernachlässigt und ein anderer überbetont wird. Wenn beispielsweise in einer Familie ein Kind krank wird, wird das geplante Sportprogramm oder der Theaterbesuch selbstverständlich gestrichen, weil etwas anderes an Priorität gewinnt.

Schauen wir uns die vier Lebensbereiche an:

1. **Arbeit und Leistung**
   Karriere, Erfolg und Geld

2. **Gesundheit und Körper**
   bewusste Ernährung,
   Entspannung und regelmäßiger Sport

3. **Familie und Beziehungen**
   Partnerschaft, Familie, Freunde

4. **Sinn**
   Selbstverwirklichung, Philosophie,
   Erfüllung, Spiritualität

Ganz wichtig: Diese Lebensbereiche stehen immer in einer Wechselbeziehung zueinander – jedem Bereich dürfen wir Beachtung schenken, damit wir am Ende des Lebens voller Glück und Freude auf die gelebten Jahre zurückschauen. Ein Beispiel: Ein Mensch, dem nur Beruf, Geld und Karriere wichtig sind und dabei seine Gesundheit und damit den Körper vernachlässigt, wird früher oder später körperliche Defizite spüren.

Oder: Sehr oft erkennt ein Mann erst als Großvater voller Traurigkeit und Wehmut, was er als Vater versäumt und nicht erlebt hat, weil er damals aus dem Haus ging, als das Kind noch schlief, und nach Hause kam, als es bereits im Bett lag.

Berücksichtigen Sie alle Lebensbereiche, damit Ihnen der Balance-Akt zwischen dem Berufs- und Privatleben gelingt. Diese wichtige Erkenntnis gilt für berufstätige Mütter genau so wie für Manager. Das Phänomen, auf allen Ebenen volle Leistung bringen zu wollen, ohne sich selbst die nötige Ruhe zu gönnen, ist weit verbreitet.

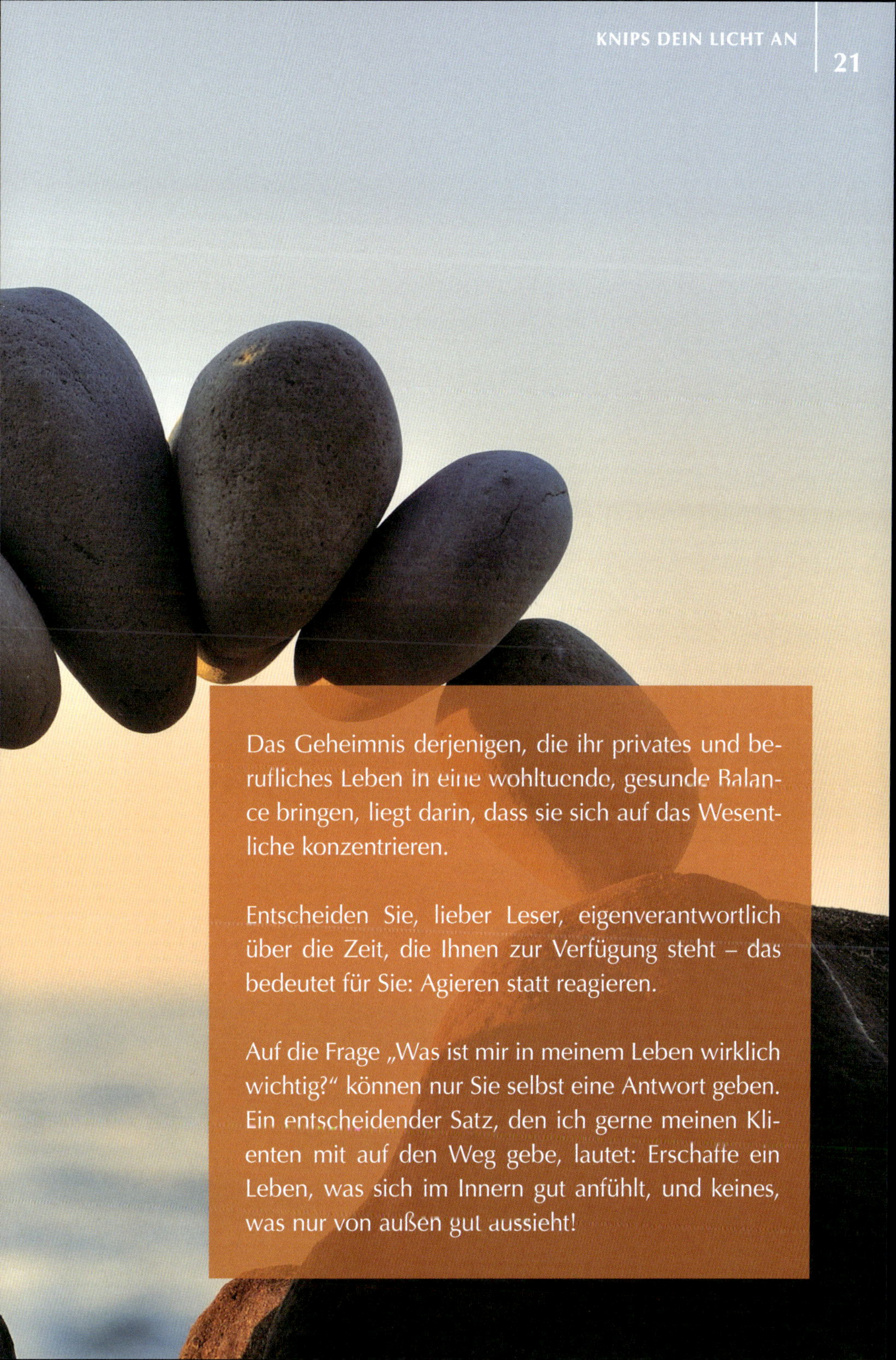

Das Geheimnis derjenigen, die ihr privates und berufliches Leben in eine wohltuende, gesunde Balance bringen, liegt darin, dass sie sich auf das Wesentliche konzentrieren.

Entscheiden Sie, lieber Leser, eigenverantwortlich über die Zeit, die Ihnen zur Verfügung steht – das bedeutet für Sie: Agieren statt reagieren.

Auf die Frage „Was ist mir in meinem Leben wirklich wichtig?“ können nur Sie selbst eine Antwort geben. Ein entscheidender Satz, den ich gerne meinen Klienten mit auf den Weg gebe, lautet: Erschaffe ein Leben, was sich im Innern gut anfühlt, und keines, was nur von außen gut aussieht!

Alle vier genannten Bereiche Arbeit, Körper, Beziehung und Sinn sind zu beachten und einzubeziehen. Langfristig ausgeglichen sind wir, wenn wir allen die nötige Aufmerksamkeit widmen.

Wissen Sie bereits, wie Ihr persönlicher Status-quo – also der Ist-Zustand – aussieht? Hier empfehle ich Ihnen, ein Lebens-Balance-Rad auszufüllen.

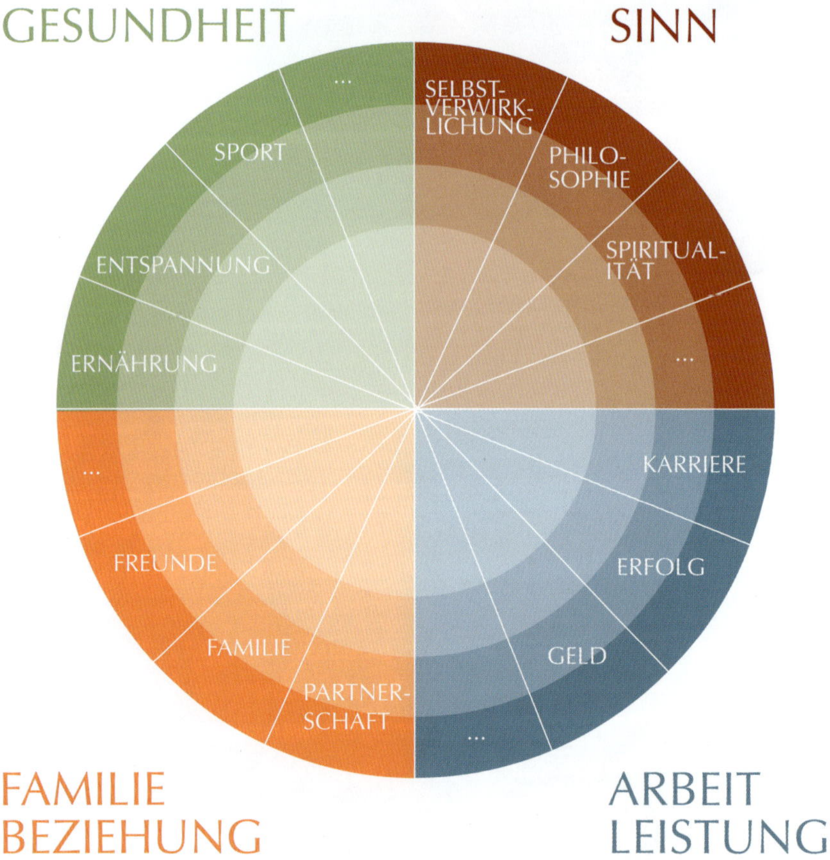

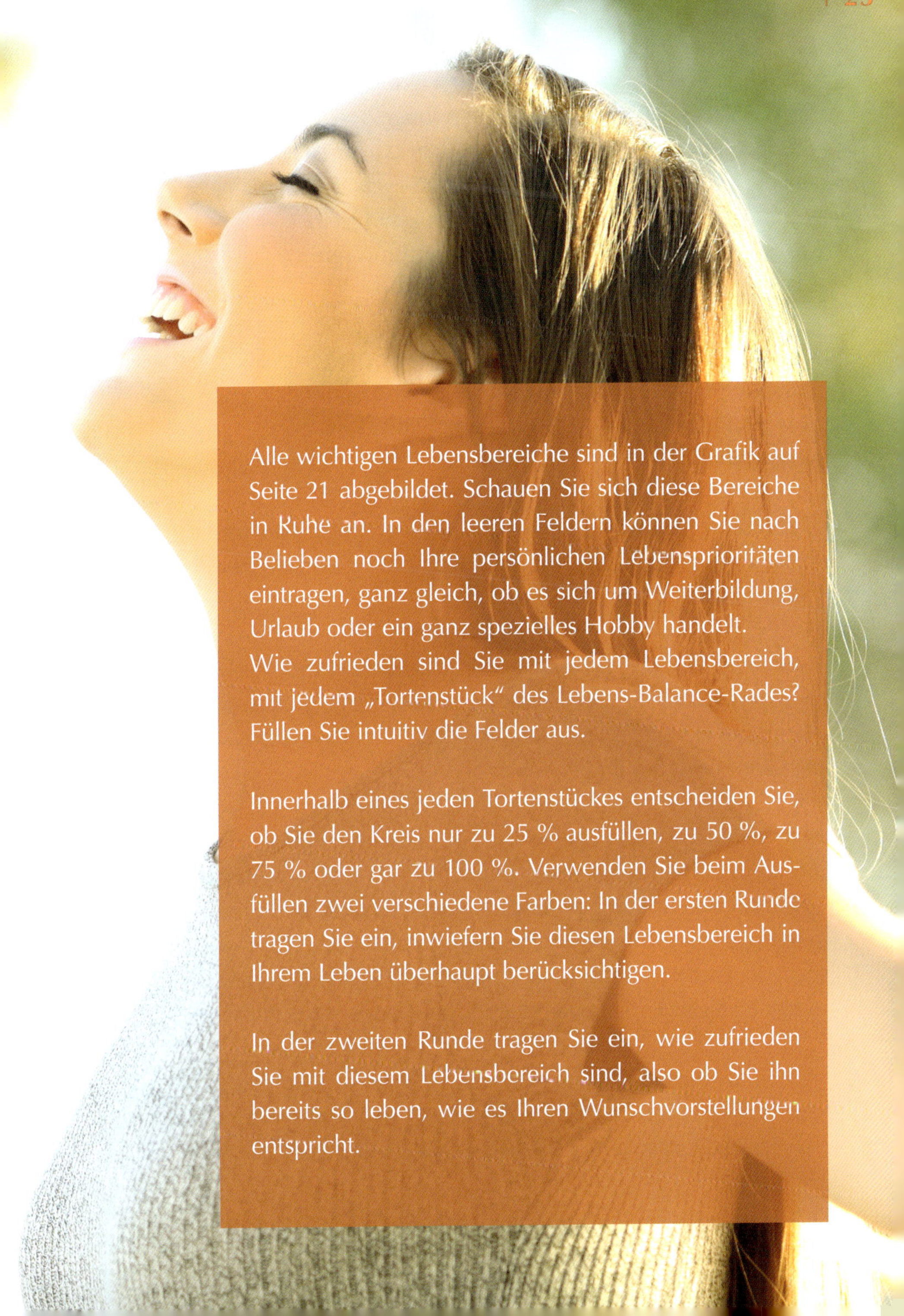

Alle wichtigen Lebensbereiche sind in der Grafik auf Seite 21 abgebildet. Schauen Sie sich diese Bereiche in Ruhe an. In den leeren Feldern können Sie nach Belieben noch Ihre persönlichen Lebensprioritäten eintragen, ganz gleich, ob es sich um Weiterbildung, Urlaub oder ein ganz spezielles Hobby handelt.
Wie zufrieden sind Sie mit jedem Lebensbereich, mit jedem „Tortenstück" des Lebens-Balance-Rades? Füllen Sie intuitiv die Felder aus.

Innerhalb eines jeden Tortenstückes entscheiden Sie, ob Sie den Kreis nur zu 25 % ausfüllen, zu 50 %, zu 75 % oder gar zu 100 %. Verwenden Sie beim Ausfüllen zwei verschiedene Farben: In der ersten Runde tragen Sie ein, inwiefern Sie diesen Lebensbereich in Ihrem Leben überhaupt berücksichtigen.

In der zweiten Runde tragen Sie ein, wie zufrieden Sie mit diesem Lebensbereich sind, also ob Sie ihn bereits so leben, wie es Ihren Wunschvorstellungen entspricht.

Grundsätzlich ist entscheidend, dass Sie zufrieden und glücklich sind. Die ausgefüllten Felder zeigen Ihnen, wo die Defizite liegen, was Sie noch verändern können. Jedoch ist eines sehr wichtig: Auch wenn uns beispielsweise die Ernährung überhaupt nicht interessiert, wir aus Überzeugung keinen Sport treiben, wird uns dieses nicht berücksichtige Tortenstück in unserem Lebens-Balance-Rades irgendwann im Leben begegnen.

Eine bedeutsame Lebensregel besagt, dass das, was wir nicht auf gesunder Basis leben, uns auf einer ungesunden Weise treffen wird: In Form von Krankheit, bitterer Schicksalsschläge, unschöner Lebensereignisse.

Daher empfehle ich unbedingt, alle vier tragenden Säulen des Lebens mit ihren Teilbereichen anzuschauen und ins persönliche Leben sinnvoll zu integrieren.

Ihr individuelles Lebens-Balance-Rad darf also rund werden, damit es nicht über die Straße des Lebens holpert. Und genau so, wie das Rad dann frei und leicht läuft, überträgt sich das automatisch und wie von selbst auf Ihr Leben.

Ein weiterer Aspekt sind unsere zahlreichen Rollen, die wir in unserem Leben einnehmen. Jeder von uns füllt in seinem Leben verschiedene Rollen aus, trägt also unterschiedliche „Lebenshüte", wie beispielsweise als Mitarbeiter, Chef, Dienstleister im Berufsleben, als Partner, Eltern, Kind, Bruder bzw. Schwester, Freund, Kassierer im Sportverein, Elternbeiratsvorsitzender etc. im Privatleben.

Prüfen Sie diese Rollen sehr sorgfältig: Welche füllen Sie freiwillig aus? Welche sind Ihnen auferlegt worden? Welche Rollen möchten Sie weiterhin leben, welche abgeben und welche zukünftig einnehmen?

Mehr als sieben Rollen gut und verantwortungsvoll auszufüllen, ist nahezu unmöglich. Das bedeutet in aller Regel extremer Stress – nicht nur beruflich, sondern auch im Freizeitbereich. Letztendlich werden wir keiner Rolle wirklich gerecht.

Finden Sie für sich persönlich heraus, was wirklich für Sie in Ihrem Leben zählt. Notieren Sie sich alle Ihre Rollen. Beleuchten Sie diese Rollen von allen Seiten, was empfinden Sie für jede einzelne Rolle?

Spüren Sie Freude in sich, wenn Sie an Ihre Schwester oder an Ihren Vater denken? Grummelt es schon in Ihrem Magen, wenn Sie an Ihr Amt als Vorsitzender des Sportvereins denken, weil es Ihnen einfach zu viel wird?

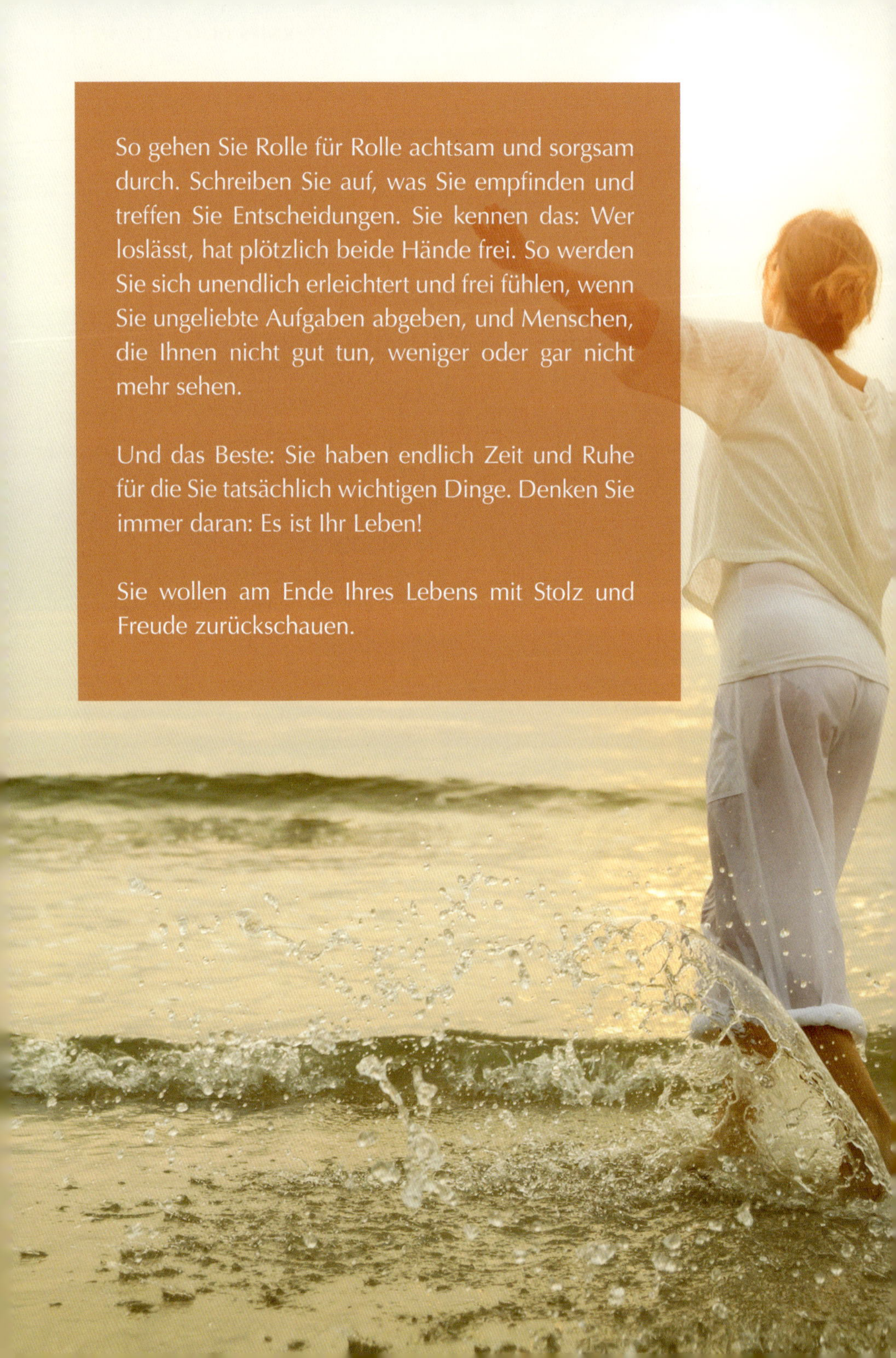

So gehen Sie Rolle für Rolle achtsam und sorgsam durch. Schreiben Sie auf, was Sie empfinden und treffen Sie Entscheidungen. Sie kennen das: Wer loslässt, hat plötzlich beide Hände frei. So werden Sie sich unendlich erleichtert und frei fühlen, wenn Sie ungeliebte Aufgaben abgeben, und Menschen, die Ihnen nicht gut tun, weniger oder gar nicht mehr sehen.

Und das Beste: Sie haben endlich Zeit und Ruhe für die Sie tatsächlich wichtigen Dinge. Denken Sie immer daran: Es ist Ihr Leben!

Sie wollen am Ende Ihres Lebens mit Stolz und Freude zurückschauen.

Leben Sie also nie das Leben eines anderen oder tun Dinge, um anderen zu gefallen bzw. deren Erwartungen zu erfüllen. Folgende Worte von Oscar Wilde mögen diese Gedanken unterstreichen: „Wirklich zu leben – das ist das Allerseltenste auf dieser Welt. Die meisten Menschen existieren nur."

Jede Veränderung geht immer von uns selbst aus. Sie, mein lieber Leser, haben den Schlüssel für Ihr Leben in der Hand. Es ist nie zu spät. Wir können immer, überall, zu jedem Zeitpunkt anfangen. Dabei mögen Ihnen hier die zahlreichen Tipps dieses Ratgebers ein hilfreicher Begleiter sein, der Sie quer durch alle Lebensbereiche führt.

Machen Sie sich bewusst: Unsere persönliche Freiheit ist kein Traum, sie ist grenzenlos. Doch ganz oft liegt sie hinter Mauern, die wir uns selbst bauen. Werden Sie sich Ihrer Mauern bewusst, reißen Sie sie ein und starten durch. Noch nie war es so einfach wie in der heutigen Zeit, noch nie waren wir so frei wie heute.

Körper, Geist und Seele bilden eine Einheit. Daher finden Sie in diesem Buch eine bunte Mischung wichtiger Lebensthemen aus meinem **KNIPS DEIN LICHT AN-Methodenkoffer:**

Leben in Bewusstheit und Freude, Selbstliebe, Endlichkeit des Lebens, Achtsamkeit, Menschlichkeit, Detox und Fasten, Wohn-und Arbeitsraum, Selbstheilung, natürliche Ernährung, Bewegung und Natur.

Legen Sie am besten gleich los, denn: Wenn nicht jetzt – wann dann? Begeben Sie sich auf Ihren Weg zu mehr Gesundheit, Glück und Lebensfreude.

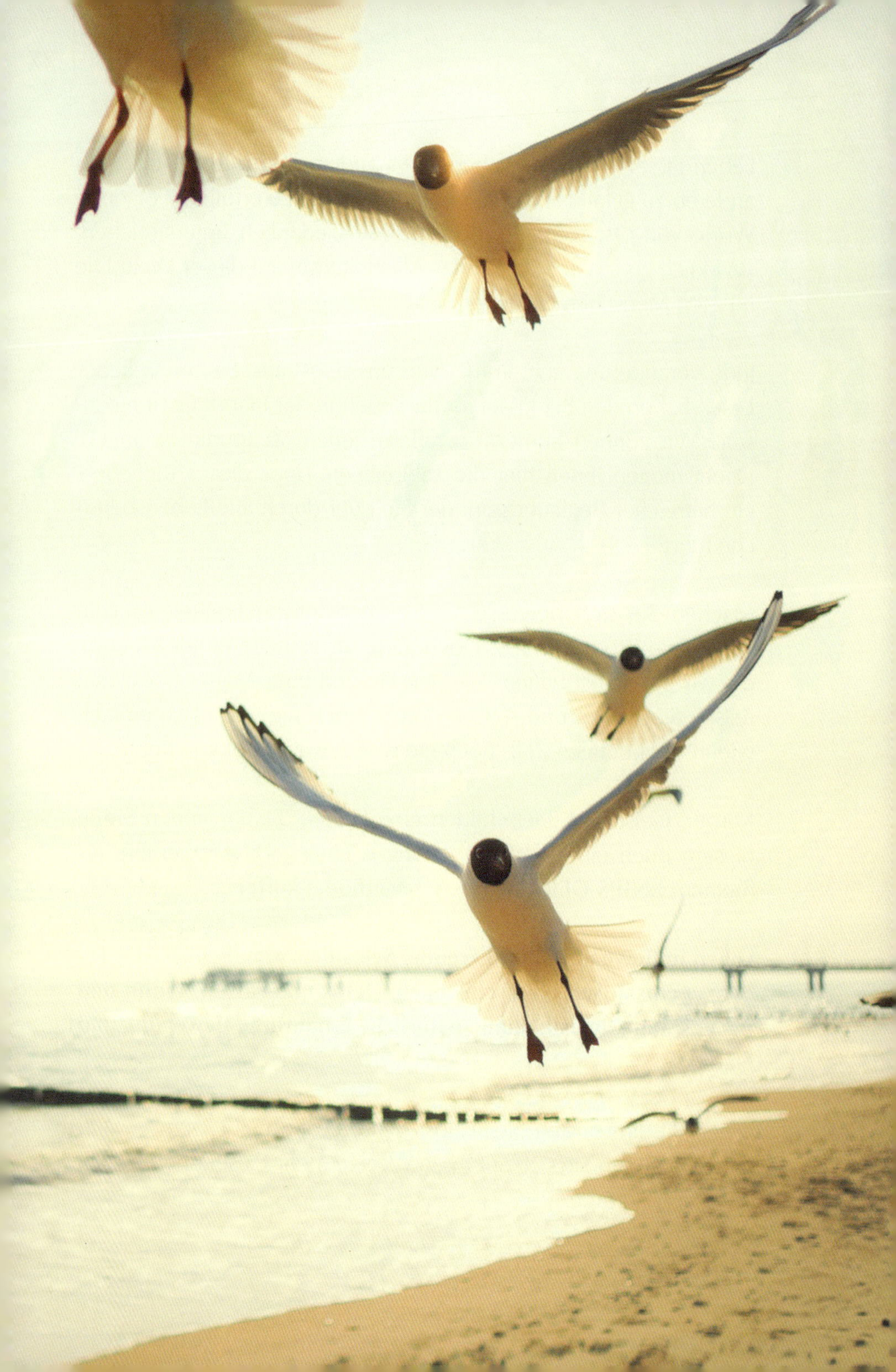

GLÜCKLICH SEIN VERLEIHT FLÜGEL- MIT KLEINEN SCHRITTEN ZU GROSSER VERÄNDERUNG

„Jeder hat sein eigen Glück unter den Händen, wie der Künstler eine rohe Materie, die er zu einer Gestalt umbilden will. Aber es ist mit dieser Kunst wie mit allen: Nur die Fähigkeit dazu wird uns angeboren, sie will gelernt und sorgfältig ausgeübt sein."

(Johann Wolfgang von Goethe)

Kennen Sie Situationen, in denen wir einfach zu kompliziert und umständlich sind? In denen wir so etwas wie ein Brett vor dem Kopf haben, uns wegen blockierender Glaubenssätze selbst im Wege stehen.

Überzeugen Sie sich
– es kann so einfach sein:

Sie vermissen jemanden?
– Rufen Sie ihn an!
Sie möchten jemanden treffen?
– Laden Sie ihn ein!
Sie wollen verstanden werden?
– Erklären Sie es!
Sie haben eine Frage?
– Fragen Sie!
Ihnen missfällt etwas?
Sprechen Sie es an!
Ihnen gefällt etwas?
– Teilen Sie es mit!
Sie brauchen etwas?
– Fragen Sie danach!
Sie lieben etwas?
– Erzählen Sie es!

Niemand kann wissen, was in Ihrem Kopf vorgeht, wir dürfen unsere Gedanken und Gefühle teilen. Erklären ist immer besser als erwarten.

Denken Sie beim Lesen dieser Anleitung so etwas wie: „Wenn das immer so einfach wäre"? Dann befinden Sie sich genau in der Falle der blockierenden Glaubenssätze. Dann: Nichts wie raus aus der Falle!

Fangen Sie am besten gleich damit an. Leben kann so einfach sein ☺

SO EINFACH GEHT LEBEN

„Du wirst morgen sein, was du heute denkst."

(Buddha)

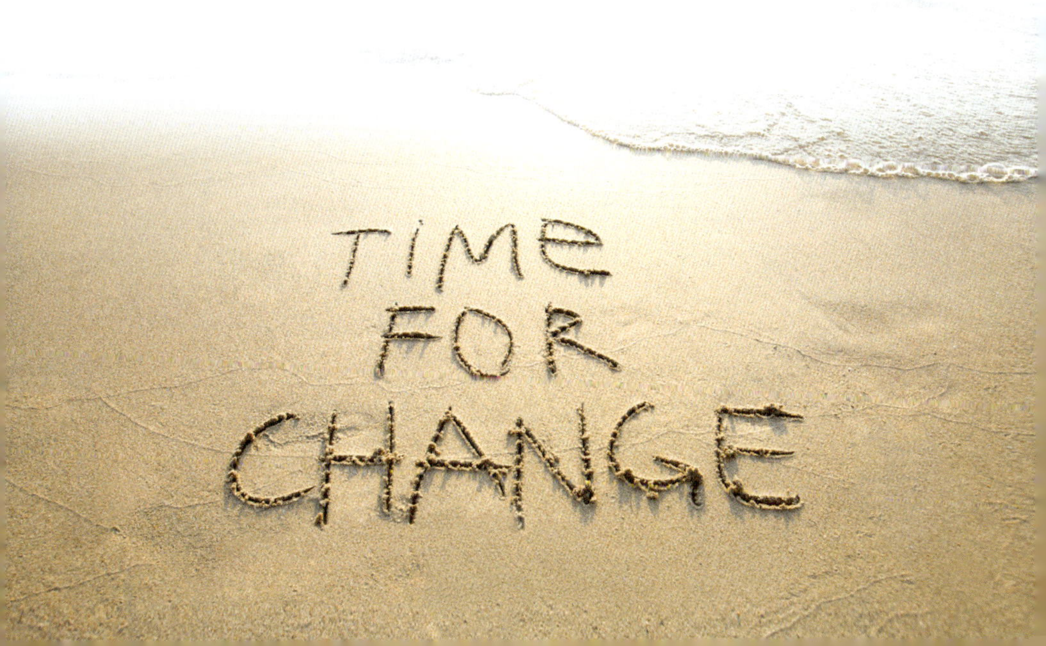

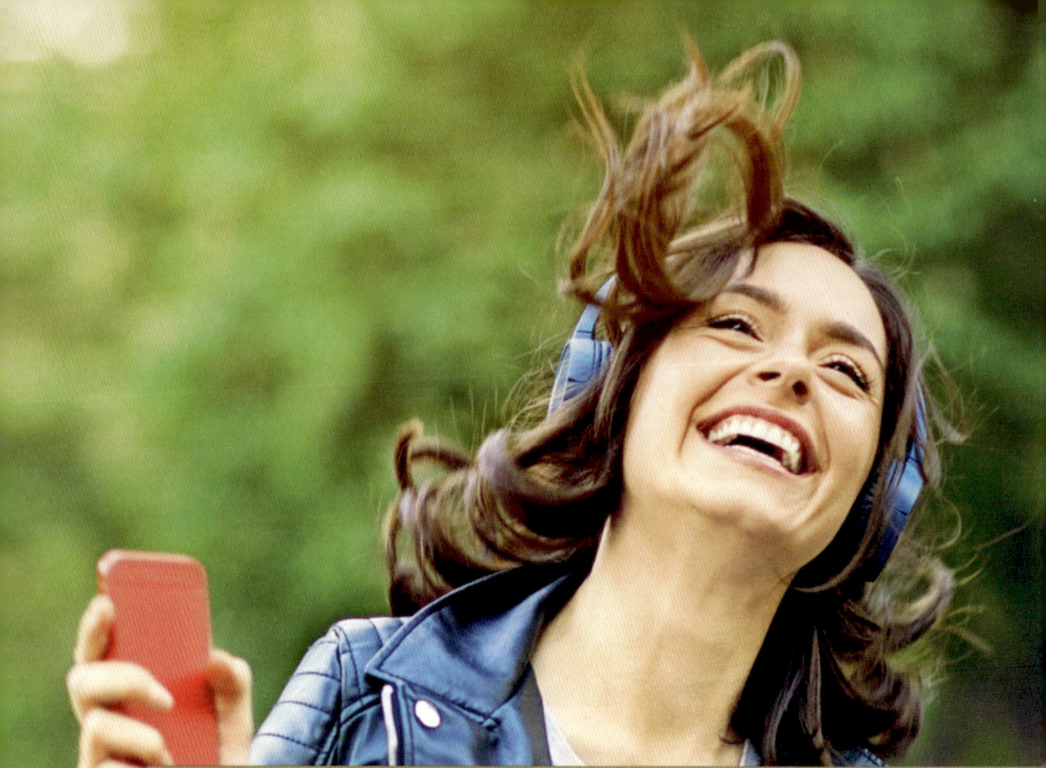

Kinderlieder, Klassik oder Karaoke? Im Chor oder unter der Dusche? Ganz gleich - Hauptsache, Sie singen! Denn die Schwingungen, die hier entstehen, machen uns klug, vital, gesund und glücklich. Schon seit Jahrtausenden wird Singen in vielen alten Kulturen zur Heilung angewandt.

Inzwischen ist wissenschaftlich nachgewiesen, dass beim Singen ein wahrer Hormoncocktail von Glückshormonen ausgeschüttet wird, Stresshormone reduziert werden und das Herz-Kreislauf-System angekurbelt wird. Singen stärkt unser Immunsystem, wirkt schmerzlindernd, löst Verspannungen und reduziert deutlich unsere Ängste.

SINGEN
MACHT GLÜCKLICH

„Es schwinden jedes Kummers Falten,
solang des Liedes Zauber walten."

(Friedrich von Schiller)

Beim gemeinsamen Singen entsteht das tiefe Gefühl der Verbundenheit, Geborgenheit, Nähe und Liebe, da unsere Herzen regelrecht zusammen schlagen.

Die Arbeit fällt beim Singen leichter, außerdem ist es eine wunderbare Möglichkeit zum Dampf ablassen: Das tiefe Ausatmen fördert das vermehrte Entsäuern, Entgiften und Entschlacken des Körpers. Singen macht zudem auch klug: Bei regelmäßigem Gesang vernetzen sich die Synapsen im Gehirn neu und differenzierter. Ob „Dancing Queen" von Abba, „Der Zigeunerbaron" von Strauß oder „Blau blüht der Enzian" von Heino: Singen Sie einfach mal drauflos!

LERNEN SIE DEN GRÖSSTEN HEILER KENNEN

„Wenn es dir nicht gut geht, geh' raus und tanke aus der heilenden Kraft in der Natur."

(Swami Sivananda)

Kennen Sie das Gefühl, mit nackten Füßen Wiesen, Felder und den Waldboden zu spüren? Ich lade Sie ein, genau das zu tun – vielleicht das erste Mal überhaupt, vielleicht nach sehr lange Zeit endlich mal wieder.

Ganz gleich, welches Wetter Sie erwartet, spüren Sie den Waldboden unter Ihren Füßen, riechen Sie die Natur, die Bäume und das Gras, nehmen Sie die Sonne oder den Regen auf Ihrer Haut wahr. Halten Sie inne, an einem Baum gelehnt, und hören über sich das Rauschen der Blätter. Der Anblick von frischem Grün, einem blauen Himmel und der Geruch der Erde wirken heilsam auf Geist und Seele. Die Farben, Geräusche und Gerüche des Waldes wirken erholsam auf die Psyche, der ganze Organismus wird angeregt, der Atem geht tiefer und weiter.

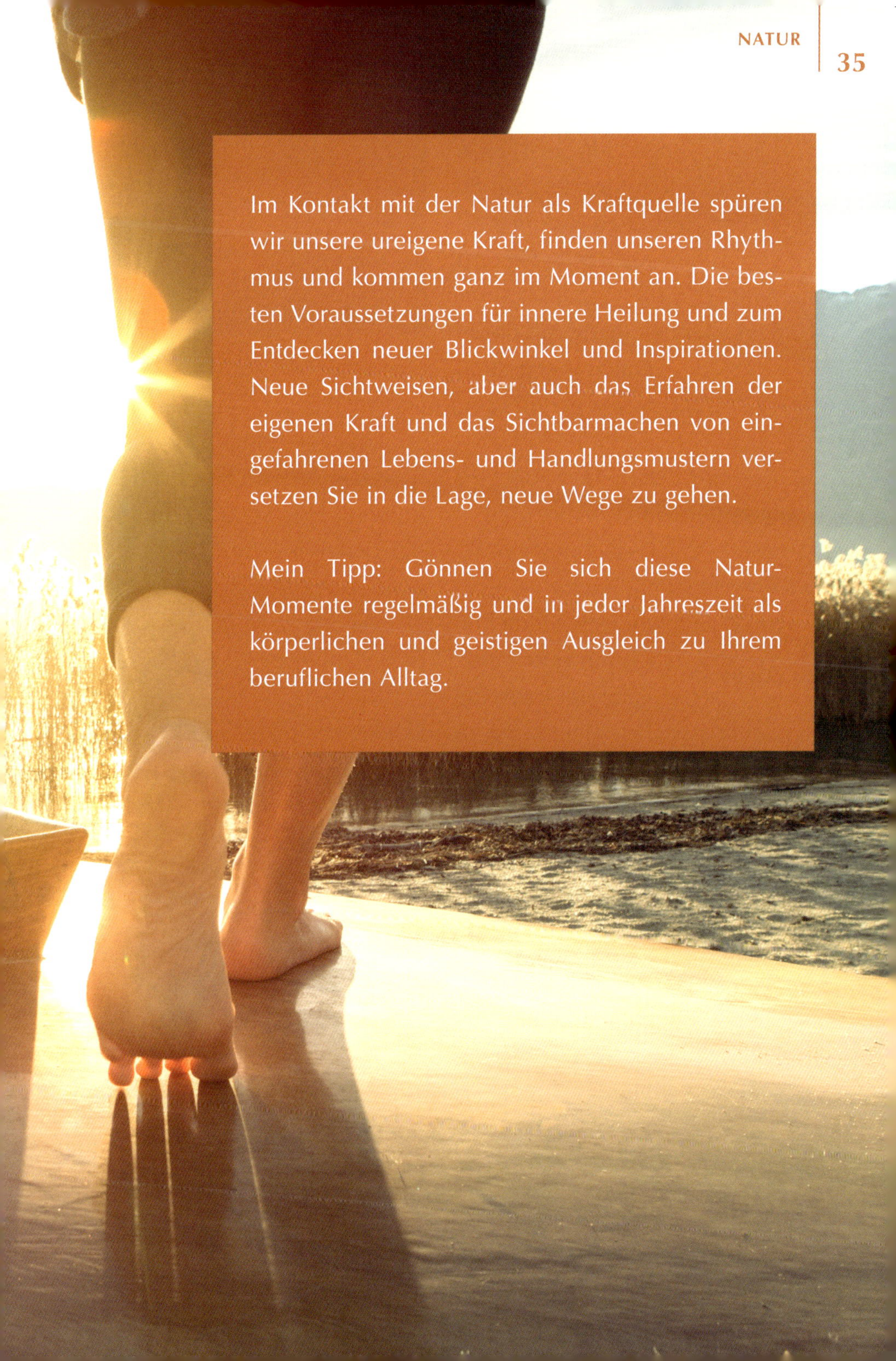

Im Kontakt mit der Natur als Kraftquelle spüren wir unsere ureigene Kraft, finden unseren Rhythmus und kommen ganz im Moment an. Die besten Voraussetzungen für innere Heilung und zum Entdecken neuer Blickwinkel und Inspirationen. Neue Sichtweisen, aber auch das Erfahren der eigenen Kraft und das Sichtbarmachen von eingefahrenen Lebens- und Handlungsmustern versetzen Sie in die Lage, neue Wege zu gehen.

Mein Tipp: Gönnen Sie sich diese Natur-Momente regelmäßig und in jeder Jahreszeit als körperlichen und geistigen Ausgleich zu Ihrem beruflichen Alltag.

Was fühlen Sie, wenn Sie folgenden Satz lesen: Jetzt in diesem Moment bist du das bisherige Endergebnis deines gelebten Lebens!

Und wie geht es Ihnen mit dieser Frage: Wer bist du und wer willst du sein?

Es gibt Zeiten, da fühlen wir uns einfach nicht mehr wohl in unserer Haut, doch wissen wir ebenso wenig, was wir genau wollen und wie es weitergehen soll. Doch nur durch eine tatsächliche Veränderung kommen wir aus alten Mustern heraus, können wir in unserem Leben wirklich etwas ändern. Hier geht es nicht unbedingt um den großen Wandel, um ein völliges Herumreißen des Lebensrads – oft sind es Kleinigkeiten, die eine völlig neue Dynamik in unser Sein bringen.

Hier sagt Albert Einstein so treffend: *„Die reinste Form des Wahnsinns ist es, alles beim Alten zu lassen und gleichzeitig zu hoffen, dass sich etwas ändert."*

Es mag uns manchmal schwer erscheinen, neue Wege zu gehen, aus dem altbekannten Trott auszusteigen und tatsächlich das zu tun, was wir wirklich wollen, wonach sich unser Herz sehnt. Hier dürfen wir uns bewusst machen: Noch nie waren wir so frei wie heute. Wir haben die Freiheit wie keine Generation vor uns, jederzeit einen anderen Weg zu gehen, anderes zu tun, uns zu verändern.

NUTZE DEINE PERSÖNLICHE FREIHEIT

> „Willst Du wissen, wer Du warst,
> so schau, wer Du bist. Willst Du wissen,
> wer Du sein wirst, so schau, was Du tust."
>
> *(Buddha)*

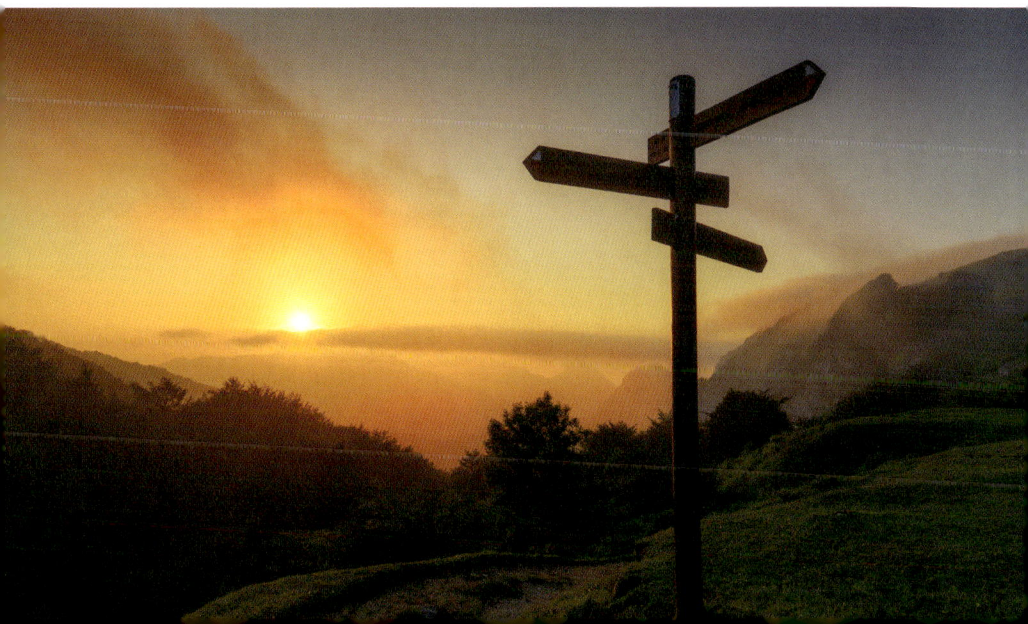

MIT URVERTRAUEN RAUS AUS DEM GEDANKEN KARUSSEL

„Der Kummer, der nicht spricht,
nagt am Herzen, bis es bricht."

(William Shakespeare)

Wer kennt das nicht, dieses unentwegte Grübeln über Dinge, die uns bewegen, die in unserem Leben wie aus scheinbar heiterem Himmel auftauchen: Die Kündigung des Arbeitsplatzes, die Bezahlung der nächsten Autoreparatur, schlechte Noten des Sohnes, eine schlimme Krankheit der Mutter....

Unangenehme Dinge passieren immer wieder – sie sind ein unvermeidlicher Teil des Lebens. So liegt es in der Natur des Menschen, sich über mögliche negative Folgen Gedanken zu machen. Allerdings bringt uns Grübeln in den meisten Fällen nicht weiter. Unbewusst malen wir uns dabei oft ein Worst-Case-Szenario aus.

Mein Tipp: Steigen Sie aus dem Katastrophenszenario aus! Menschen mit gewachsenem Urvertrauen vertrauen einfach darauf, dass sie mit der Situation klarkommen werden, falls irgendetwas passiert.

Hilfreich sind auch folgende Fragen: „Ist das mein Problem?“ „Kann ich etwas daran ändern?“ „Habe ich schon alles getan, was in meiner Macht steht?“

Es gibt Entwicklungen, auf die Sie keinen Einfluss haben. Warum also grübeln? Auch wenn uns hier unsere Machtlosigkeit bewusst wird: Manche Dinge können wir einfach nicht steuern. Jeder Gedanke an irgendeine Art von Kontrolle ist hier ein verschwendeter Gedanke.

Ganz wichtig: Vertrauen Sie auf sich selbst, auf Ihre Fähigkeit und Intuition!

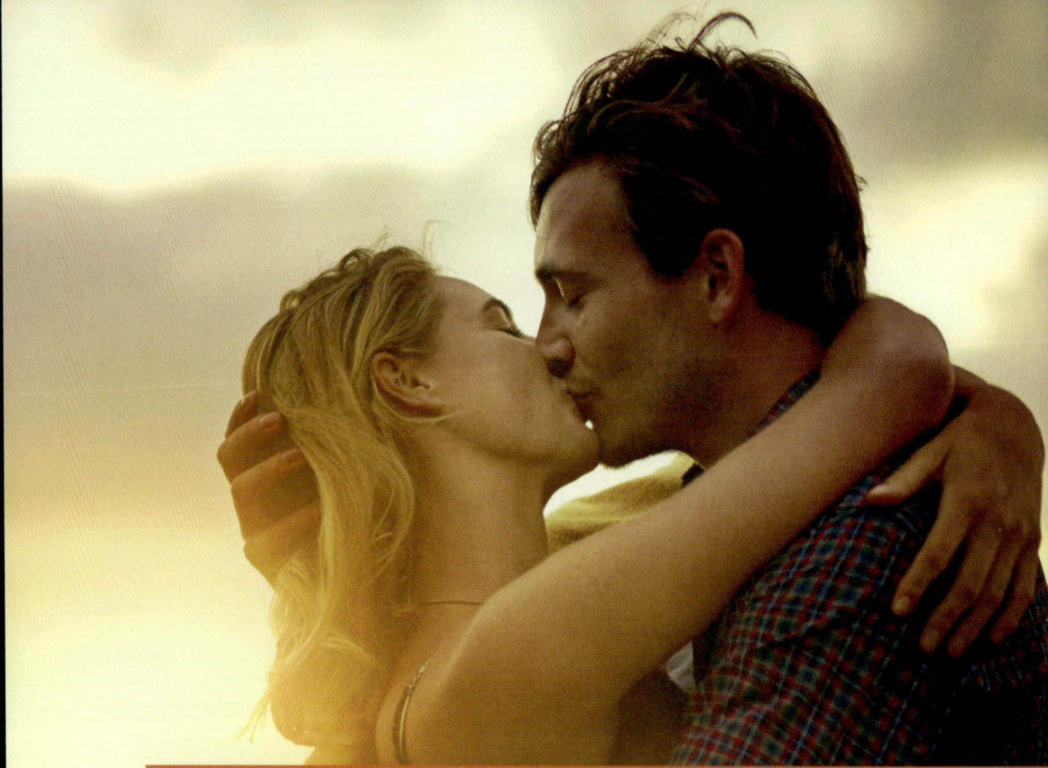

Kennen Sie das: Sie wollen es jedem recht machen, opfern sich regelrecht auf, verdienen richtig viel Geld, sammeln besondere Auszeichnungen – doch die so ersehnte Anerkennung, das persönliche Glück und das heiß umkämpfte Gefühl (endlich) geliebt zu werden, ist und bleibt ein unerfüllter Wunsch?

Je mehr wir dem Glück und der Liebe nachjagen, desto weniger werden wir davon erfahren. Genau das ist der Grund, warum die meisten den Zustand der tiefen Liebe und des echten Glücks nie erreichen.

Victor Hugo bringt es auf den Punkt: „Es gibt nichts Schöneres, als geliebt zu werden, geliebt um seiner selbst willen oder vielmehr trotz seiner selbst." Genau hier liegt die Lösung:

LIEBE OHNE LEISTUNG

> Wenn man Liebe nicht bedingungslos geben und nehmen kann, ist es keine Liebe, sondern ein Handel.
>
> *(Emma Goldman)*

Wir werden vollkommen und ohne Bedingungen geliebt – ohne wenn und aber!

Es gibt gar nichts, was wir vermeintlich tun müssen, bevor uns dieses Glück und diese Liebe zusteht. Dabei ist es unerheblich, was wir bereits geleistet oder noch nicht geleistet haben.

Die wichtigste Lektion im Leben ist die bedingungslose Liebe, die nicht nur andere, sondern auch uns selbst einschließt – so sagt Elizabeth Kübler-Ross. Der erste Schritt liegt immer in der Selbstliebe, denn tiefempfundenes, inneres Glück beginnt immer da, wo Nähe entsteht. Nähe, Akzeptanz und Liebe zu sich selbst.

DEIN HEIM
DAS SPIEGELBILD DEINES SELBST

„Ein Haus wird gebaut,
aber ein Zuhause wird geformt."

(Hazrat Inayat Khan)

Sie schlafen schlecht oder zu kurz, sind häufig ruhe- und rastlos? Oder verspüren Sie ein ungutes Gefühl, wenn Sie Ihre Wohnung betreten? Oder fühlen Sie sich bei Freunden heimeliger als bei sich? – Eventuell liegt es daran, dass Sie sich in Ihrem Zuhause nicht wohl und geborgen fühlen, dass irgendetwas „falsch" ist, dass das „Raum-Wohlfühl-Gefühl" fehlt. Unsere Wohn- und Arbeitsräume sind ein Spiegelbild von uns – sie tragen das Innen nach Außen, bringen Unterbewusstes an die Oberfläche. Sobald Sie Ihre Räume harmonisieren, können sich Situationen wie Gesundheit, Partnerschaft und Wohlstand in Ihrem Leben zum Positiven wandeln.

Warum ist das so? Alles im Leben basiert auf Resonanz. Ihr Unterbewusstsein nimmt die Veränderungen Ihrer Räume wahr, Sie strahlen mehr innere Ruhe, Sicherheit und Geborgenheit aus.

Den meisten Menschen ist das zwar nicht bewusst, aber unser Gefühl lässt sich nicht täuschen. Dies hat zur Folge, dass auch Ihr Umfeld Ihre veränderte Ausstrahlung, Ihre positivere Schwingung wahrnimmt. Durch dieses Gesetz der Anziehung ziehen Sie natürlich auch andere, positive Dinge in Ihr Leben, die Ihnen zuvor verborgen blieben – die Resonanz dazu war ja nicht vorhanden.

Nehmen Sie sich innerlich, äußerlich und räumlich wichtig – schaffen Sie sich ein Wohlfühl-Wohn-und-Arbeitsumfeld für Ihre persönliche Balance. Schon Winston Churchill wusste: „Erst verändern wir Räume, dann verändern sie uns."

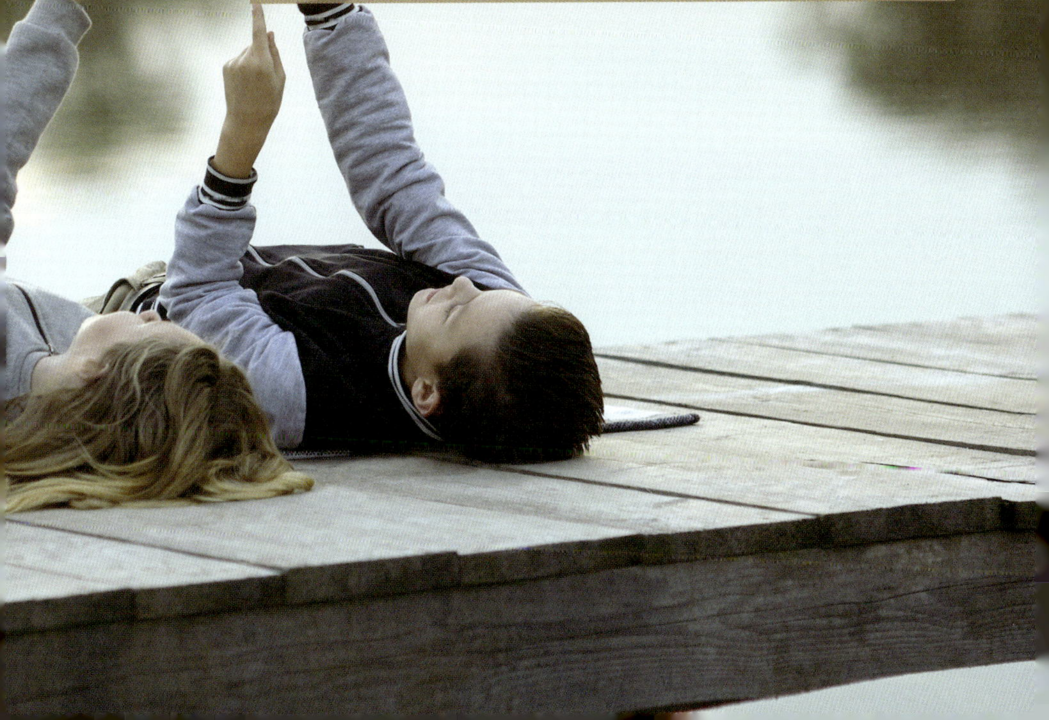

DER REICHSTE MENSCH AUF DEM FRIEDHOF

„Wenn du auch zehntausend Felder hast,
kannst du nur ein Maß Reis am Tage essen;
wenn auch dein Haus tausend Zimmer enthält,
kannst du nur acht Fuß Raum brauchen bei Nacht."

(chinesische Weisheit)

Wie fühlt sich eigentlich inneres Glück und tiefe Erfüllung an? Zahlreiche Untersuchungen zeigen, dass gar nicht viel nötig ist, um Erfüllung im Leben zu finden. Die Essenz lautet: Schaffe dir deine eigene Vorstellung eines erfüllten Lebens und lebe danach!

Doch genau darin liegt die Schwierigkeit: Unser Umfeld, die Erziehung und die Medien gaukeln uns vor, dass uns Dinge wie ein schickes Auto, viel Geld und teure Urlaube am anderen Ende der Welt erfüllen. Ist es das tatsächlich, was langfristig tief innerlich glücklich macht und vor allen Dingen, was SIE glücklich macht? Der reichste Mensch auf dem Friedhof zu sein, hat nichts mit einem reichen, erfüllten Leben zu tun. Spüren Sie einmal in sich hinein, wie sich folgende Glücks-Impulse für Sie anfühlen:

Ausgeglichenheit und Leichtigkeit: Üben Sie, Ängste und Sorgen zu überwinden, das Loslassen und die Gelassenheit, stürmische Zeiten sicher zu meistern.

Sinn und Selbstfindung: Finden Sie für sich heraus, was Sie wirklich wollen, was der Sinn Ihres Daseins ist. Nutzen Sie Ihre kostbare Lebenszeit sinnvoll und erfüllend.

Freude und Erfüllung: Was brauchen SIE wirklich, um im tiefsten Herzen glücklich zu sein? Glückliche Beziehungen und berufliche Erfüllung ist ein wichtiges Fundament eines glücklichen, erfüllten Lebens.

Bewusstheit und Vertrauen: Nehmen Sie Ihr Leben achtsam wahr und gestalten es bewusst. Setzen Sie sich mit der Endlichkeit auseinander und gewinnen das Ur-Vertrauen in den Lebensfluss.

Haben Sie sich schon mal die Frage gestellt, wie Sie ans Ende des Regenbogens gelangen? – Dieser Frage sind die Musiker von „Quadro Nuevo“ nachgegangen und fanden folgende Antworten:

Ein Realist sagt:
„Gar nicht.“
Ein Philosoph:
„Durch Deine Vorstellungskraft.“
Der Theologe:
„Durch Deinen Glauben.“
Ein Betrüger:
„Gib mir Geld und ich zeig' Dir den Weg.“
Eine Mutter:
„In Deinen Träumen.“
Ein Kind würde sagen:
„Ist doch ganz einfach.“

Welche Antwort haben Sie gefunden? Finden Sie die Frage an sich vielleicht schon unsinnig?

Oft sind wir in unserem Leben viel zu sehr der nüchterne Realist und viel zu wenig der weise Philosoph.

Von der unbeschwerten Leichtigkeit und der grenzenlosen Phantasie eines Kindes haben wir uns völlig distanziert.

„Wer sich nicht mehr wundern kann, ist seelisch bereits tot.“ Diese Worte Einsteins im Herzen verinnerlichend lade ich Sie zu mehr seelischer Lebendigkeit ein.

DAS ENDE
DES REGENBOGENS

„Phantasie ist wichtiger als Wissen, denn Wissen ist begrenzt. Logik bringt dich von A nach B. Deine Phantasie bringt dich überall hin. Phantasie umfasst die ganze Welt."

(Albert Einstein)

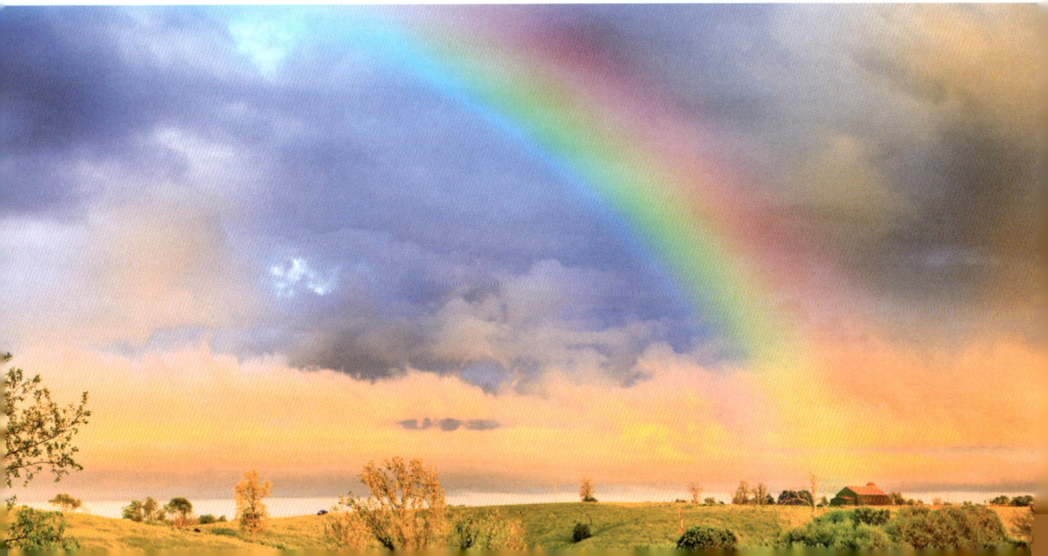

SAUBERKEIT
FÜR KÖRPER, GEIST & SEELE

„Kümmere dich um deinen Körper.
Es ist der einzige Ort zu leben, den du hast."

(Jim Rohn)

Wie selbstverständlich putzen wir regelmäßig unser Auto, unsere Wohnung, das Geschirr und unsere Möbel. Auch die äußere körperliche Pflege wie duschen, Zähne putzen, Haare waschen gehören zu unserer täglichen Hygiene. Doch die innere Hygiene und Sauberkeit ist uns oft fremd. Da sehen wir den Schmutz nicht, also muss da nichts gereinigt werden. Oft können wir gar nicht verhindern, dass wir bestimmten Umweltgiften ausgeliefert sind. Mit jedem Atemzug saugen wir Abgase auf, ob von Autos, Kühen oder aus Schornsteinen, ob wir auf dem Land oder in der Stadt wohnen, wir sind immer betroffen. Unsere Haut transportiert Gesichtscremes, Bodylotions, Rasierschaum, Haarshampoo etc. nach innen – somit finden die darin enthaltenen chemischen Substanzen auch ihren Weg in unseren Körper.

Dazu kommt, dass wir mit unserer Nahrung mehr Giftstoffe zu uns nehmen, als uns lieb ist – und das täglich und oft auch unwissend viel zu viel. Viele Menschen leiden schon mit Anfang zwanzig unter Körperbeschwerden wie Allergien, Rückenschmerzen, Migräne, Depressionen, Magen-Darm-Problemen, Diabetes – den sogenannten Zivilisationskrankheiten.

Die Lösung ist sehr einfach: Fasten – der Königsweg des Entgiftens. Schon eine kurze Phase reicht aus, um den Körper von Giften zu befreien, und so den Grundboden für Zivilisationskrankheiten oder einfach für nervige Kopfschmerzen und Dauermüdigkeit zu nehmen.

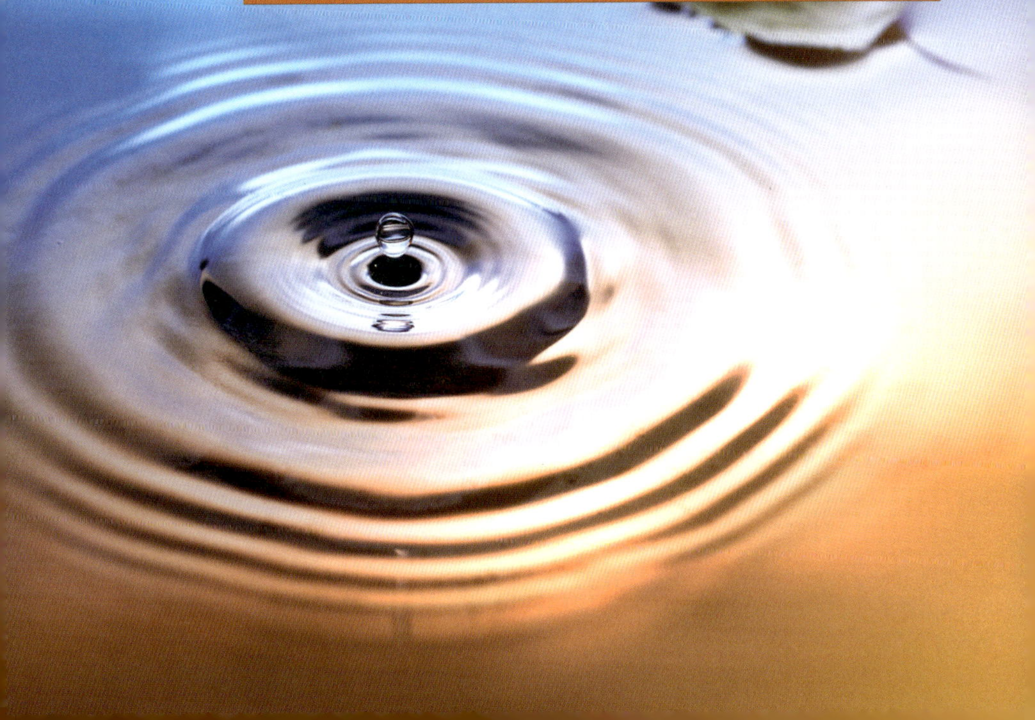

JEDER TAG
KÖNNTE DEIN LETZTER SEIN

> Lebe jeden Tag, als wäre es Dein letzter.
> Eines Tages wirst du damit recht behalten.
>
> *(Eckart von Hirschhausen)*

Haben Sie eine Idee, wie ein glückliches, erfolgreiches Leben funktioniert? Also ein Leben, in dem Sie sich so richtig wohl fühlen. Ein Leben, in dem Sie vorwiegend Dinge tun, die *Sie* wirklich wollen.

Die australische Krankenschwester Bronnie Ware befragte Sterbende, was Sie am meisten in ihrem Leben bereuen. Fünf Dinge beschreibt sie in ihrem Buch:

1. „Ich wünschte, ich hätte den Mut gehabt, mein eigenes Leben zu leben."
2. „Ich wünschte, ich hätte nicht so viel gearbeitet."
3. „Ich wünschte, ich hätte den Mut gehabt, meine Gefühle auszudrücken."
4. „Ich wünschte mir, ich hätte den Kontakt zu meinen Freunden aufrechterhalten."
5. „Ich wünschte, ich hätte mir erlaubt, glücklicher zu sein."

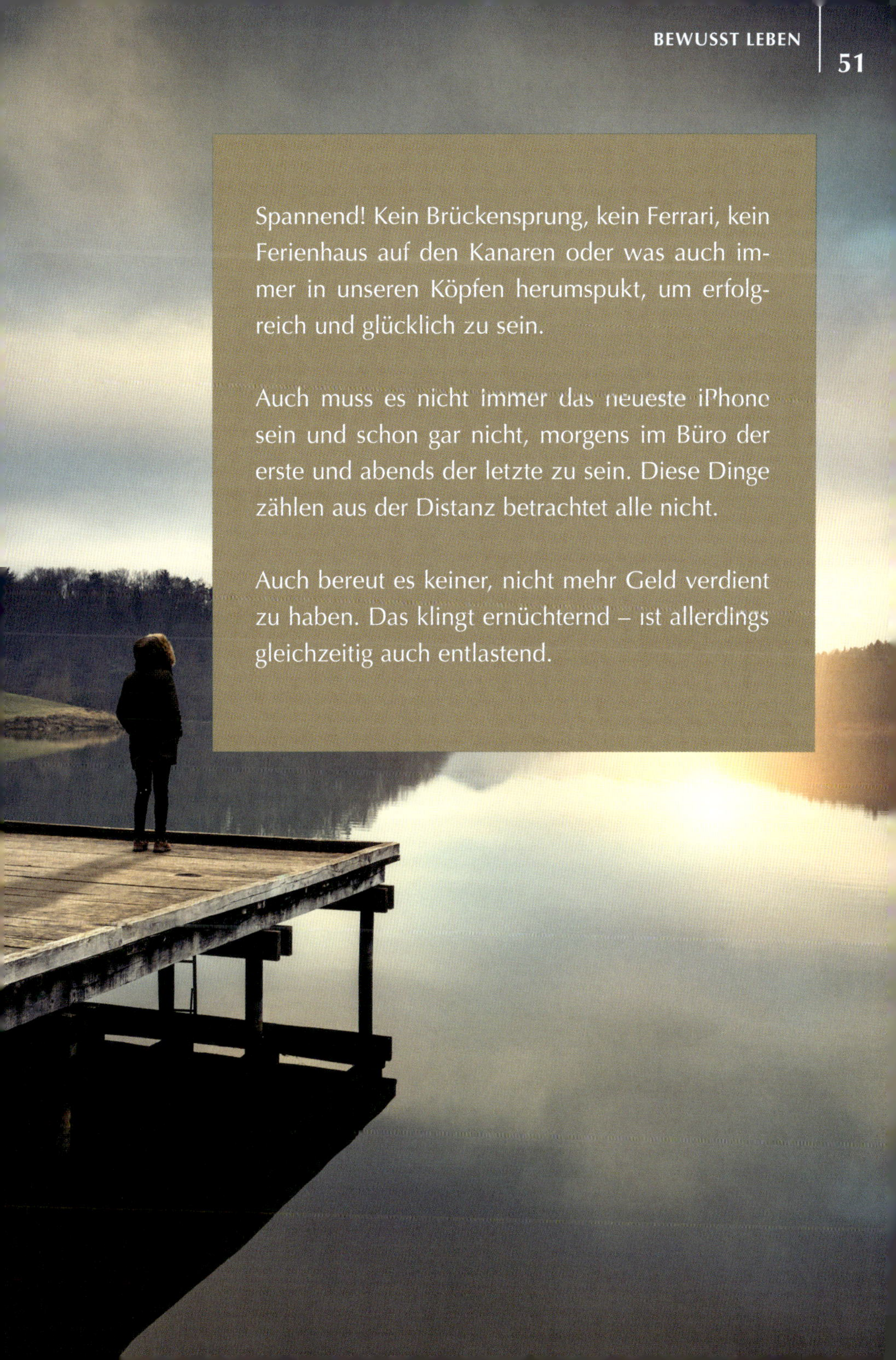

Spannend! Kein Brückensprung, kein Ferrari, kein Ferienhaus auf den Kanaren oder was auch immer in unseren Köpfen herumspukt, um erfolgreich und glücklich zu sein.

Auch muss es nicht immer das neueste iPhone sein und schon gar nicht, morgens im Büro der erste und abends der letzte zu sein. Diese Dinge zählen aus der Distanz betrachtet alle nicht.

Auch bereut es keiner, nicht mehr Geld verdient zu haben. Das klingt ernüchternd – ist allerdings gleichzeitig auch entlastend.

Sehr wohl hören wir hier allerdings von unerfüllten Träumen, Sehnsüchten, die Reue darüber, nicht genügend Zeit mit den Kindern verbracht zu haben, zu wenig den Moment genossen zu haben, das Leben zu ernsthaft gelebt zu haben – die Liste lässt sich unendlich fortführen.

Mit diesen Erkenntnissen lade ich Sie ein, an den ersten Absatz zurückzukehren und dieser Frage nach einem glücklichen Leben nachzuspüren. Wie genau müsste Ihr Leben sein, in dem *Sie* sich so richtig wohl fühlen?

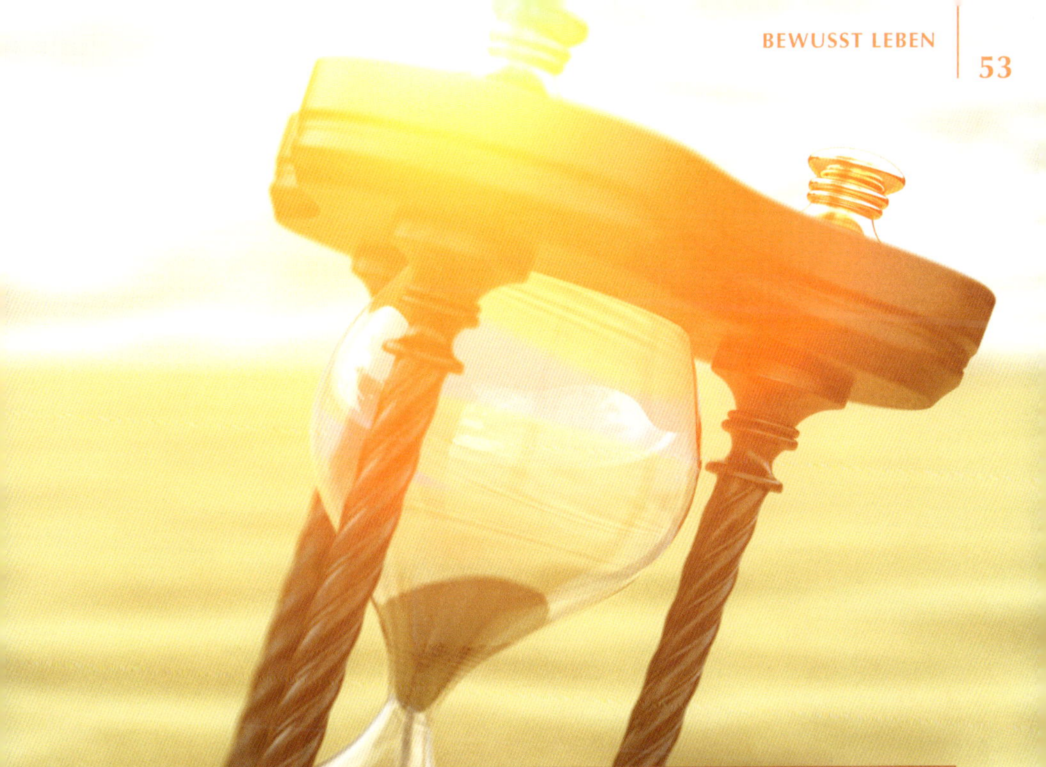

Nehmen Sie sich für die Beantwortung Zeit, schreiben Sie sich Ihre Gedanken auf – ohne Bewertung, einfach so, was Ihnen kommt, was aus Ihrem Herzen heraus fließt. Nehmen Sie Ihre Emotionen, Ihre Gefühle wahr und ernst.

Ganz gleich, ob Sie Ihr Leben überdenken, ob Sie etwas verändern oder ob Sie alles beim Alten belassen – es ist ja schließlich Ihre Entscheidung und Sie alleine sind für Ihr Leben verantwortlich: Die Zeit, Ihre Lebenszeit, verrinnt unaufhörlich so wie ein Fluss stetig fließt. Es ist Ihr Leben, auf welches Sie hoffentlich am Ende ohne Reue und mit Freude zurückblicken.

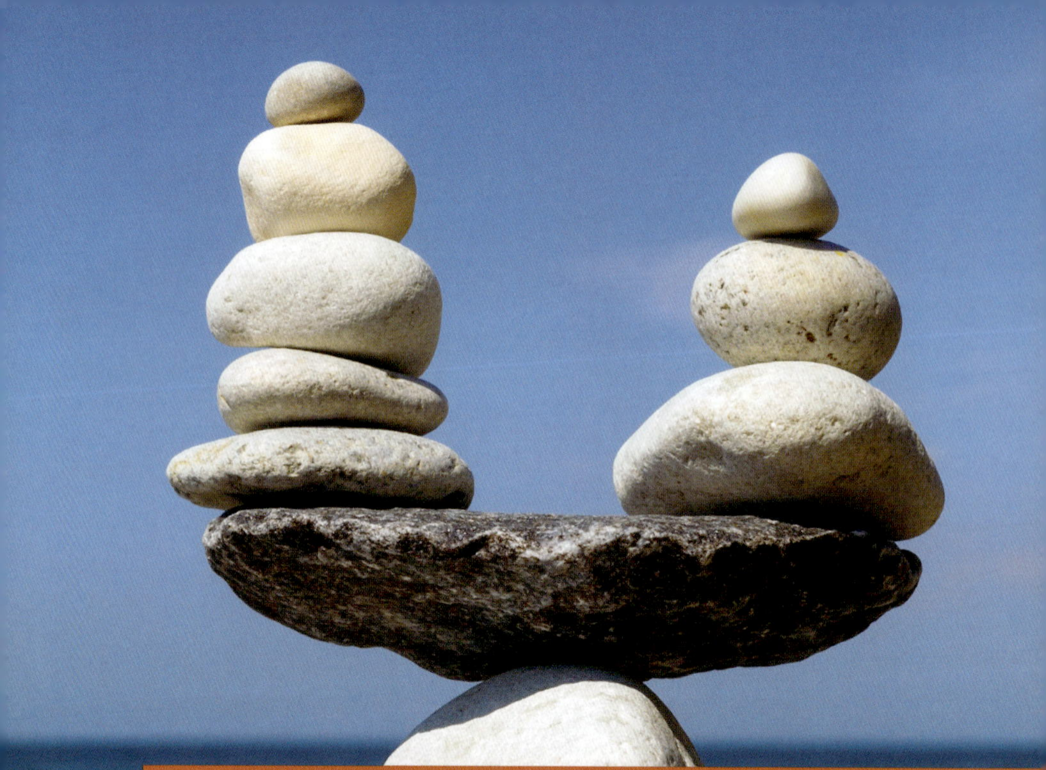

Kennen Sie auch Menschen, die sehr viel Erfolg im Beruf haben, die Karriereleiter steil nach oben klettern, über ein entsprechend hohes Einkommen verfügen, doch bei dem Versuch, ein erfülltes, glückliches Leben zu führen, versagen sie völlig.

Oft hetzen diese Menschen von Termin zu Termin, steigen von einem Flugzeug ins nächste, um bei allen entscheidenden Meetings weltweit anwesend zu sein. Mit Statussymbolen wie einer prunkvollen Villa, einem schnittigem Sportflitzer und Luxus-Wochenenden in namhaften Metropolen Europas versuchen sie vergeblich, in sich so etwas wie Glück und Zufriedenheit zu spüren.

IST IHR LEBEN IN BALANCE?

„Der wahre Beruf des Menschen ist, zu sich selbst zu kommen.“

(Hermann Hesse)

Früher oder später spüren sie jedoch: Es fehlt etwas! Das Leben funktioniert zwar irgendwie, aber es erfüllt sie nicht. Das Ergebnis von all dem: Der Bauch ist fett, der Burn-out ist nah, die Seele leer, der Partner fern, wie entfremdet, und der Freundeskreis löst sich auf. Mancher wacht auf der Intensivstation auf und weiß plötzlich ganz gewiss, weil er „das Licht“ gesehen hat. Nun ist es allerhöchste Zeit, etwas zu ändern!

Mein Tipp: Prüfen Sie Ihre Life-Balance: Hat auch bei Ihnen der Lebensbereich „Arbeit, Karriere und Leistung“ absolute Priorität? Verkümmern jedoch die Bereiche „Körper und Gesundheit“, „Familie und Beziehungen“ und „Sinn“? Dann bringen Sie Ihr Lebens-Balance-Rad ins Laufen, bevor Sie überrollt werden.

DER MAGISCHE VITAL-BOOSTER

> Tu deinem Leib Gutes, damit deine Seele Lust hat, darin zu wohnen.
>
> *(Teresa von Avila)*

Kein Hungergefühl verspüren, richtig gesättigt zu sein, das persönliche Wohlfühlgewicht erreichen und halten, sich vital, wach und gesund fühlen, allerbeste Blutwerte zu haben – wie klingt das für Sie? Unmöglich? Das gibt es nicht? – Ja, das gibt es: Smoothies machen es möglich!

Ein frischer, selbstgemachter Smoothie (kein Fertig-Smoothie aus dem Supermarkt) ist eine leckere Alternative zu Salat, Gemüse/Kräuter und Obst. Er besteht aus genau diesen Bestandteilen und Wasser.

Das Pflanzengrün macht den grünen Smoothie zum Zaubertrunk. Dieses enthält sehr viele Vitamine, Mineralstoffe, Spurenelemente und sekundäre Pflanzenstoffe, sogenannte Vitalstoffe oder auch Mikronährstoffe – und vor allen Dingen Chlorophyll – das Blut der Pflanze. Dieses einfache "Grünzeug" ist das Lebensmittel mit der höchsten Nährstoffdichte unseres Planten.

Anstatt sich morgens beim Bäcker mit Brötchen zu versorgen, mittags ein Stück Pizza aus der Hand zu essen und abends dann beim Italiener eine Portion Nudeln zu vertilgen, empfehle ich Ihnen, bereits *bevor* Sie zur Arbeit fahren, eine Tagesration dieses herrlichen Zaubertrunks zuzubereiten. Bis zum Mittag genießen Sie dieses kalorienarme, sättigende Getränk.

Mein Tipp: Lassen Sie sich zwei Wochen auf einen Selbstversuch ein – dann spüren Sie sehr deutlich, ob Ihnen diese natürliche, vitalstoffreiche Ernährung gut tut.

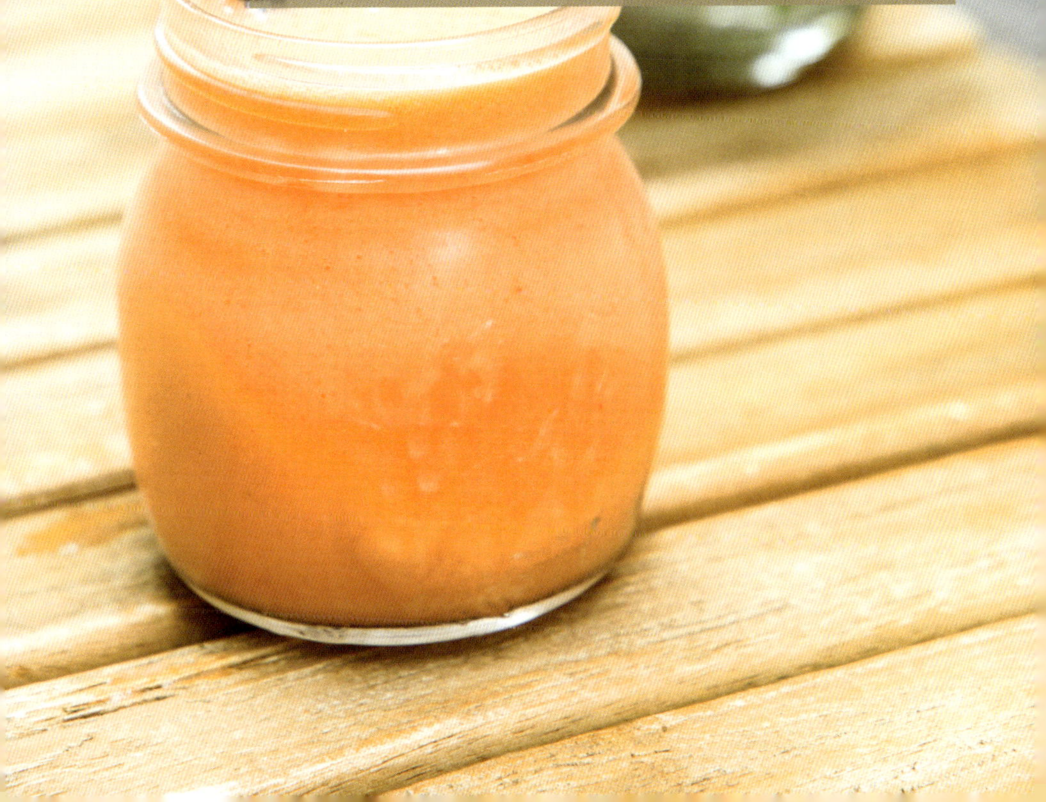

Freiwillig will niemand eine Krise – doch jeder wird damit konfrontiert. Bereits die „normalen" Wendepunkte wie Pubertät, Alter, Verlust, Tod, Trennung oder Arbeitslosigkeit gelten als schwere Krisen. Dabei fühlen wir uns schlecht, sie bescheren uns Schmerz, Kummer und Leid. Träume zerplatzen wie eine Seifenblase, das Leben gerät aus den gewohnten Bahnen.

Gut zu wissen: Veränderungen sind im gesamten Universum der Normalzustand! Die Anpassung daran ist die Überlebensstrategie – das kennen wir bereits aus der Natur. Nichts ist von Dauer, nichts bleibt wie es ist, alles ist im Fluss - Panta rhei, wie die alten Griechen sagten. Dies zu akzeptieren und das Wissen, dass jede Krise ihren Sinn hat – den wir vielleicht erst aus der Distanz erkennen – führt uns am leichtesten aus der scheinbaren Katastrophe hinaus.

Krisen sind tatsächlich eine großartige Chance zum Lernen, zum Wachsen und für einen völligen Neubeginn.

Diese ungeliebten Wendepunkte verleihen uns die Kraft und die Kreativität, ein Leben in Selbstbestimmtheit, Freude, Frieden und Freiheit zu starten, zu dem es nie zu spät ist.

Letztendlich beinhalten Krisen ein so großes Wachstumspotenzial wie nichts anderes im Leben, wenn wir uns ihnen stellen und sie bewältigen.

KRISE ALS CHANCE

„Krise kann ein produktiver Zustand sein. Man muss ihr nur den Beigeschmack der Katastrophe nehmen."

(Max Frisch)

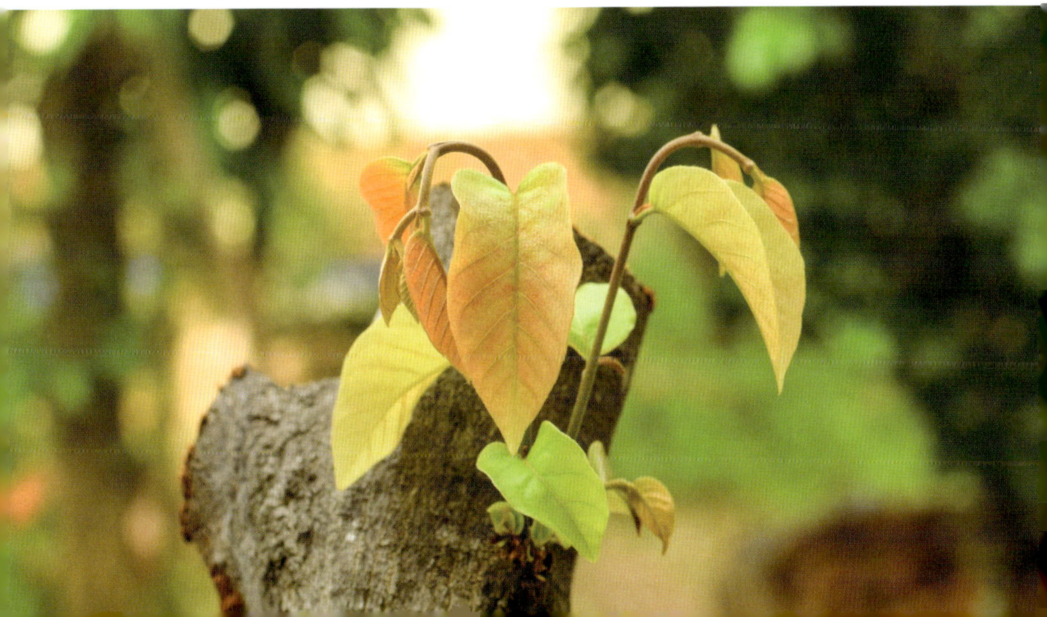

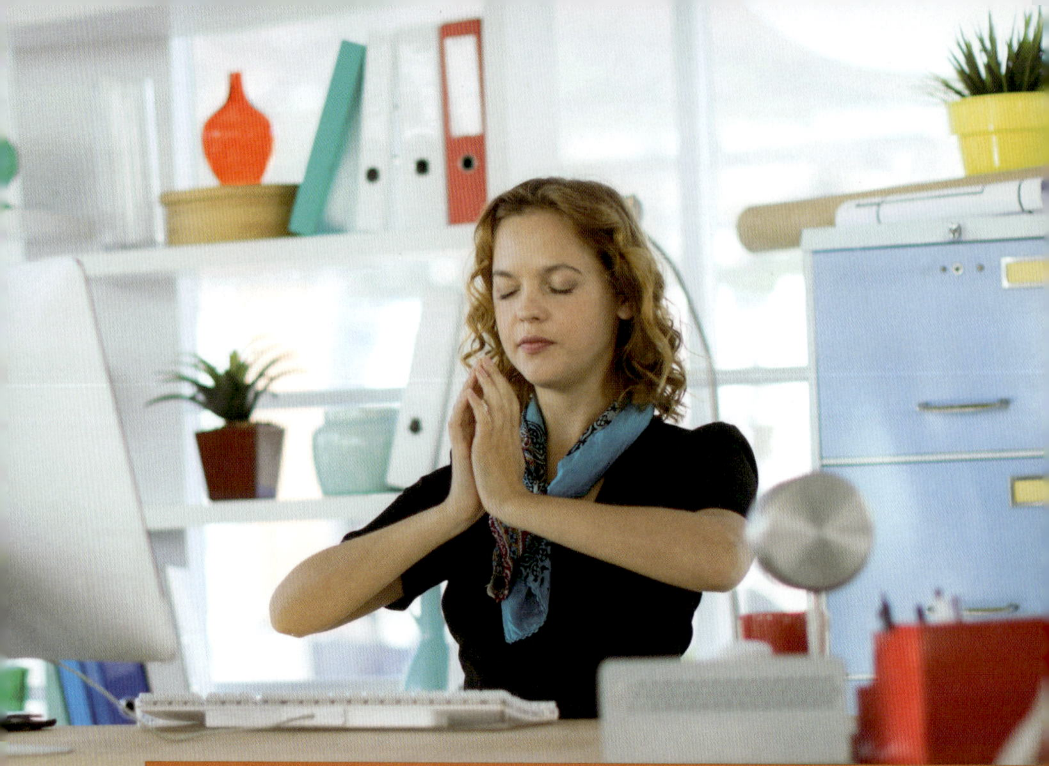

Natürlich wissen wir, dass Sport für unseren Körper extrem gesundheitsfördernd ist. Doch nicht immer kommen wir regelmäßig zu den gewünschten Trainingseinheiten. Umso wichtiger werden effektive, leicht umsetzbare Mini-Bewegungen für Ihren Alltag. Bei einem Bürojob verbringen wir ganz viel Zeit am Schreibtisch. Achten Sie immer wieder auf eine bewusst gerade Sitzhaltung, die Schultern nach hinten, die Bauch- und Rückenmuskulatur angespannt. „Bewegtes Sitzen" ist jetzt stündlich mit kleinen Übungen angesagt, die Sie fit halten und die Muskulatur mobilisieren. Mit dem Becken schaukeln Sie zehn Mal nach vorne und nach hinten, danach nach rechts und links – so bleibt dieser Bereich locker und beweglich. Ein Ballkissen empfiehlt sich als dynamische Unterlage, die die Koordination und Ihr Gleichgewicht unterstützt.

MIT MINI-MOVES BEWEGT DURCHS LEBEN

„Wer sich keine Zeit für Bewegung nimmt, wird sich irgendwann ganz viel Zeit für seine Krankheiten nehmen müssen."

(Prof. Ingo Froböse)

Über folgende Übungen freuen sich Ihre Beine:

1. Richten Sie Ihre Fußspitzen vom Boden Richtung Schienbein.

2. Fußballen bleiben auf dem Boden, heben und senken Sie abwechselnd die Fersen.

3. Heben Sie im Wechsel Ihr rechtes bzw. linkes Bein an und drücken mit der rechten bzw. linken Hand fest dagegen.

Starten Sie nach dem Motto:
Besser Mini-Moves als nix!

Wer Wertschätzung für andere ausdrückt, tut sich selbst viel Gutes. Aus der Glücksforschung wissen wir, dass Dankbarkeit gegenüber anderen das eigene Wohlbefinden steigert. In einem beeindruckenden Experiment haben Probanden einen kurzen Dankestext an diejenigen verfasst, die ihnen am meisten im Leben geholfen haben. Anschließend wurden sie gebeten, diejenigen anzurufen und den Text vorzulesen. Das Bemerkenswerteste war, dass die Person, die das Experiment mit dem niedrigsten Glückspegel startete, danach die größte Steigerung des Glücksgefühls spürte.

Wie wäre es, wenn Sie dies für sich tun würden? Wen würden Sie anrufen? Was würden Sie dieser Person sagen? – Wie würde sie wohl reagieren? Was würde das in Ihnen auslösen? Wie würde sich das anfühlen? Würde es die Beziehung zu dieser Person verändern?

Dankbarkeit ist eine Geisteshaltung – wir können sie immer wieder zum Ausdruck bringen. Ehrlich aus dem Herzen formuliert berührt sie die Herzen unserer Mitmenschen am meisten.

Achten Sie auf die Kassiererin im Supermarkt, auf die Bedienung im Restaurant, auf das Zimmermädchen in einem Hotel. Schenken Sie diesen ein Lächeln, ein Dankeschön. Aufrichtige Dankbarkeit, Zufriedenheit und inneres Glück sind wie ein Dreigestirn und gehören unweigerlich zusammen. Lassen Sie sich überraschen, wie viel mehr Freude und Zufriedenheit in Ihr eigenes Herz einkehrt und wie das Gefühl der eigenen Größe wächst.

DANKBARKEIT
DER SCHLÜSSEL ZUM ERFOLG

„Nicht die Glücklichen sind dankbar.
Es sind die Dankbaren, die glücklich sind."

(Sir Francis Bacon)

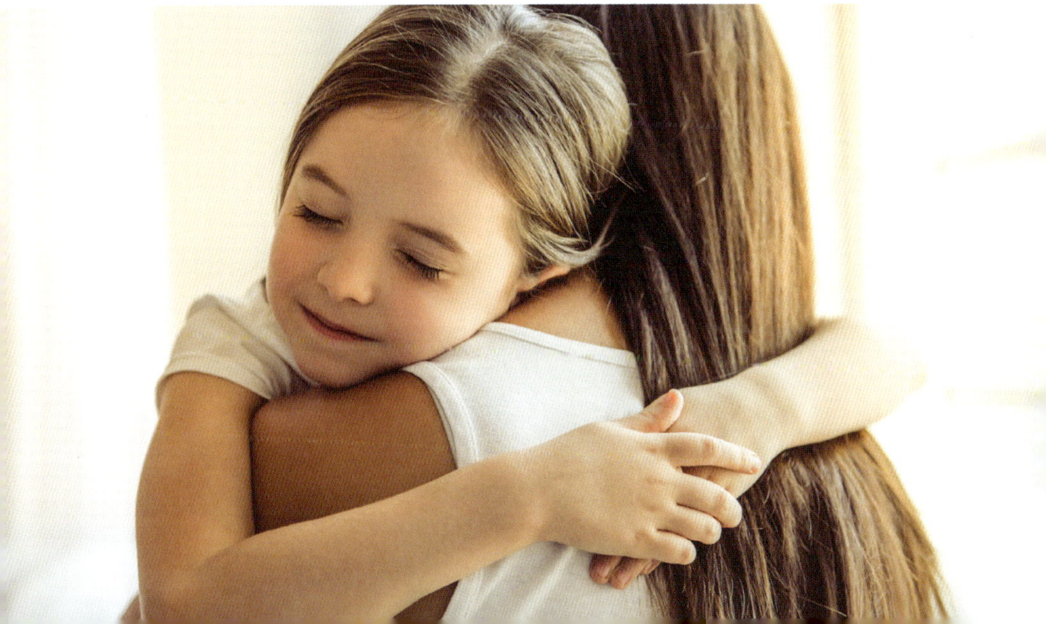

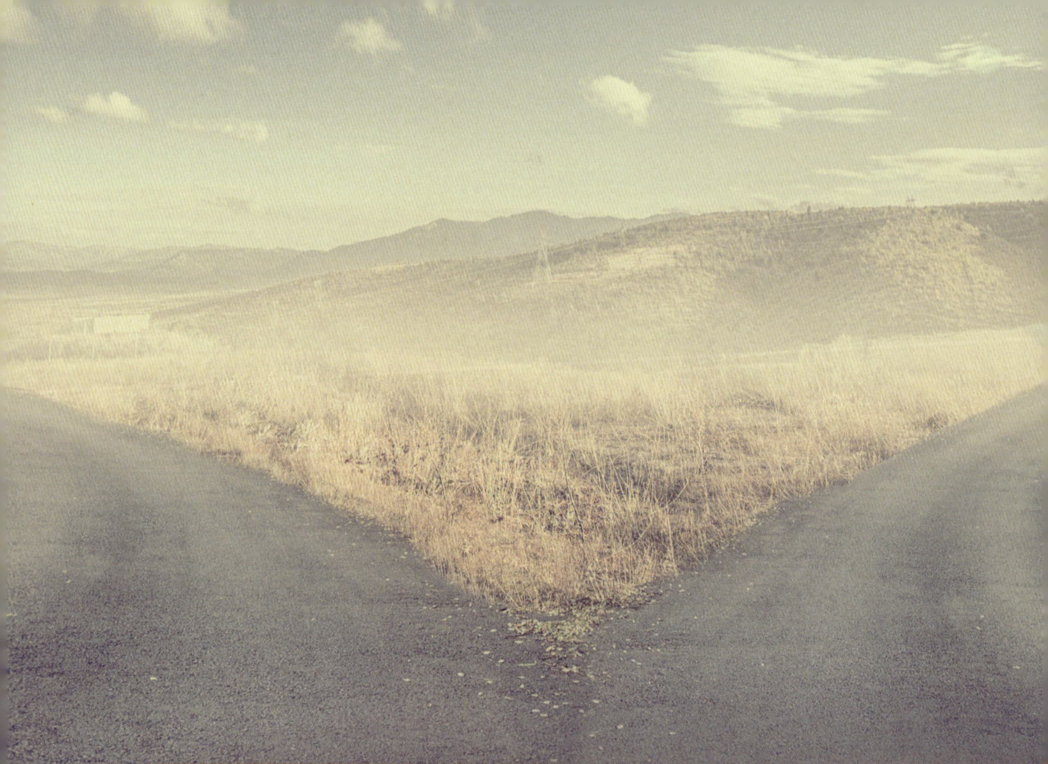

Die Frage „Was soll ich bloß tun?" kann uns mitunter ins Schwitzen bringen. Wir sind hin- und hergerissen zwischen verschiedenen Möglichkeiten, wollen es vielleicht jedem recht machen, niemanden verletzen, als „Gewohnheitstiere" verlassen wir ungern die Komfortzone, hinzu kommt die Angst vor dem Ungewissen. Nicht-Entscheiden und Ausharren hat jedoch seine Konsequenzen. Sehr zum Leidwesen unseres Umfeldes werden wir launisch und unzufrieden. Körperliche Symptome sprechen eine deutliche Sprache. Ein Tinnitus zeigt ganz klar: „Höre mal auf dich selbst!", ein Schnupfen signalisiert, dass wir von etwas „die Nase voll haben" oder wenn uns „etwas bis zum Hals steht" bzw. „einer Sache müde sind", erkennen wir, wie uns unsere fehlende Entscheidungsfreude Kraft und Gesundheit rauben.

BEFREIT & GESUND DURCH ENTSCHEIDUNGEN

„Um klar zu sehen, reicht oft ein Wechsel der Blickrichtung."

(Antoine de Saint-Exupéry)

Machen Sie sich bewusst, dass es „die perfekte Entscheidung" nicht gibt – jedes Ding hat zwei Seiten.

Gehen Sie innerlich die möglichen Wege ab, fragen Sie sich dabei, was für und was gegen die verschiedenen Optionen spricht.

Was gewinne ich – was verliere ich? Was sagt Ihr Verstand, Ihr Bauch und Ihr Herz?

Ganz wichtig: Eine falsche Entscheidung ist besser als keine – ein Kurswechsel, ein Nachjustieren ist aus der Bewegung heraus einfacher als im starren Ausharren.

WEIL DU ES DIR WERT BIST

„Sehen und hören, was wirklich ist –
nicht, was sein sollte!
Sagen, was ich denke –
nicht, was ich denken sollte!
Fühlen, was ich wirklich fühle –
nicht, was ich fühlen sollte!
Fordern, was ich möchte –
nicht immer erst auf Erlaubnis warten!
Risiken eingehen, ohne sich immer erst
abzusichern.

(Virgina Satir)

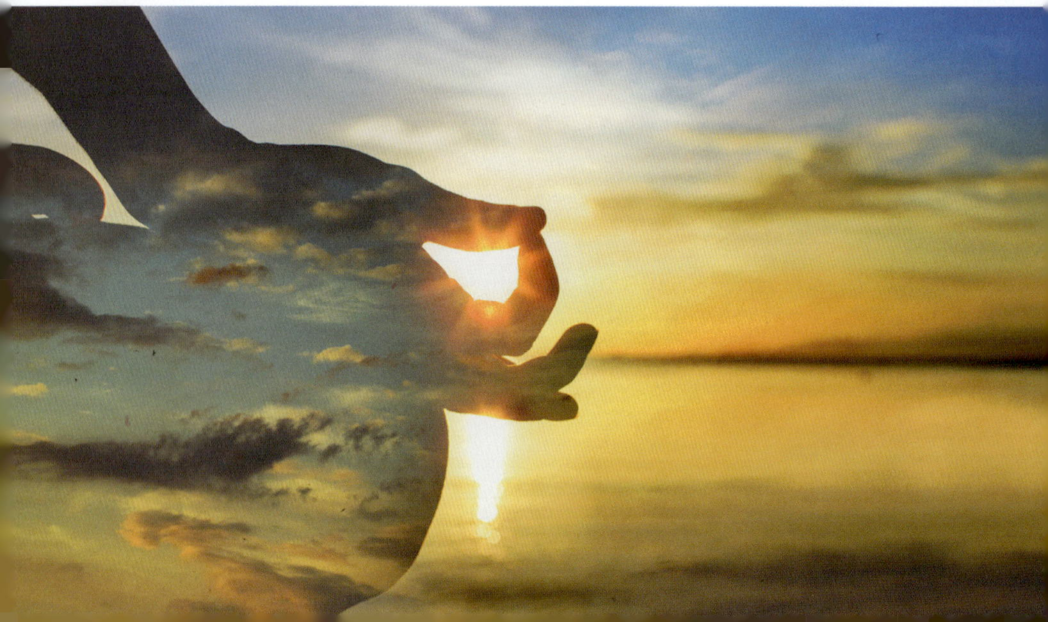

Frei sein, mit allen Sinnen ganz sich selbst spüren und daraus handeln, ohne anderen gefallen zu müssen, das wünschen sich sehr viele im tiefsten Innern. Oft schieben wir dieses eigene bei Seite, wir meinen, dies darf nicht sein, das wäre egoistisch. – Ein Glaubenssatz, den wir überprüfen dürfen!

Die wichtigste Beziehung in Ihrem Leben ist die Beziehung zu sich selbst! Das hat nichts mit Egoismus zu tun, im Gegenteil, nur wenn wir uns selbst mögen, lieben und zu uns stehen, können wir eine gesunde, glückliche, erfüllende Beziehung zu anderen aufbauen. In die Beziehung zu uns selbst zu investieren, sie sorgsam zu hegen und zu pflegen, wirkt sich unmittelbar auf unser persönliches Umfeld aus – und das im deutlich positiven Sinn.

Fragen Sie also nicht, was andere von Ihnen erwarten, was Sie fühlen, sehen, hören etc. sollten, sondern bleiben Sie ganz bei sich.

Sich selbst – und damit auch seine eigenen Bedürfnisse – zu kennen, sich selbst Raum zu geben und zu spüren, führt uns in einen inneren Reichtum und in die Selbstliebe. Ich lade Sie ein, gut für sich zu sorgen und sich geistig, emotional und körperlich immer mehr bei sich selbst zu fühlen.

Oft spüren wir intuitiv, dass wir zur Regenerierung und Entspannung in die Natur gehen möchten. Waldspaziergänge lassen uns fast automatisch tiefer atmen, bei sich selbst und im Moment ankommen.

Hier scheinen wir unseren Körper und Geist intensiver zu spüren. Die Gedanken werden klarer, wir können leichter abschalten.

Inzwischen ist sogar nachgewiesen, dass die Vielfalt der Farben und der hohe, reine Gehalt an Sauerstoff tatsächlich die Selbstheilungskräfte des Körpers anregen.

Probieren Sie es einfach aus!

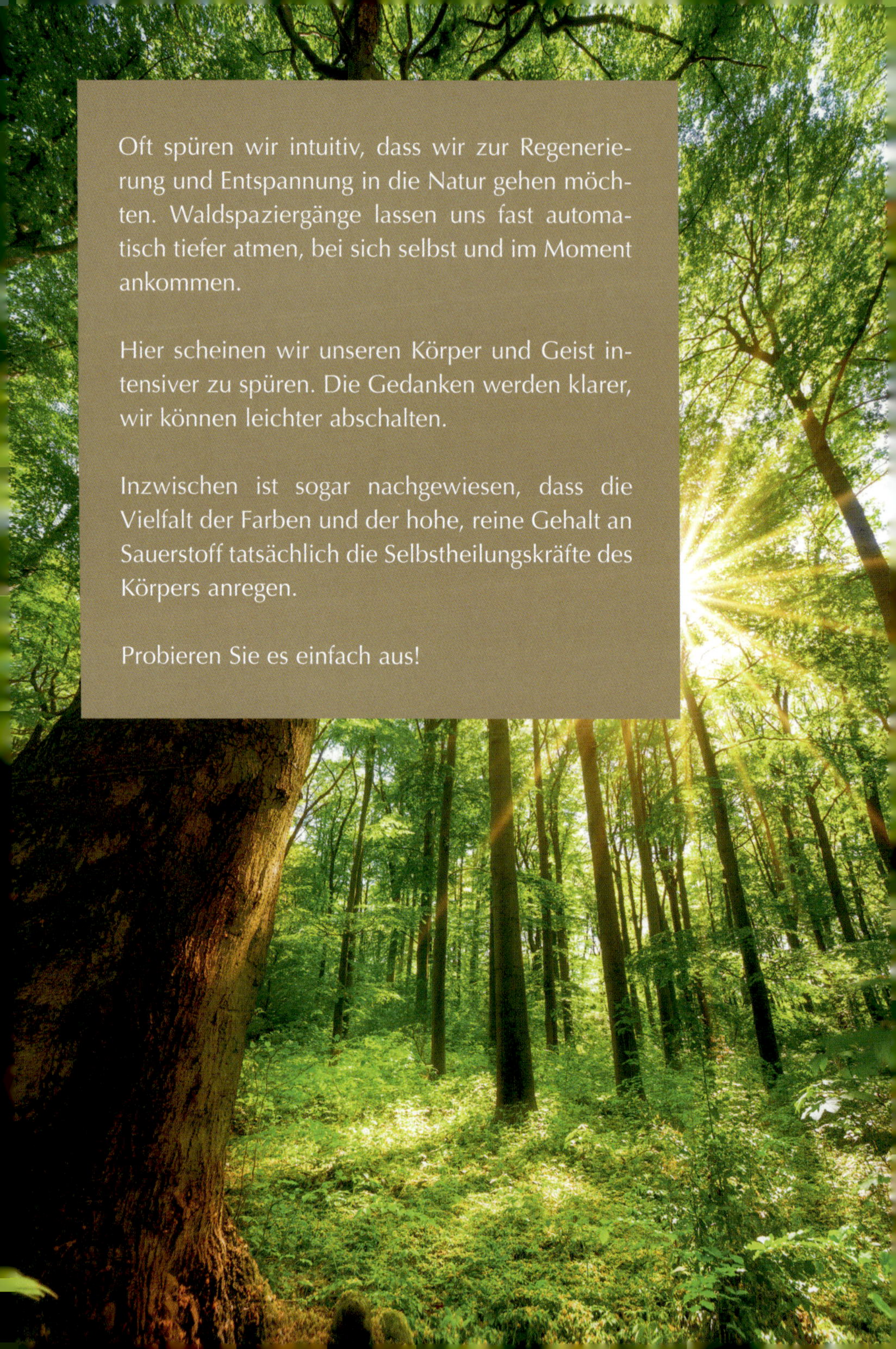

KENNEN SIE DOKTOR WALD?

„Wenn ich an Kopfweh leide und Neurosen,
mich unverstanden fühle oder alt,
und mich die holden Musen nicht liebkosen,
dann konsultiere ich den Doktor Wald.
Er ist mein Augenarzt und Psychiater,
mein Orthopäde und mein Internist.
Er hilft mir sicher über jeden Kater,
ob er von Kummer oder Cognac ist.
Er hält nicht viel von Pülverchen und Pille,
doch umso mehr von Luft und Sonnenschein.
Und kaum umfängt mich angenehme Stille,
raunt er mir zu: „Nun atme mal tief ein!"
Ist seine Praxis oft auch überlaufen,
in seiner Obhut läuft man sich gesund.
Und Kreislaufkranke, die noch heute schnaufen,
sind morgen ohne klinischen Befund.
Er bringt uns immer wieder auf die Beine,
das Seelische ins Gleichgewicht,
verhindert Fettansatz und Gallensteine,
nur - Hausbesuche macht er leider nicht."

(Helmut Dagenbach, 1986, Förster)

Gelegentlich gehe ich mit Freunden in ein ganz bestimmtes Restaurant – das Essen und die Weine sind dort ausgesprochen gut, doch ein weiterer, weitaus wichtigerer Grund führt uns in diese Lokalität: Der Wirt ist ein Menschenfreund!

Er versteht es wie nur wenige, den Umgang mit den Gästen so spürbar aus dem Herzen heraus authentisch zu leben. Nicht nur, dass er seine Gäste mit Handschlag, einem warmherzigen Lächeln und sichtbarer Freude begrüßt, die allermeisten Gäste kennt er mit Namen – er wechselt auch immer ein paar persönliche Worte. Er setzt sich auch gerne zu seinen Gästen und plaudert eine Weile. Und das auch nur, wenn er spürt, dass er am Tisch willkommen ist. Sehr sensibel und intuitiv nimmt er dies wahr.

WAHRHAFTIG LEBEN ALS MENSCHEN-FREUND

> Nehmen Sie die Menschen, wie sie sind, andere gibt's nicht.
>
> *(Konrad Adenauer)*

Abhängig davon, wie gut Sie Ihr Gegenüber kennen, wie nahe Sie ihm stehen, gibt es unterschiedliche Möglichkeiten, Sympathie, Wärme und Wertschätzung auszudrücken.

Das Lächeln ist und bleibt immer der kürzeste Weg zwischen zwei Menschen. Neben dem klassischen Händedruck ist auch eine herzliche Umarmung denkbar. Eine kleine Überraschung oder der Anruf am Geburtstag – auch das erfreut die allermeisten Menschen. Raten Sie mal... dieser Restaurantbesitzer macht unter anderem genau diese Dinge aus dem Herzen heraus – viele kleine Gesten machen ihn dazu: zum wahrhaftigen Menschenfreund!

TU DEIN DING, WEIL DU ES LIEBST

„Nutze die Talente, die du hast. Die Wälder wären sehr still, wenn nur die begabtesten Vögel sängen."

(Henry van Dyke)

Welcher Vogel fragt schon danach, ob uns sein Gesang gefällt. Er singt, weil er das Bedürfnis dazu hat und nicht, weil er begabt ist. Er singt aus purer Freude, es ist sein „Programm". Die anderen Vögel verfassen keine Kritiken und verbieten sich nicht gegenseitig das Tirilieren – so wie wir Menschen das gerne tun. Kaum hat jemand den Mund aufgetan, werden schon Noten verteilt. Auch die ersten Schreib- und Malversuche werden sogleich als „vielversprechend" oder „hoffnungslos" eingestuft – und sind es nicht andere, die so brutal urteilen, dann tun wir es vielleicht sogar selbst.

Dabei ist jede kreative Betätigung, jeder Sport und überhaupt alles, was wir aus Freude an der Sache tun, gut für unsere Seele. Diese braucht die Möglichkeit, sich zu entfalten und dabei in einem Prozess „aufzugehen", der sie Raum und Zeit vergessen lässt.

Das ist wohltuend – unabhängig vom Endergebnis. Bringen wir unsere Talente zum Einsatz, auch wenn sie vielleicht nicht dazu reichen, in der Oper oder im Museum präsentiert zu werden.

Und zu guter Letzt zählt ja auch: „Es ist noch kein Meister vom Himmel gefallen" und „Übung macht den Meister".

Ganz gleich, was andere denken: Handeln Sie aus Freude und Leidenschaft – einfach, weil Sie es lieben!

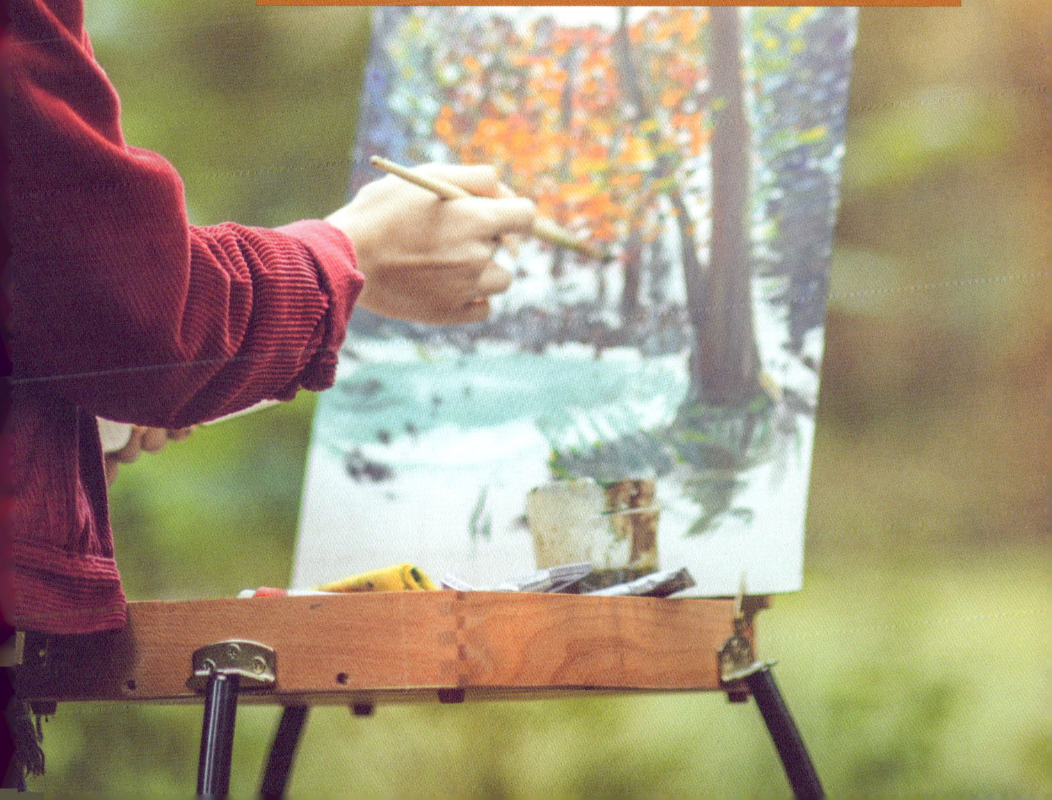

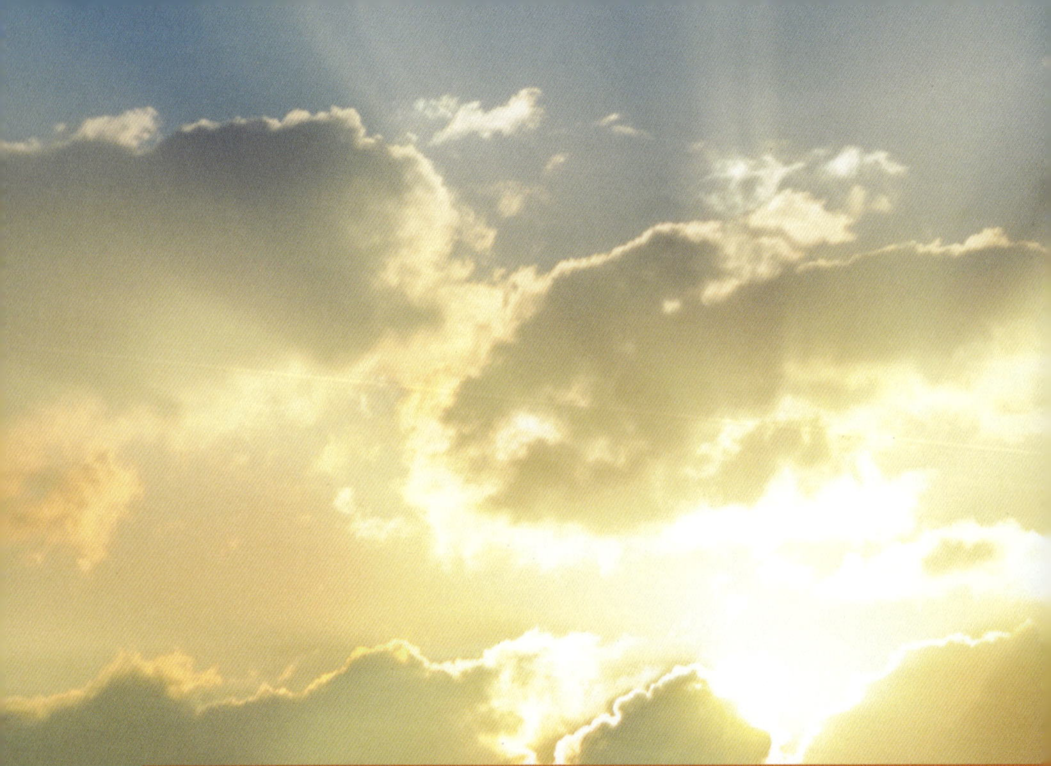

Mit diesem Zitat beschreibt Hermann Hesse etwas allzu Menschliches. Kennen Sie das auch: Eine Situation in Ihrem Leben, in der Sie erst im Nachhinein - nach dem Verlassen des „Paradieses" – erkannt und gespürt haben, wie wertvoll, gut und angenehm diese Situation war?

Ganz gleich, ob es sich um die Partnerschaft handelt, den Arbeitsplatz, das Leben eines Jugendlichen bei den Eltern – wie oft schimpfen wir über solche oder ähnliche Lebenssituationen, verspüren vielleicht sogar den gärenden Wunsch, daraus zu flüchten, alles hinter uns zu lassen.

Die Kunst liegt nun darin, mit der „richtigen" Brille sowie der nötigen Weitsicht und Weisheit, angenehme Umstände und Lebenssituationen –

PARADIESISCHES LEBEN

> Das Paradies pflegt sich erst dann als Paradies zu erkennen zu geben, wenn wir aus ihm vertrieben sind.
>
> *(Hermann Hesse)*

den Reichtum in unserem Leben – anzuerkennen und wertzuschätzen.

In jedem Paradies gibt es eine Schlange – so wie es Tag und Nacht, Licht und Schatten gibt – so hat jedes Gute auch seine negative Seite. Dies zu akzeptieren und zu verinnerlichen ist ein großer Schritt, das wahre „Paradies" zu erkennen und vollkommen als Gesamtpaket inklusive Schatten zu lieben.

Mein Tipp: Machen Sie sich die „paradiesischen" Dinge immer wieder bewusst, nehmen Sie sie wahr, reden Sie darüber, schreiben Sie sie auf - und seien Sie dafür dankbar ☺

Carpe diem (Genieße den Tag) – das steht auf manchen Kalendersprüchen, Souvenirartikeln etc. Ein leicht daher gesagter Satz, dessen Inhalt uns vielleicht noch überzeugt – doch leben wir auch tatsächlich danach?

Oft höre ich von Klienten Sätze wie „Hätte ich doch noch, als ich gesund war“, „Wie gerne wäre ich“, „Warum bloß habe ich x nicht gemacht…“
– Kennen Sie auch ähnliche Aussagen?
Was können wir daraus lernen? Können wir das irgendwie besser machen?

Wer den Film „Das Beste kommt zum Schluss“ mit Jack Nicholson und Morgan Freeman kennt, hat sich vielleicht auch schon zumindest gedanklich eine „Löffelliste“ angelegt – die Liste mit den Wünschen, bevor man den Löffel abgibt ☺

Erfüllen wir uns erst unsere Wünsche und Träume, wenn wir bereits so krank sind wie die beiden Hauptdarsteller dieses Films? Was hindert uns daran, während des gesamten Lebens täglich, immer wieder, uns kleine und große Wünsche zu erfüllen?

Beenden Sie das „auf später verschieben“: Sie träumen von einem Fallschirmflug?
– Dann planen sie ihn.
Sie träumen davon, einen Sonnenaufgang in den Bergen zu erleben?
– Was hindert Sie daran?
Sie wollen ein lange brachliegendes Hobby wieder aufnehmen?
– Wann beginnen Sie damit?
Ihnen fallen bestimmt noch weitere Dinge ein. Das Zauberwort zum Gelingen hat genau drei Buchstaben: T U N.
– Viel Freude dabei!

CARPE DIEM

> „Die wahre Lebensweisheit besteht darin,
> im Alltäglichen das Wunderbare zu sehen."
>
> *(Pearl S. Buck)*

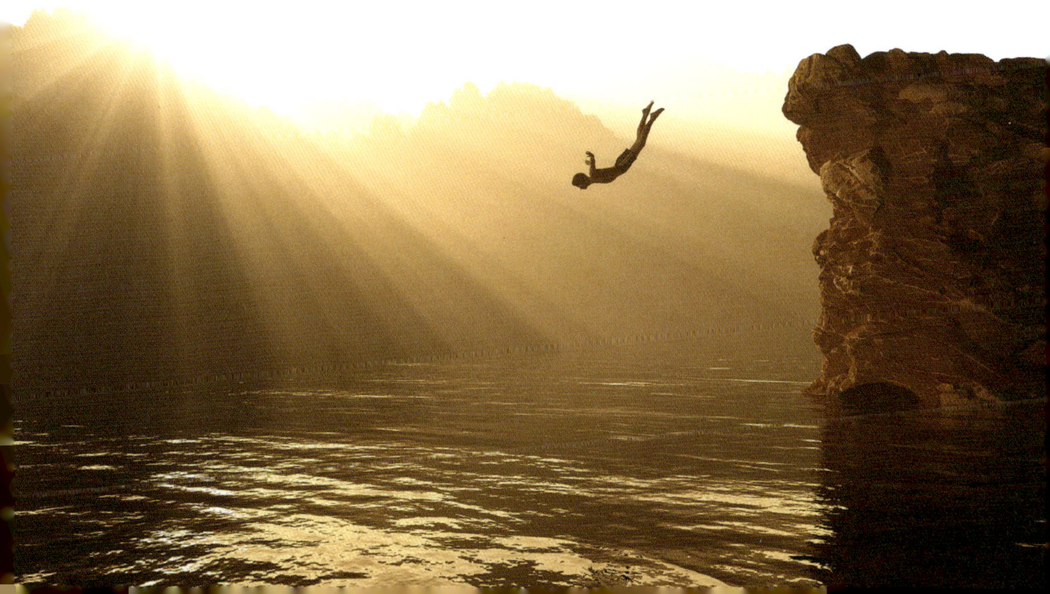

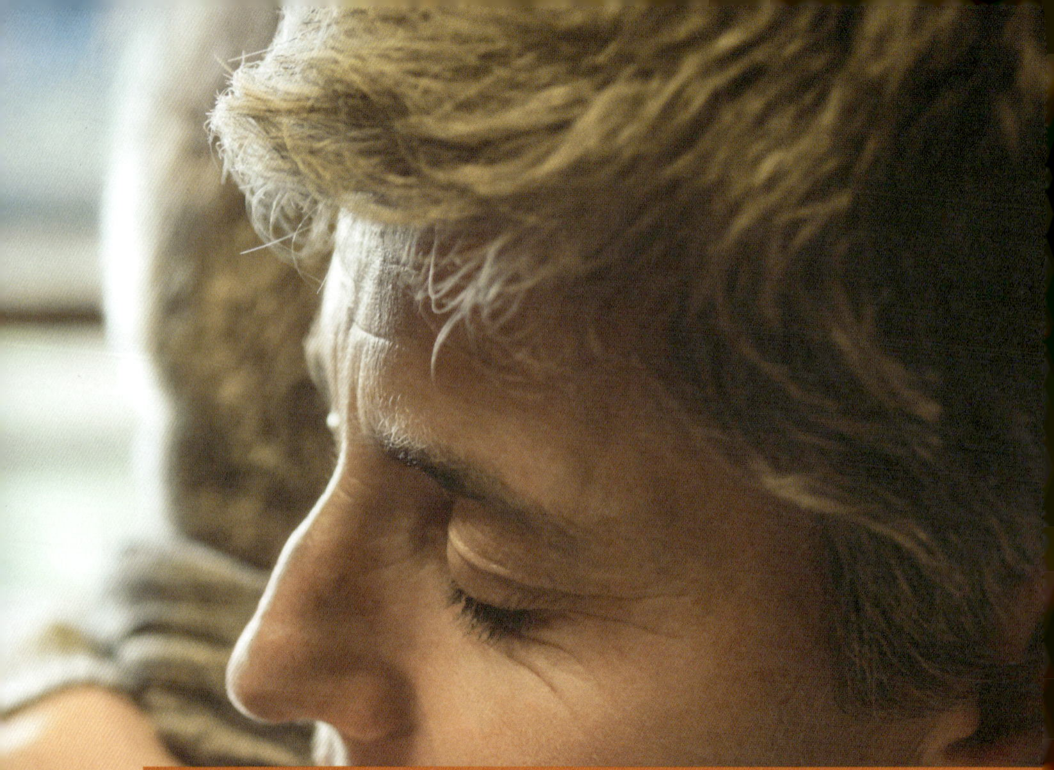

Kennen Sie solche oder ähnliche Situationen? Eine Frau fragt ihren Mann, ob er das Bad gereinigt habe. Er bejaht dies. Kurz darauf stellt sie genervt fest, dass sich der Badezimmer-Boden noch in genau demselben schmutzigen Zustand befindet, bevor sie das Haus verlassen hat. Wer hat nun Recht? Er oder sie?

Immer dann, wenn wir behaupten, im Recht zu sein, geben wir dem anderen das Gefühl, falsch zu liegen. Wir wähnen uns im Besitz der objektiven Wahrheit. Recht haben wollen ist Ausdruck eines Egos, welches sich an Maßstäben wie richtig und falsch orientiert und alles auf diesem Hintergrund beurteilt bzw. verurteilt.

In diesem Verlangen, unbedingt im Recht zu sein, geht die

ODER RECHT HABEN GLÜCKLICH SEIN

„Wenn ein Mensch um Entschuldigung bittet, bedeutet das nicht, dass er unbedingt im Unrecht war. Es bedeutet vielleicht nur, dass ihm die Beziehung viel wichtiger ist als sein Ego."

(Quelle unbekannt)

empathische Verbindung zu dem anderen verloren. Jetzt *fühlen* wir uns zwar kurzzeitig über die Genugtuung, im Recht zu sein, glücklich, doch wir *sind* nicht auf Dauer glücklich.

Glücklich-sein ist im Reinen sein. Dieses Glück speist sich nicht aus der Bestätigung des Rechthabens im Außen, sondern aus einer unerschütterlichen Selbst- und Nächstenliebe, ja sogar auch All-Liebe.

Welche Gefühle und Bedürfnisse kommen in Ihnen auf, wenn Sie Recht haben wollen? Verbinden Sie sich mit diesen Emotionen und auch mit denen Ihres Gegenübers. Sie werden sehen - das Recht haben wollen löst sich auf. Dann befinden Sie sich an dem Ort, wo das Glück beginnt!

Wussten Sie schon, dass der Darm als „Gehirn des Körpers“ für unser körperliches Wohlgefühl verantwortlich ist? Schlechte Ernährung, zu wenig Trinken, wenig frische Lebensmittel – unser lebendiger Körper sollte ja im besten Fall auch lebendige Lebensmittel erhalten, wie Obst, Gemüse, nichts Konserviertes, Eingefrorenes – fördern nicht nur das Wachstum von schlechten, krankmachenden Bakterien im Darm, sondern sorgen auch dafür, dass unser ganzes Körpersystem lahmgelegt wird. Kopfschmerzattacken, Darm-/Verdauungsprobleme, Magenschmerzen, Atemprobleme und sogar lebensbedrohliche Krankheiten wie Krebs können die Folge sein.

Die Lösung ist Detox – ganz einfaches Entgiften. Alte Schlacken und Gifte lösen sich, das Säure-Basen-Gleichgewicht wird wieder hergestellt – so werden wir mit täglich kleinen Schritten immer gesünder, leistungsfähiger und fitter.
Für viele ist eine Detox-Kur sehr angenehm, weil wir nicht ganz aufs Essen verzichten müssen.

Während einer vierwöchigen Detox-Kur dürfen wir alles Bunte essen – sehr viel Obst, Gemüse sowie Quinoa, Hirse und Vollkornreis. Wir streichen in dieser Zeit radikal Alkohol, Kaffee, Fleisch/Wurst, Zucker, Weizen (Brot, Nudeln, Kuchen), Milchprodukte. Grüne Smoothies wirken als echter Booster und Ingwer-Zitronen-Wasser unterstützt diesen Entgiftungsprozess im besonderen Maße.
Probieren Sie es aus – Sie werden begeistert sein von Ihrem neuen Körpergefühl!

DETOX:
ENTGIFTUNG & REINIGUNG FÄNGT INNEN AN

„Wer nicht jeden Tag etwas Zeit für seine Gesundheit aufwendet, muss eines Tages sehr viel Zeit für seine Krankheit opfern."

(Sebastian Kneipp)

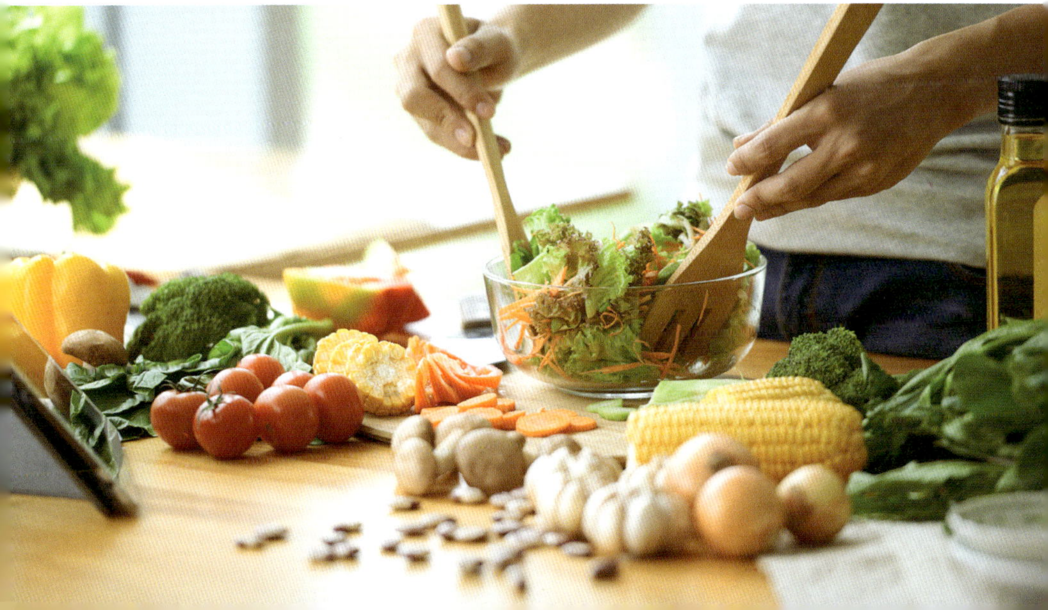

DIE BLUME IN DIR

> „So wie in jedem Samenkorn eine vollkommene Blüte liegt, so liegt in jedem Menschen eine vollkommene Persönlichkeit."
>
> *(Nikolaus B. Enkelmann)*

Ich lade Sie zu einer „blumigen" Achtsamkeitsübung ein. Ganz gleich, ob zu Hause oder in der Natur, nehmen Sie sich 15 Minuten Zeit, setzen sich bequem in lockerer Haltung hin und legen die Blüte einer Blume in die flache Hand. Größe, Farbe und Form der Blüte sind nicht ausschlaggebend, doch sollte der Duft für Sie angenehm oder neutral sein.

Schließen Sie die Augen, wiegen Sie die Blüte in Ihrer Hand. Wie fühlt sie sich an? Spüren Sie das Gewicht. Führen Sie die Blüte langsam zur Nase und nehmen den Duft wahr. Öffnen Sie langsam die Augen und lassen die Farbe, das Farbspiel der Blütenblätter wirken. Welche Struktur haben die Blätter, das innere und äußere der Blume?

Obwohl Sie mit all Ihren Sinnen mit der Blume verbunden sind, verbirgt sich dahinter noch viel mehr. So wie Sie als Mensch nicht die Kumulation Ihrer Eigenschaften und körperlichen Merkmale sind, so ist auch eine Blume nicht das, was wir durch Riechen, Tasten und Sehen wahrnehmen können. Unsere Gedanken, das Wissen, die Kategorisierung sowie Beurteilung stehen dem echten, vorurteilsfreien Erkennen der wahren Natur der Blume im Weg.

Wie oft stehen wir uns im Weg, indem wir uns selbst oder andere kategorisieren? Frei von allen beurteilenden Gedanken wird der Blick frei für unsere eigene Vollkommenheit und die der anderen.

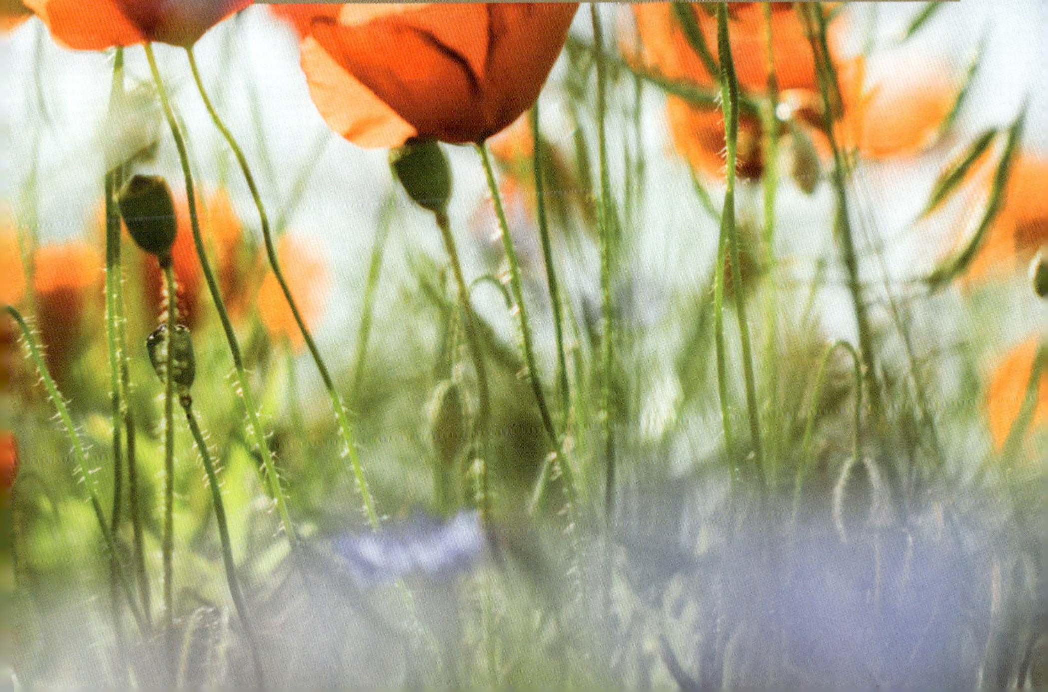

Kennen Sie das? Der Partner, der Sie vor anderen bloßstellt, der Ihnen Ihre Worte im Munde verdreht, der alles an Ihnen und an Ihrem Tun kritisiert? Der Kollege, der Ihnen wichtige Informationen verschweigt, Sie regelrecht im Meeting oder vor dem Kunden „auflaufen" lässt?

Leider ist das in Partnerschaften und auch unter Kollegen kein Einzelfall. Dieses destruktive, zerstörerische Verhalten macht krank, lässt uns traurig und unglücklich werden.

Gegenseitige Wertschätzung und Achtsamkeit ist das Fundament einer jeden Beziehung. Daher hilft hier nur deutliches, konkretes Handeln.

AUF BEGEGNUNG AUGENHÖHE

„Man muss nicht unbedingt das Licht des anderen ausblasen, um das eigene Licht leuchten zu lassen."

(Phil Bosmans)

Reden Sie mit dem Betreffenden darüber, beschreiben Sie, was Sie wahrnehmen, wie Sie sich fühlen, was das mit Ihnen macht.

Bitten Sie den anderen, seine Sicht der Dinge zu beschreiben, darüber zu reflektieren. Sagen Sie ganz klar, dass Sie sich eine Verhaltensveränderung wünschen.

Der andere tut ganz unschuldig? Erfahren Sie im folgenden Tipp, wie Sie hier mit Selbstbewusstsein und der nötigen Klarheit auftreten.

WENN ANDERE UNS VERLETZEN...!

> Menschen mit niedrigem Selbstwertgefühl erkennt man daran, wie wichtig es ihnen ist, auf jemanden hinabblicken zu können.
>
> *(Andreas Tenzer)*

Nicht selten passiert es, dass sich der andere „dumm" stellt, wenn Sie ihn mit seinem destruktiven Verhalten konfrontieren: „Ach ja, mache ich das? Wie? Das ist ja gar nicht so..." – Das ist in den allermeisten Fällen die Taktik dieses Menschen, der Sie versucht, auf diese Art klein zu halten, Ihnen schlechte Gefühle und ein schlechtes Gewissen zu machen. Nach dem Motto: „Das siehst du alles zu eng – du bist zu empfindlich" – Oder sogar: „Du verträgst keine Kritik" – Doch, Sie vertragen Kritik, jedoch nicht das, was hier mit Ihnen gemacht wird. Bleiben Sie bei Ihrem Standpunkt und ziehen Sie Ihre Konsequenzen. Lassen Sie sich keinesfalls in die Schuldfalle hineintreiben – Der andere weckt gerne – meist wegen seines geringen Selbst-WERT-Gefühls – Schuldgefühle in uns, diese sind jedoch völlig deplatziert.

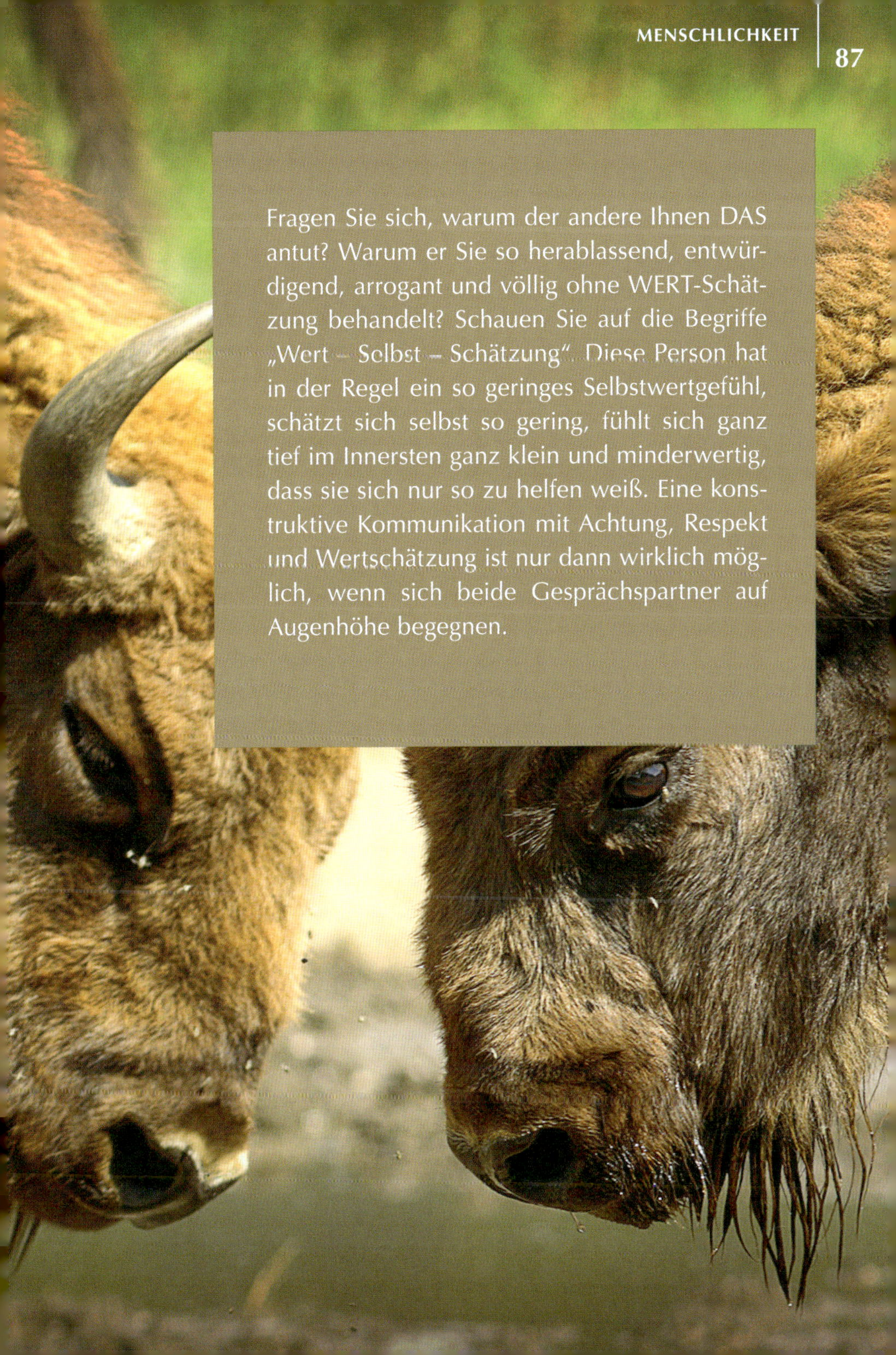

Fragen Sie sich, warum der andere Ihnen DAS antut? Warum er Sie so herablassend, entwürdigend, arrogant und völlig ohne WERT-Schätzung behandelt? Schauen Sie auf die Begriffe „Wert – Selbst – Schätzung". Diese Person hat in der Regel ein so geringes Selbstwertgefühl, schätzt sich selbst so gering, fühlt sich ganz tief im Innersten ganz klein und minderwertig, dass sie sich nur so zu helfen weiß. Eine konstruktive Kommunikation mit Achtung, Respekt und Wertschätzung ist nur dann wirklich möglich, wenn sich beide Gesprächspartner auf Augenhöhe begegnen.

Wie wäre es, wenn Sie tatsächlich nach dem Zitat von Mark Twain leben würden? Einfach Sie selbst sein? Ein Leben in vollkommener, persönlicher Integrität führen? Einfach sagen, was Sie denken und so handeln, wie es Ihren Überzeugungen entspricht? Authentisch sein. Für andere mag das unbequem und unangepasst erscheinen. Doch was interessieren uns andere? Frei von gesellschaftlichen – nicht ethischen – Normen zu leben. Keine faulen Kompromisse mit den eigenen Werten eingehen, um es den anderen recht zu machen oder zu imponieren.

Aus dem Herzen heraus leben heißt, Ihr eigentliches Leben zu verwirklichen:

frei, selbstständig und eigenverantwortlich.

Finden Sie Ihr wahres Selbst – machen Sie sich frei von dem inneren Zwang, von jedem gemocht zu werden: Everybody's Darling werden Sie nie sein, ganz gleich, wie Sie sich verbiegen. Wie Sie mit sich umgehen, wie Sie sich sehen und über sich denken, bestimmt maßgeblich, wie uns andere Menschen wahrnehmen und behandeln. Wenn Sie sich selbst achten, schätzen und lieben, leben Sie vollkommen aus Ihrer eigenen Kraft. Geben Sie Ihrem Leben Ihren ganz persönlichen Sinn und bauen eine kraftvolle Beziehung zu sich selbst auf.

Den Preis, den Sie dafür erhalten, ist unermesslich und mit keinem Geld der Welt zu bezahlen.

AUS DEM HERZEN HERAUS LEBEN

"Das Leben ist kurz, brich die Regeln,
vergib schnell, küsse langsam, liebe wahrhaftig,
lache unkontrolliert und bereue nichts,
was Dich zum Lächeln gebracht hat."

(Mark Twain)

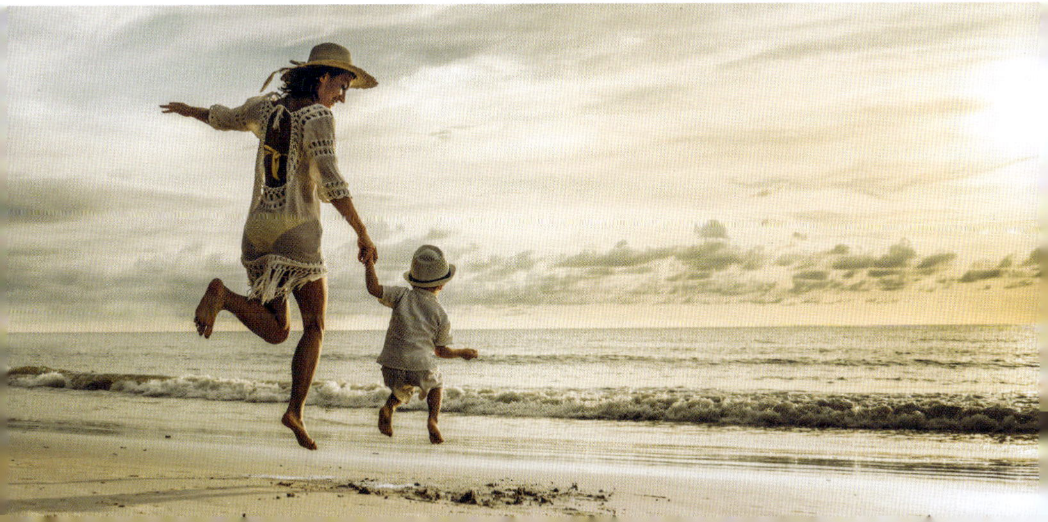

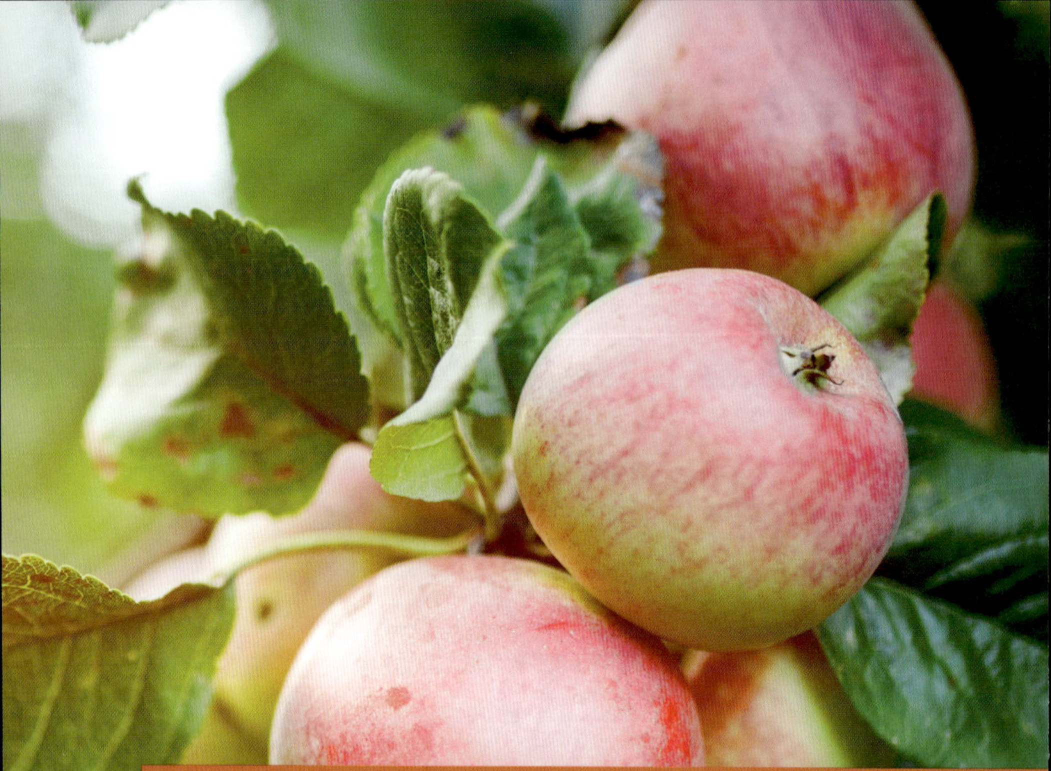

Wussten Sie schon, dass Apfelesser weniger verschreibungspflichtige Medikamente einnehmen als Apfelverweigerer? Frische, mit Schale verzehrte Äpfel beinhalten jede Menge sekundäre Pflanzenstoffe und weitere Wirkstoffe, die unseren Körper schützen und sogar krebsvorbeugend wirken.

So zählen unbehandelte, ursprüngliche Äpfel wie auch zahlreiche Beerensorten (Bsp. Heidel-, Brom-, Him-, Aroniabeeren, Cranberries), Nüsse, Samen, Gemüse, Algen zum sogenannten „Superfood“. Superfoods sind natürliche, nicht industriell hergestellte Lebensmittel, die einen hohen Anteil an Vitaminen, Mineralstoffen und Antioxidantien haben.

AN APPLE A DAY KEEPS THE DOCTOR AWAY

> Es gibt eine Kraft aus der Ewigkeit und diese Kraft ist grün.
>
> *(Hildegard von Bingen)*

Aufgrund ihrer hohen Nährstoffdichte decken sie schon in kleinen Mengen den Nährstoffbedarf des Körpers. Letztendlich handelt es sich um altbewährte Naturprodukte, die deutlich gesünder sind als industriell hergestellte Nahrungsmittel. Auf Nahrungsergänzung kann weitestgehend verzichtet werden. Eine Ausnahme stellt eine chronische oder akute Infektion bzw. eine Immunschwäche gleich welcher Ursache dar. Hier führen spezielle Präparate zur schnellen Genesung auf ganz natürliche Art.

Ich lade Sie ein, ursprüngliche, frische, saisonale, regionale Gemüse und Obstsorten zu sich zu nehmen – diese haben den geringsten Nährstoffverlust. Halten Sie es wie Hippokrates, der sagte: „Eure Nahrung soll eure Medizin und eure Medizin soll eure Nahrung sein."

DER SCHLÜSSEL ZUM GLÜCKLICHSEIN

„Die bedingungslose Liebe, nach der wir alle hungern, finden wir in unserem eigenen Herzen."

(Safi Nidiaye, Das Tao des Herzens)

Wir alle kennen das: Egal, wie alt wir sind, wie gut wir unser Leben meistern, manche Situationen wiederholen sich immer und immer wieder. Wir fallen in wohlbekannte, alte Verhaltensmuster zurück – sei es in der Partnerschaft, der Familie, bei Freunden oder auch im Job.

Woran liegt das? – Ganz gleich, wie erwachsen wir uns fühlen, unser inneres Kind lebt in uns weiter – auch wenn wir bereits selbst Kinder oder Enkel haben.

Eltern wollen allermeist das Beste für ihre Kinder – und haben dabei auch reichlich Erwartungen an sie. Dabei wird ungewollt etwas in den Kindern verletzt. Ob wiederkehrende Ängste, Vermeidungsstrategien, Geld-/Beziehungsprobleme - oft findet sich die Ursache in diesem verletzen inneren Kind.

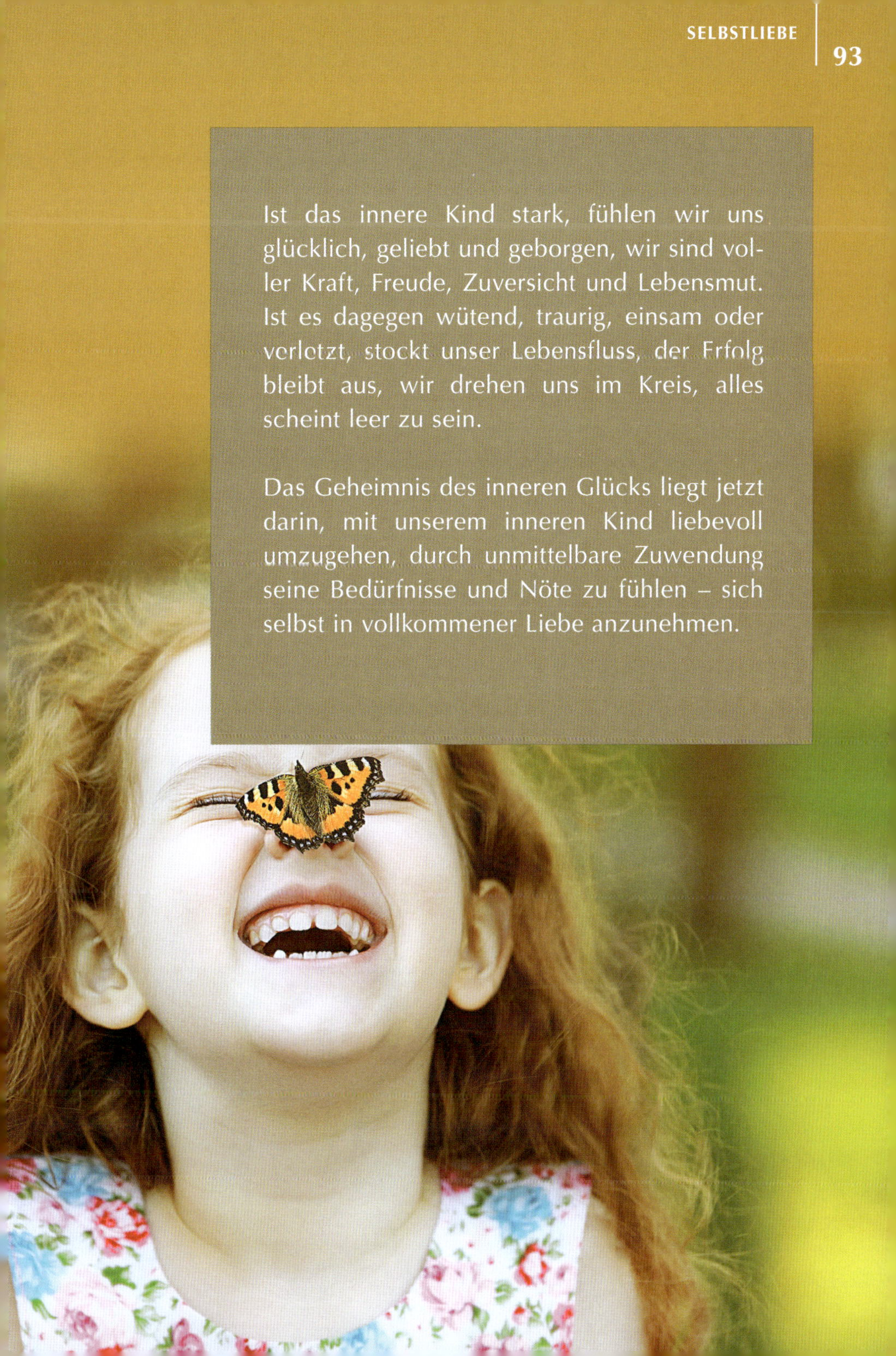

Ist das innere Kind stark, fühlen wir uns glücklich, geliebt und geborgen, wir sind voller Kraft, Freude, Zuversicht und Lebensmut. Ist es dagegen wütend, traurig, einsam oder verletzt, stockt unser Lebensfluss, der Erfolg bleibt aus, wir drehen uns im Kreis, alles scheint leer zu sein.

Das Geheimnis des inneren Glücks liegt jetzt darin, mit unserem inneren Kind liebevoll umzugehen, durch unmittelbare Zuwendung seine Bedürfnisse und Nöte zu fühlen – sich selbst in vollkommener Liebe anzunehmen.

„Wenn ich mein Leben noch einmal leben könnte, im nächsten Leben würde ich versuchen, mehr Fehler zu machen.

Ich würde nicht so perfekt sein wollen, ich würde mich mehr entspannen.

Ich wäre ein bisschen verrückter, als ich es gewesen bin, ich würde viel weniger Dinge so ernst nehmen. Ich würde nicht so gesund leben.

Ich würde mehr riskieren, würde mehr reisen, Sonnenuntergänge betrachten, mehr Bergsteigen, mehr in Flüssen schwimmen.

Ich war einer dieser klugen Menschen, die jede Minute ihres Lebens fruchtbar verbrachten; freilich hatte ich auch Momente der Freude, aber wenn ich noch einmal anfangen könnte, würde ich versuchen, nur mehr gute Augenblicke zu haben.

Falls du es noch nicht weißt, aus diesen besteht nämlich das Leben; nur aus Augenblicken; vergiss nicht den jetzigen.

Wenn ich noch einmal leben könnte, würde ich von Frühlingsbeginn an bis in den Spätherbst hinein barfuß gehen. Und ich würde mehr mit Kindern spielen, wenn ich das Leben noch vor mir hätte.

Aber sehen Sie… ich bin 85 Jahre alt.
Und weiß, dass ich bald sterben werde.“

DIE WIRKLICH WICHTIGEN DINGE IM LEBEN TUN

Dieses Gedicht „Wenn ich mein Leben noch einmal leben könnte" wird Jorges Luis Borges zugeschrieben, doch die tatsächliche Quelle ist unbekannt.

Wie wäre es, wenn Sie jeden Tag in sich hineinhören, was es genau heute gibt, was Sie unbedingt gerne machen würden? – Ich weiß, nicht alles lässt sich direkt und taggleich umsetzen. Doch lassen wir mal unsere ganzen Ausreden sein, schieben wir mal die Bedenken und Zweifel beiseite – das ein oder andere ließe sich sicherlich umsetzen. Bei allen scheinbar plausiblen Erklärungen, warum das alles nicht so einfach ist, darf ich Ihnen eines verraten:

Auf dem Sterbebett hat noch niemand bereut, zu wenig Zeit am Schreibtisch oder beim Putzen der Fenster verbracht zu haben.

Die Sonne scheint… am Mittag setze ich mich für 30 Minuten auf die Terrasse und genieße einfach mit oder ohne Buch die Sonnenstrahlen…

Klingt banal, oder? Doch genau darin liegt oft die Ursache, dass wir erst gar nicht mit so einer einfachen Sache anfangen: Ausreden wie „Dafür habe ich keine Zeit“, „Ich muss einkaufen“, „Für diese halbe Stunde lohnt sich das nicht“, „Ich muss noch schnell,…“ gewinnen die Oberhand. – Kennen Sie das auch von sich oder anderen?

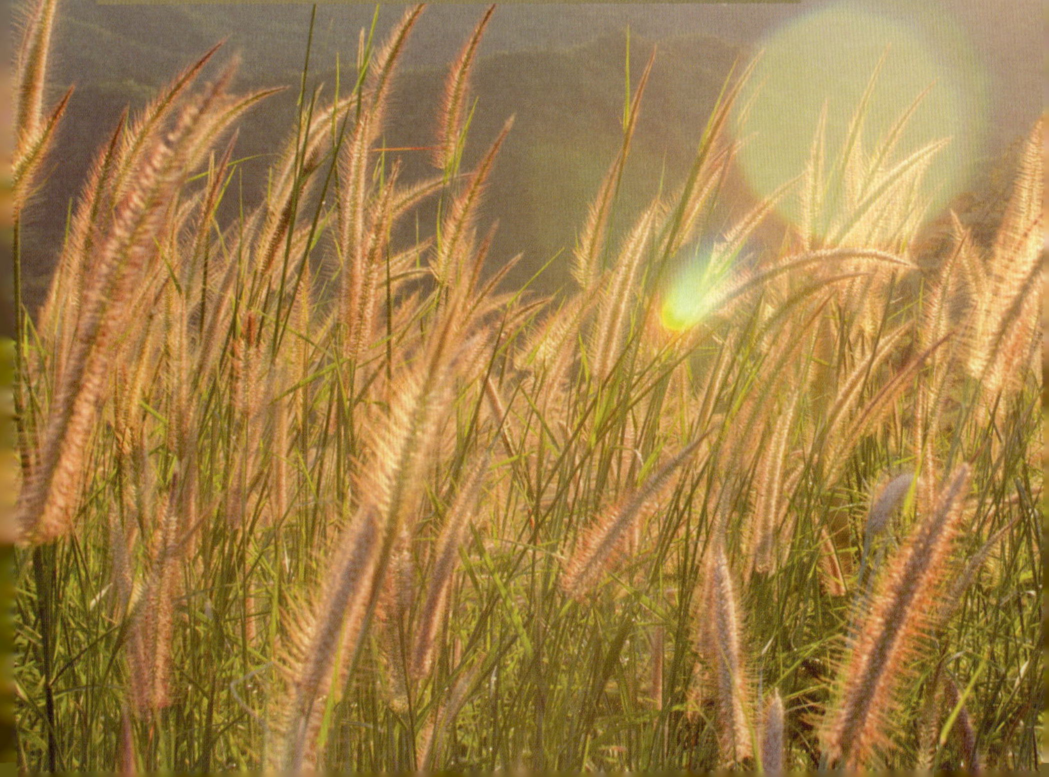

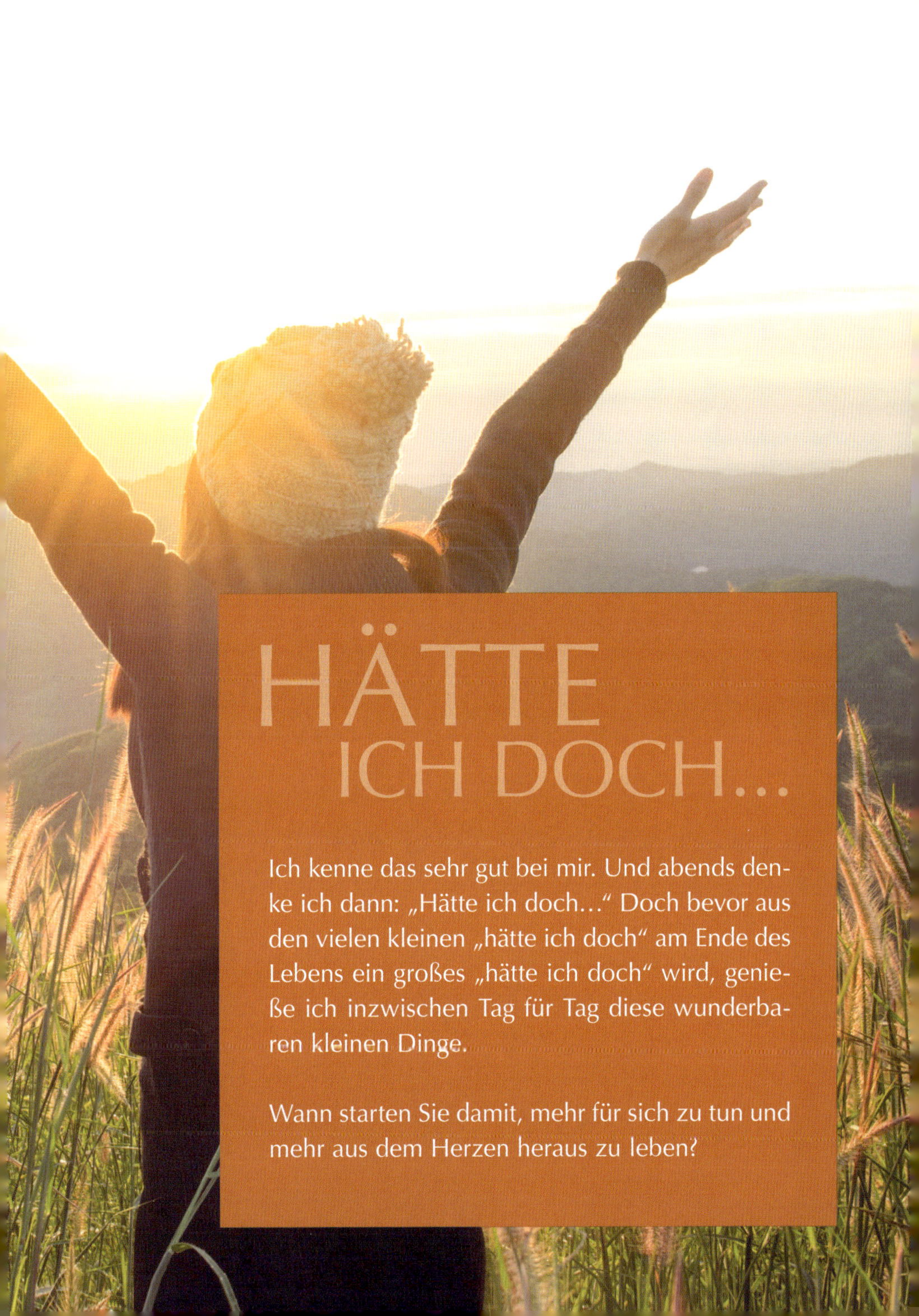

HÄTTE ICH DOCH…

Ich kenne das sehr gut bei mir. Und abends denke ich dann: „Hätte ich doch…“ Doch bevor aus den vielen kleinen „hätte ich doch“ am Ende des Lebens ein großes „hätte ich doch“ wird, genieße ich inzwischen Tag für Tag diese wunderbaren kleinen Dinge.

Wann starten Sie damit, mehr für sich zu tun und mehr aus dem Herzen heraus zu leben?

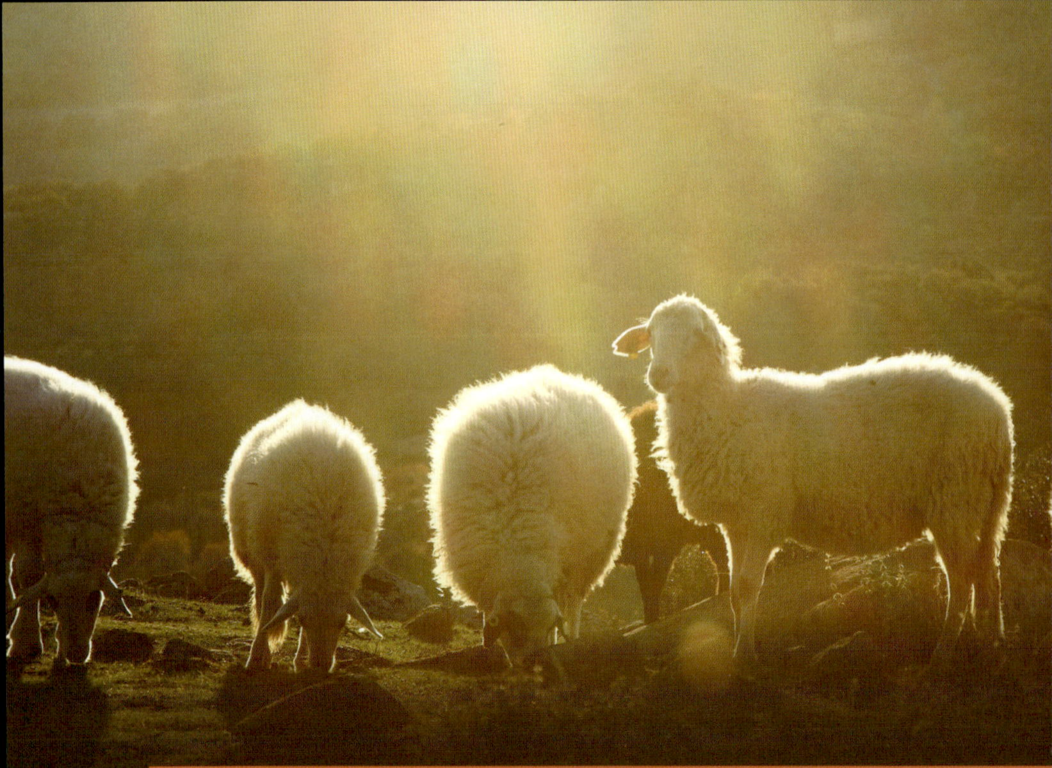

Haben Sie sich schon mal die Frage gestellt, ob Sie normal-angepasst oder glücklich sein wollen?

Bei Robert Betz hörte ich mal folgende Worte: „Die meisten Menschen leben ihr Leben nicht richtig, sie verschlafen es, angepasst wie Schafe in der Herde, weil die Gesellschaft sie so dressiert hat, als sie klein waren. In jedem Säugling steckt aber ein Löwe: eine Persönlichkeit mit Impulsen, Wünschen, eigenem Willen, voller überbordender Liebe, Talent und Tatendrang, bestimmt für ein Leben voller Glück. Doch schon die Eltern wurden als Kinder „dressiert" und geben so das Erlernte an ihre Kinder weiter.

NORMAL-ANGEPASST ODER GLÜCKLICH

„Weißt du noch, wer du warst, bevor die Welt dir gesagt hat, wer du sein musst?"

(Danielle LaPorte)

So werden aus Löwen Schafe: unauffällig, freudlos, angepasst und ängstlich. Schafe, die ihre Gefühle und Wünsche ständig unterdrücken."

Warum wohl lieben wir Pippi Langstrumpf? Sie verkörpert die Freiheit, das Ungezwungene, diese Löwin in uns. Als Schaf in der Schafherde zu leben, hören wir nicht gerne – doch sind wir bereit, etwas zu ändern? Als Kind haben wir uns „dressieren" lassen, weil wir einfach geliebt werden wollten und keinen anderen Weg wussten. Dieses Kind sitzt immer noch sehr lebendig in uns. Nutzen Sie die Chance für ein individuelles, bejahendes, erfülltes Leben. Entfalten Sie Ihre Löwennatur – lassen Sie Ihr Ur-Kind (wie Gott Sie gemeint hat) wieder lebendig werden.

SITZEN:
DAS RAUCHEN UNSERER GENERATION

„Das Leben ist wie Fahrrad fahren. Um die Balance zu halten, musst du in Bewegung bleiben.“

(Albert Einstein)

Unsere Körper haben sich über Millionen von Jahren entwickelt, um eine Sache zu tun: Bewegung. – So die Worte des amerikanischen Wissenschaftlers Dr. James A. Levine. Sagen Sie sich jetzt, dass Sie regelmäßig Sport treiben und sich somit ausreichend bewegen?

Sind Sie sich jedoch bewusst, wie viel Sie tatsächlich trotz Ihres Sportprogramms sitzen? Am Arbeitsplatz, bei allen Mahlzeiten, am PC, im Auto, der Bahn, im Flugzeug, vorm Fernseher, beim Treffen mit Freunden etc. Rund 80.000 Stunden verbringen wir in unserem (Berufs-)Leben sitzend! Unser Körper ist nicht zum langen Sitzen ausgelegt. Das Risiko von Zivilisationskrankheiten wie Schlaganfall, Herzerkrankungen, Krebs, Diabetes, Depressionen steigt um ein vielfaches. Stundenlanges Sitzen macht uns krank.

Die Lösung: Integrieren Sie zahlreiche Bewegungseinheiten in Ihren Alltag. Telefonieren Sie stehend, halten Sie kurze Meetings im Stehen ab, platzieren Sie Drucker, Ordner etc. bewusst so, dass Sie aufstehen müssen. Holen Sie sich Ihr Trinken regelmäßig aus der Kaffeeküche, viel Flüssigkeit lässt Sie auch häufiger auf Toilette gehen. Laufen Sie Treppen, anstatt den Aufzug zu benutzen. Nutzen Sie bei Möglichkeit einen höhenverstellbaren Schreibtisch. Recht schnell werden Sie spüren, wie Ihnen als weiterer Effekt die Arbeit im Stehen leichter von der Hand geht, wie Sie mobiler, geistig reger und kreativer werden.

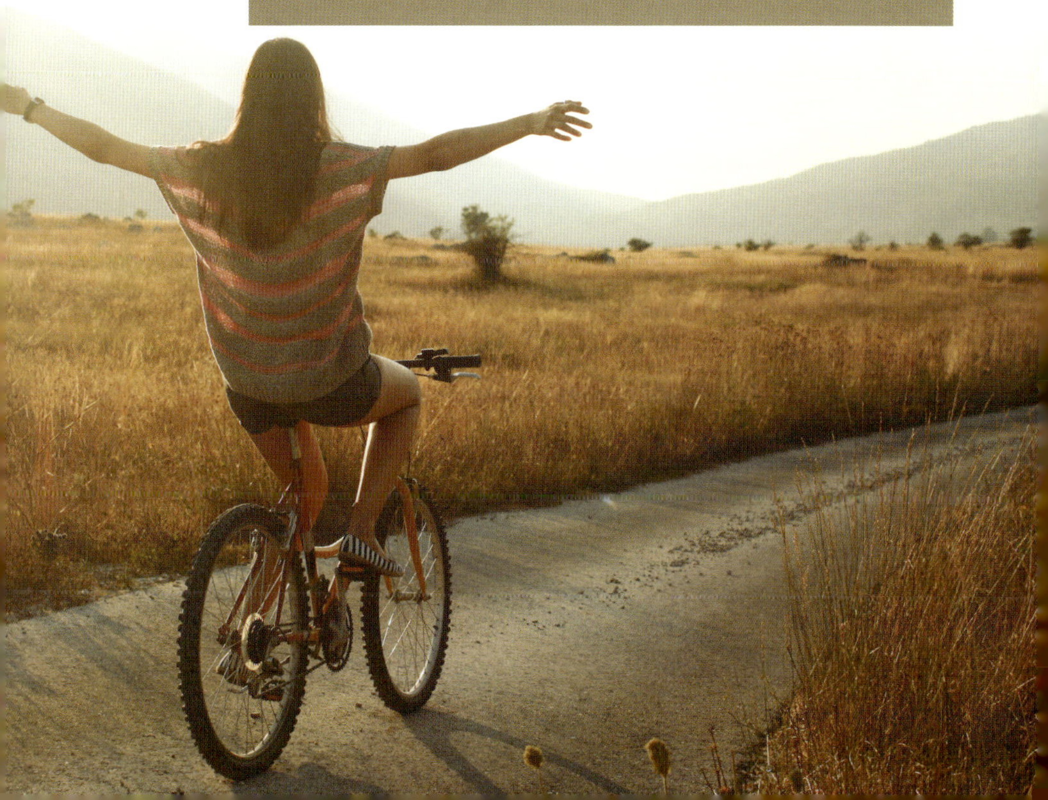

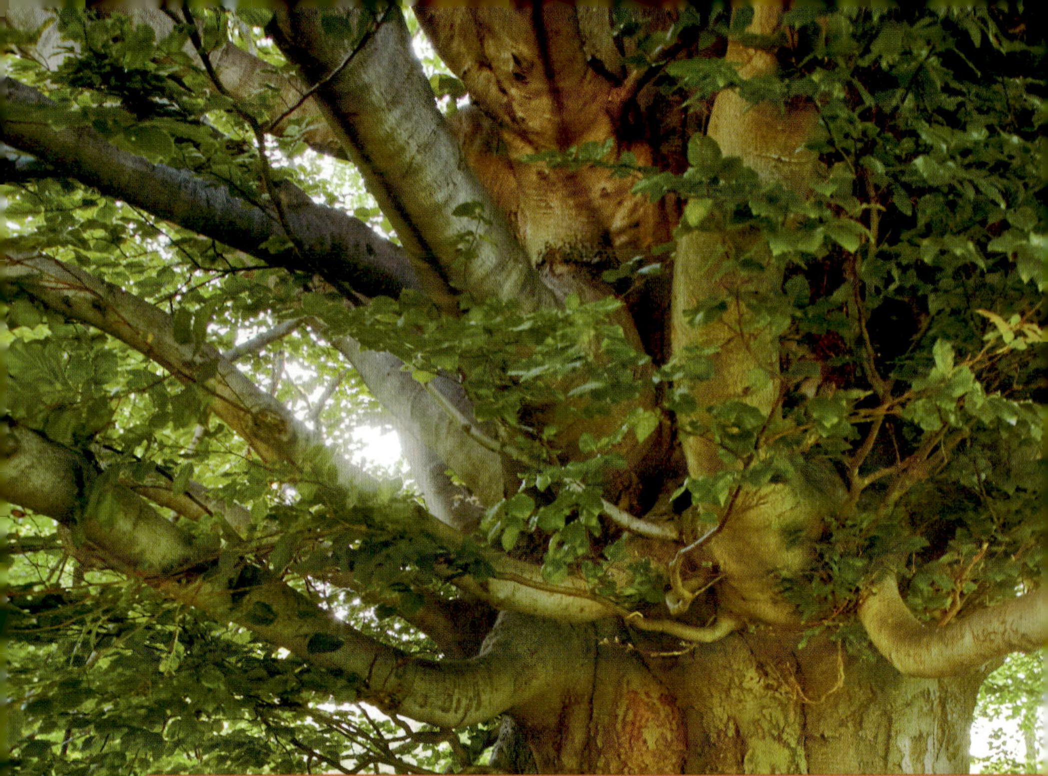

Sind Sie auch gerne in der Natur und genießen ihre Wirkung? Doch oft sind wir gar nicht richtig in Kontakt mit Mutter Natur, sie ist sozusagen im Hintergrund. Ich lade Sie ein, dieses In-der-Natur-sein mit einer ganz besonderen Übung auszudehnen – hier gerät die Natur in den Vordergrund unserer Wahrnehmung. Um der inneren Unruhe, dem Neben-sich-stehens entgegenzuwirken, unterstützen uns unter anderem Achtsamkeitsübungen. Diese haben eine beruhigende, inspirierende Wirkung, bringen uns raus aus unserem Alltagsstress und rein in unsere Mitte. In der Achtsamkeit betrachten wir die Natur und spüren nach, welche Wirkung sie auf uns hat. Je mehr wir die Natur auf uns wirken lassen, umso achtsamer werden wir.

EINS SEIN MIT EINEM BAUM

> Nichts ist für mich mehr Abbild der Welt und des Lebens als der Baum. Vor ihm würde ich täglich nachdenken, vor ihm und über ihn.
>
> *(Christian Morgenstern)*

Wählen Sie bei Ihrem nächsten Spaziergang einen Baum aus. Betrachten Sie diesen, lassen Sie ihn auf sich wirken. Was löst dieser Baum in Ihnen aus, was spüren Sie? Gehen Sie zu ihm, berühren Sie achtsam seine Rinde. Wie fühlt sich das an? Im nächsten Schritt stellen Sie sich mit dem Rücken an den Stamm und fühlen seine Stärke. Stellen Sie sich vor, wie Sie mit dem Stamm eins werden, wie Ihre Füße regelrecht verwurzeln. Verbinden Sie sich mit seiner Krone, die stolz hoch oben in die Höhe ragt. – Nehmen Sie die Erfahrung aus dieser Übung mit in Ihren Alltag und erinnern sich, wann immer Sie wollen, an die Kraft und Stärke dieses Baumes. Werden Sie in Gedanken wieder eins.

Noch bevor die Menschen schreiben konnten, tanzten sie. Seit den Ursprüngen der Menschheit ist Tanzen eine bewährte Methode für Heilung, Kraftgewinn, Entspannung und mehr Selbstbewusstsein.

Ich lade Sie – Männer wie Frauen und auch, wenn Sie meinen, nicht tanzen zu können ☺ – zu einem kleinen Selbstversuch ein: Wählen Sie eine Musik aus, die gerade jetzt zu Ihrer Stimmung passt. Spüren Sie in die Klänge hinein und bewegen Sie sich genau so dazu, wie es sich für Sie richtig anfühlt.

Lassen Sie sich innerlich führen. Dieser Tanz wirkt wie eine intuitive Massage, die auf der körperlichen Ebene Blockaden wie Verkrampfungen löst und Ihnen deutlich zeigt, wo eigentlich der Schmerz sitzt.

Diese Bewegung nimmt Sie vollkommen innerlich wie äußerlich mit, lassen Sie regelrecht Ihren Körper tanzen.

Tanzen ist das stärkste Ausdrucksmittel der Seele. Kommen Sie völlig im Sein an, lassen Sie Ihre stärksten Gefühle zu, ganz gleich, ob Sie lachen oder weinen, kommen Sie mit Ihrem Körper in einen tiefen, nachhaltigen Kontakt

Das ist Ihr Tanz:
Ihre selbstorganisierte Heilarbeit. Tanzen Sie sich frei von allem Hinderlichen, öffnen Sie so neue Räume, die Sie aktiv mit Lebenslust, Freude, Selbstliebe und vielem mehr füllen können. Schreiben Sie sich sofort nach dieser wunderbaren Übung Ihre Erfahrung auf, Ihre Gefühle und Gedanken – Wiederholen Sie dieses uralte Ritual regelmäßig – denn: Tanzen heilt die Seele.

TANZ
IN DIE FREIHEIT

„Im Tanz befreit die Seele den Körper vom Geist."

(Lisz Hirn)

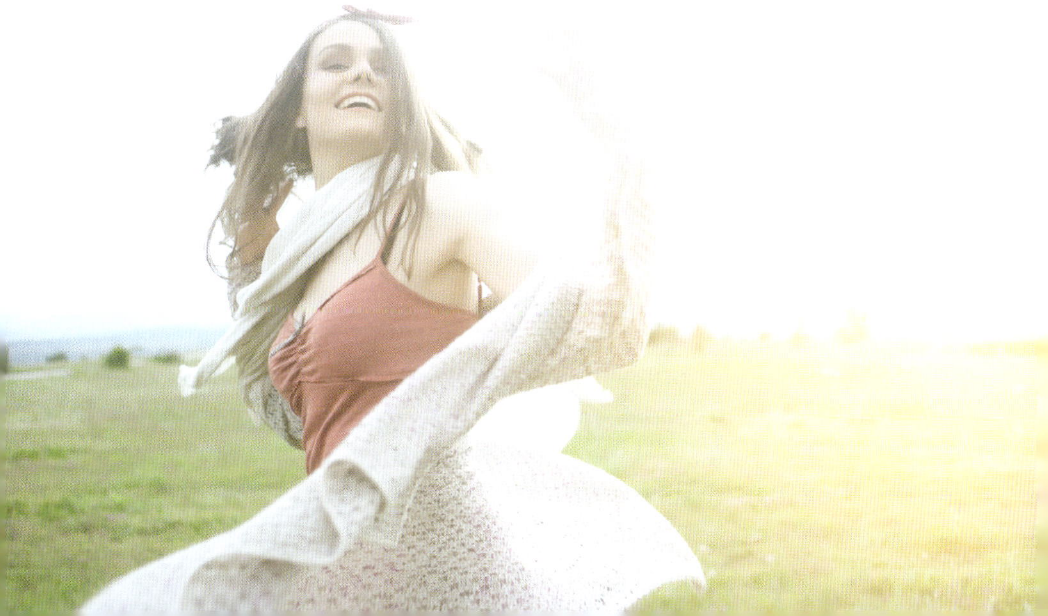

FÜR JEDEN MENSCHEN DAS RICHTIGE KRAUT

„Das Äußere einer Pflanze ist nur die eine Hälfte der Wirklichkeit.“

(Johann Wolfgang Goethe)

Vielen von uns ist der Gedanke vertraut, sich im Rahmen von Gesundheit, Wohlbefinden und Heilung mit Pflanzen zu beschäftigen. Doch dass uns zahlreiche Pflanzen – wie z.B. die Zeder – in unserem persönlichen Wachstum unterstützen, unser Selbstvertrauen und unsere Selbstsicherheit stärken, ist uns eher fremd.

Sehr erfolgreich ist hier die Unterstützung mit hochwertigen, reinen ätherischen Ölen. Hierbei verreiben wir zwei Tropfen auf unserer Handinnenfläche und tragen diese dann auf unserem Herzraum, am Nacken und an den Schläfen auf. Auch atmen wir den Duft intensiv eine Minute ein und aus. So nehmen wir den Charakter, die Persönlichkeit, die Botschaft dieser Pflanze vollkommen in uns auf.

Alternativ können wir den entsprechenden Duft mit einem Diffusor verdunsten lassen (nicht mit einer Öllampe verbrennen), so handelt es sich um extreme, nahezu feinstoffliche Verdünnungen, die jedoch machtvolle Wirkungen in uns entfalten.

Diese Wirkung ist – erklärbar durch den unmittelbaren Zugang zu unserem limbischen System – mit den seelischen Qualitäten des Menschen eng verknüpft.

Probieren Sie es selbst aus: Zur Stärkung unserer Persönlichkeit gibt uns das Zedern-Öl Schwung, unerschütterliche Kraft und Mut, hat kraftgebende, aufrichtende sowie stabilisierende Eigenschaften. Ebenso wie die Zeder selbst schenkt uns auch das Ätherische Öl Halt und Selbstbewusstsein.

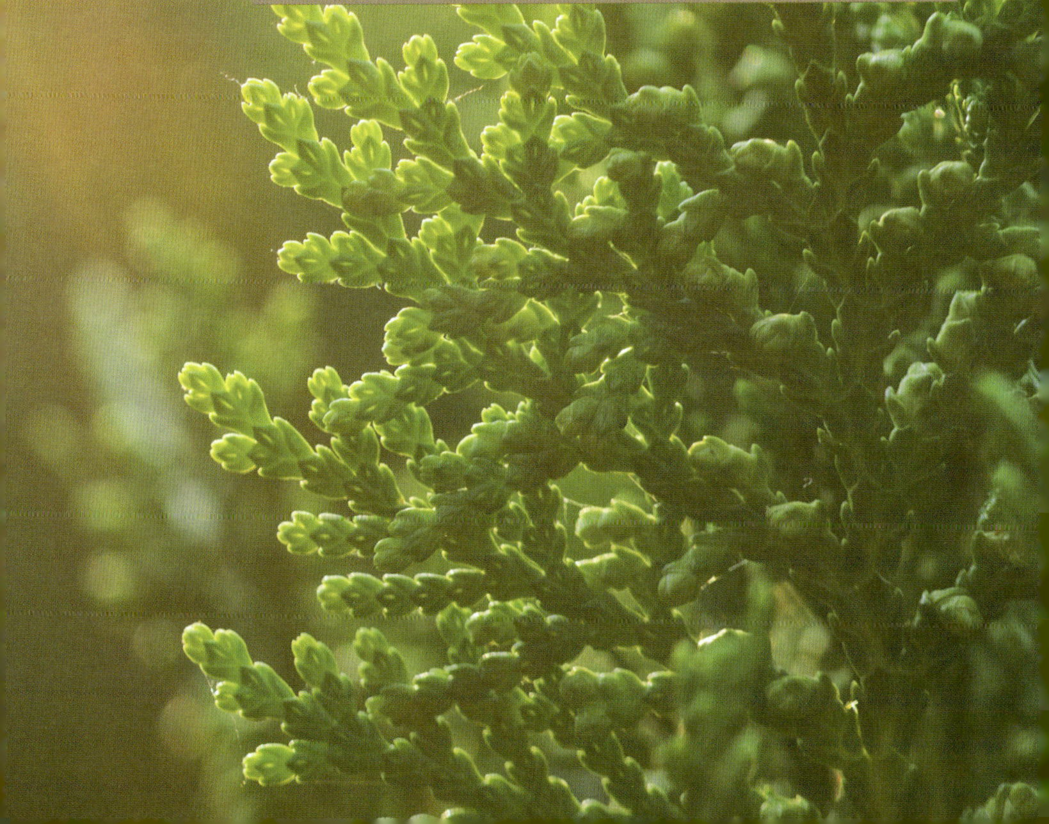

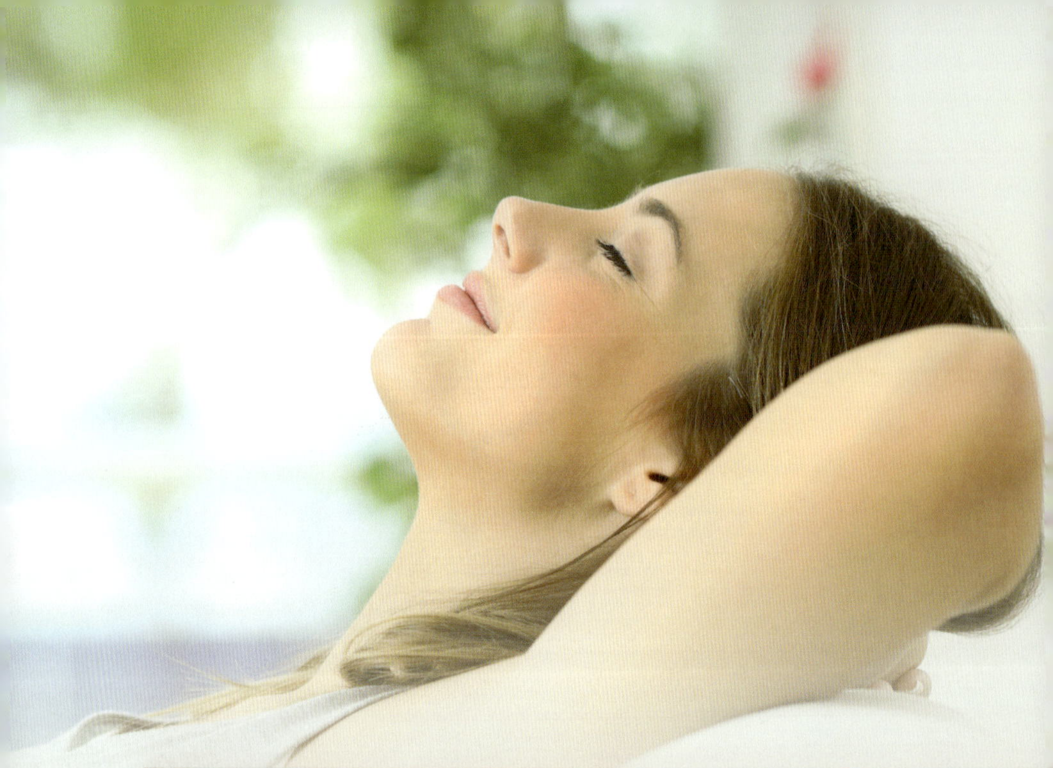

Ein wichtiger Faktor neben falscher Ernährung, Umweltgiften und Medikamenten, der die Vergiftung des Körpers verschlimmert, ist der alltägliche Stress. Immer mehr, immer höher, immer weiter – wir gönnen uns immer weniger die so wichtige Ruhe und Entspannung. Unser Körpersystem wird enorm belastet, Zeiten zum Regenerieren werden ausgelassen.

Gedanken, noch erfolgreicher sein zu wollen – sei es beruflich oder privat (Partnerschaft, Familie, Hobbys etc.) – irgendwo etwas zu verpassen sowie existentielle Ängste, kein oder zu wenig Geld zu haben, treiben uns immerfort an, wie ein Hamster im Rad zu rennen. Die nötige Balance im Leben zwischen Anspannung und Entspannung wird meistens zu wenig ausgelebt – und das auf Kosten der Gesundheit.

STRESS
DAS UNBEKANNTE GIFT FÜR UNSEREN KÖRPER

„Manche halten einen ausgefüllten Terminkalender für ein ausgefülltes Leben."

(Gerhard Uhlenbruck)

Die Naturgesetze – darunter das Polaritätsprinzip (Sonne – Mond, Ebbe – Flut, Tag – Nacht) – sind uns bekannt. Kein Reiter würde sein Pferd unentwegt galoppieren lassen. Nach einer angemessenen Zeit lässt er es traben bzw. gehen. Zudem prüft er vor dem Ausritt sorgfältig, ob es gesundheitlich fit ist.

Wie gehen vergleichsweise wir mit uns um? Passen wir unsere Aktivität unserem Gesundheitszustand an? Legen wir regelmäßig Pausen ein? – Ich lade Sie ein, sich ganz bewusst für zwei Wochen auf die Polaritäten wie Anspannen – Entspannen, Geben – Empfangen, aktiv und passiv sein etc. einzulassen. Sie werden überrascht sein, welche körperlichen und seelischen Veränderungen sich Ihnen offenbaren.

MEHR MENSCHLICHKEIT DURCH HERZÖFFNUNG

„Die Aufrichtigkeit ist eine Eröffnung des Herzens. Man findet sie bei sehr wenig Menschen, und die, die man gewöhnlich sieht, ist nur eine feine Heuchelei, um das Vertrauen der anderen anzulocken."

(François VI. Herzog de La Rochefoucauld)

Unser Herz spricht immer – auch wenn wir es verleugnen. Es reagiert direkt auf das, was wir in jedem Augenblick fühlen. Unser Herz schlägt schneller, wenn wir verliebt sind, und es klopft ängstlich, wenn wir aufgeregt sind. Bei einer positiven Nachricht wird uns leicht ums Herz. Nach emotionalen oder seelischen Verletzungen verschließen wir unser Herz. Doch wenn wir unser Herz dauerhaft verschließen, schneiden wir uns von wahren Wünschen, Sehnsüchten und Gefühlen ab – und verlieren zudem die echte Nähe zu unseren Mitmenschen.

Mit offenem Herzen lassen wir uns vom Leben berühren und sind ganz präsent im Hier und Jetzt. Wir begegnen unserem Gegenüber offener, aufrichtiger und befreiter. Dazu lade ich Sie zu einer kleinen Herz-Meditation ein:

Was spüren Sie, wenn Sie tief in Ihr Herz fühlen? Welche Gefühle nehmen Sie wahr? Bleiben Sie dabei ganz bei sich, ohne auf andere zu projizieren. Nehmen Sie wertschätzend mit Achtung und Liebe einfach an, was Ihnen wirklich am Herzen liegt.

Es ist unsere aktive innere Entscheidung – ein entscheidender Schritt für unser Leben – unser Herz zu öffnen und ins echte, wirkliche Fühlen zu kommen. Ein Weg zu mehr Herzlichkeit uns selbst gegenüber und – nach dem Motto „innen wie außen“ – gegenüber unseren Mitmenschen.

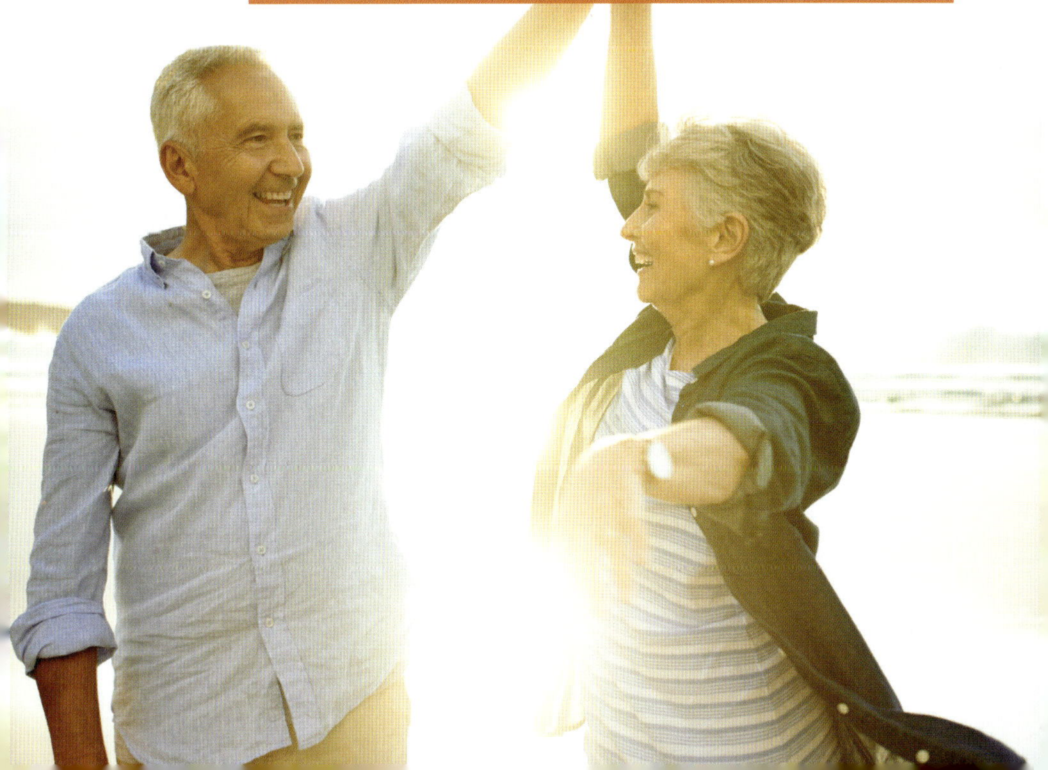

Um den Körper fit zu halten, muss es nicht zwingend das Fitnessstudio sein. Regelmäßige Bewegung bringt uns ins mentale Gleichgewicht und wirkt sich positiv auf unsere Fitness und Gesundheit aus. Doch was verstehen wir unter „regelmäßiger Bewegung“ – heutzutage, wo wir den Großteil des Tages sitzend am Schreibtisch und den Abend auf der Couch verbringen?

Täglich 10.000 Schritte helfen gegen Bluthochdruck, Diabetes und Übergewicht – das entspricht rund fünf Kilometern in etwa 40 Minuten. Laufen verbrennt viel Kalorien, Muskeln, Haut und Körper werden straffer. Selbstverständlich lässt sich das auch durch Rad fahren, Schwimmen, Trampolin hüpfen etc. kompensieren.

Genießen Sie den Weg zum Bäcker früh morgens schon zu Fuß – lassen Sie Ihr Auto häufiger einfach mal stehen. Gewöhnen Sie sich an, mit dem Auto nicht automatisch den nächstgelegenen Parkplatz anzupeilen – parken Sie bewusst weiter weg. Verbringen Sie Ihre Mittagspause möglichst auch draußen – je mehr wir bei allen Witterungen und Temperaturen an der frischen Luft sind, desto stärker ist unser Abwehrsystem.

Mit einer aufrechten Körperhaltung mit dem Kopf als Verlängerung der Wirbelsäule werden automatisch Glückhormone ausgeschüttet. Steigern Sie so Ihre Ausstrahlung, denn: Ihre Haltung wirkt sich auch auf Ihr Verhalten aus.

10.000 SCHRITTE FÜR IHRE FITNESS

„Die erste halbe Stunde laufe ich für meinen Körper, die zweite halbe Stunde für die Seele."

(George Sheehan)

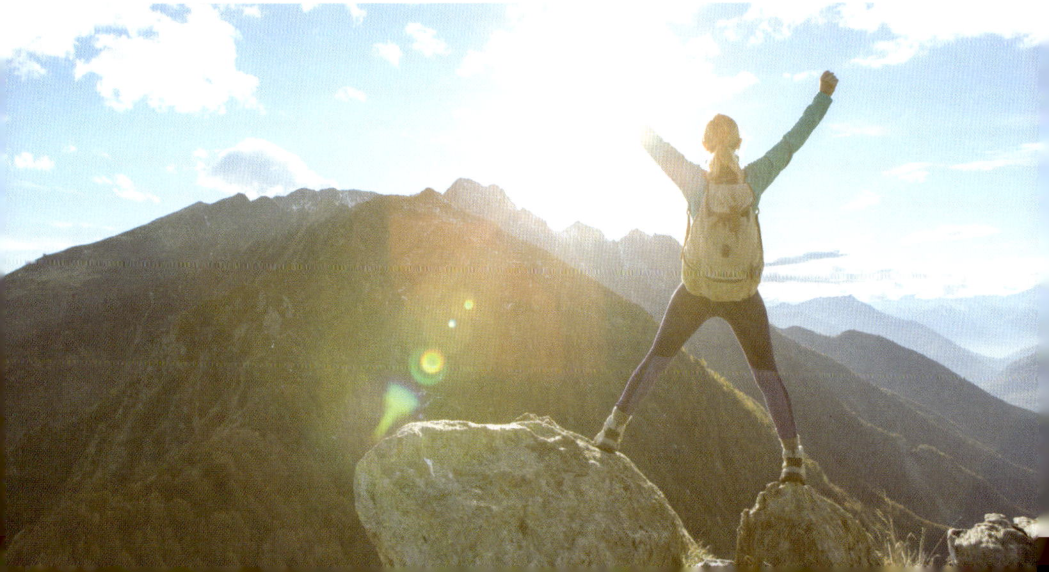

DIE SEELE
ZITTERT VOR DER LEERE

„Wir wollen alle geliebt werden.
Werden wir nicht geliebt,
wollen wir bewundert werden.
Werden wir nicht bewundert,
wollen wir gefürchtet werden.
Werden wir nicht gefürchtet,
wollen wir gehasst und missachtet werden.
Wir wollen ein Gefühl in unserem Mitmenschen auslösen,
Ganz gleich, um welches es sich dabei auch handeln mag.
Die Seele zittert vor der Leere
und sucht den Kontakt um jeden Preis."

(Hjelmar Söderberg)

SEELE DU LIEBE

Ich lade Sie ein, sich in dieses Gedicht Zeile für Zeile hineinzuversetzen. Kennen Sie das ein oder andere Verhalten von sich oder anderen Personen in Ihrem Umfeld?

Dieses Dilemma des Geliebtwerdenwollens verfolgt uns schon seit Kindertagen. Wenn Kindern die bedingungslose Liebe nicht geschenkt wird, versuchen sie es mit Anerkennung durch besondere Taten. Haben Sie damit keinen Erfolg, verstricken sie sich gerne in Raufereien und gehen als gefürchteter Sieger hervor.

Diese Verhaltensstrukturen kennen wir auf anderen Ebenen auch von Erwachsenen. Worin liegt die Lösung?

Einfach DU sein! Anstatt permanent um Anerkennung und Liebe zu kämpfen – und uns dabei immer weiter von dieser Liebe zu entfernen - ziehen Sie besser den Selbstwert aus Ihrer selbst heraus und nicht darüber, ob und wie andere über Sie denken.

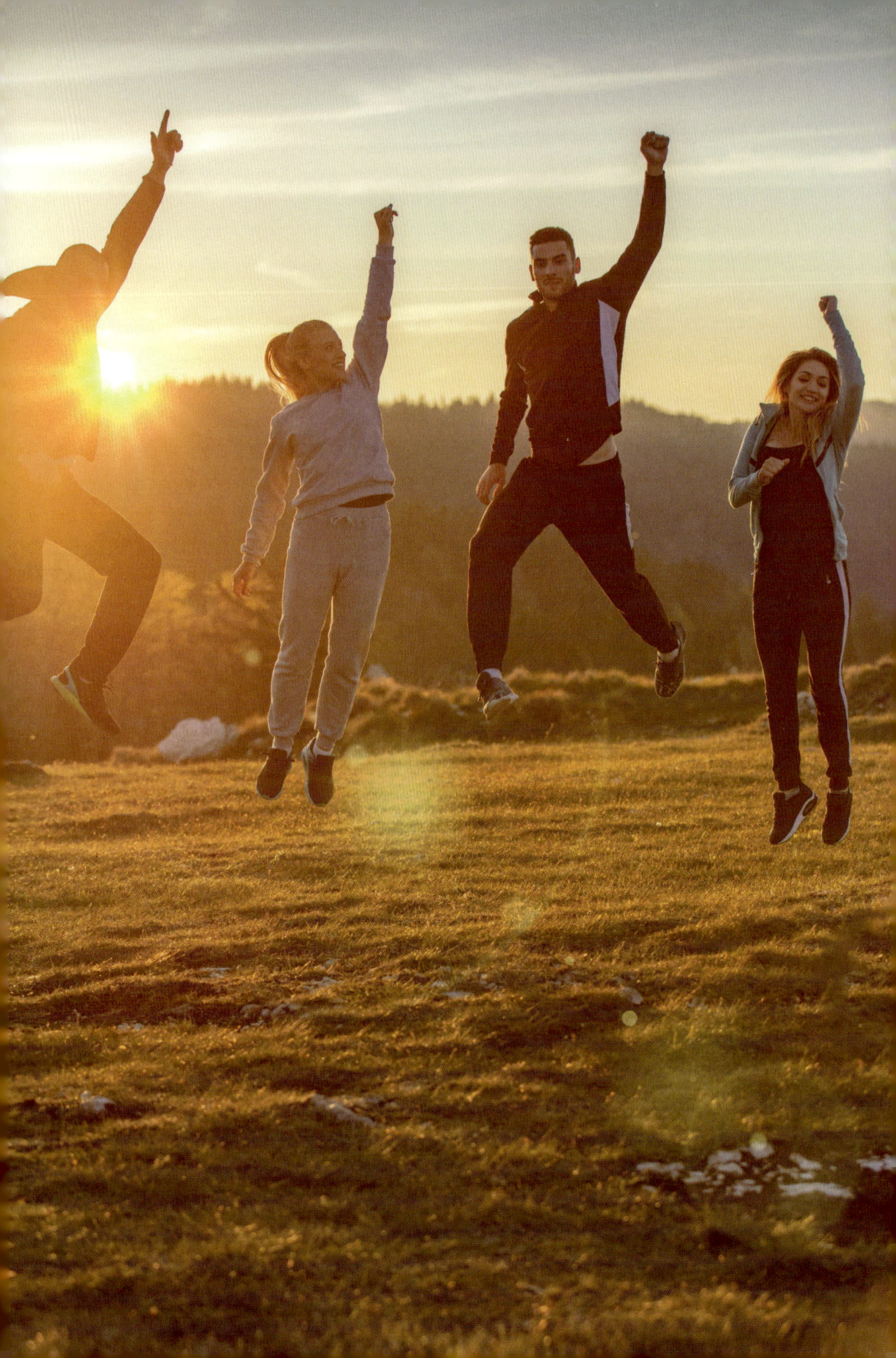

BEWEGT
DURCH DEN TAG

> „Wenn das Wasser immer ruhig und stille steht, wird es bald faul; wenn ein Pflug nicht gebraucht wird, wird er bald rostig; wenn eine Maschine lange der Witterung ausgesetzt ist und nicht verwendet wird, so wird sie bald ihre Dienste versagen; sie wird zuletzt gebrechlich werden und zerfallen, ohne dass man sie gebraucht hat. Gerade so geht es mit dem menschlichen Körper."
>
> *(Sebastian Kneipp)*

Bevor wir laut Kneipp einrosten, faul, gebrechlich werden und zerfallen, lassen Sie uns den Tag bewegt durchleben.

Im Bett räkeln und sich strecken wie eine Katze, tief ein- und ausatmen – damit wird die Durchblutung angeregt, das Gehirn besser versorgt, der Sauerstoff macht uns schneller wach und fit. Ihre Zähne putzen Sie auf einem Bein oder in der Skiabfahrtshocke. Oder Sie verbinden es mit einer Gleichgewichtsübung, indem Sie sich dabei auf ein Ballkissen stellen.

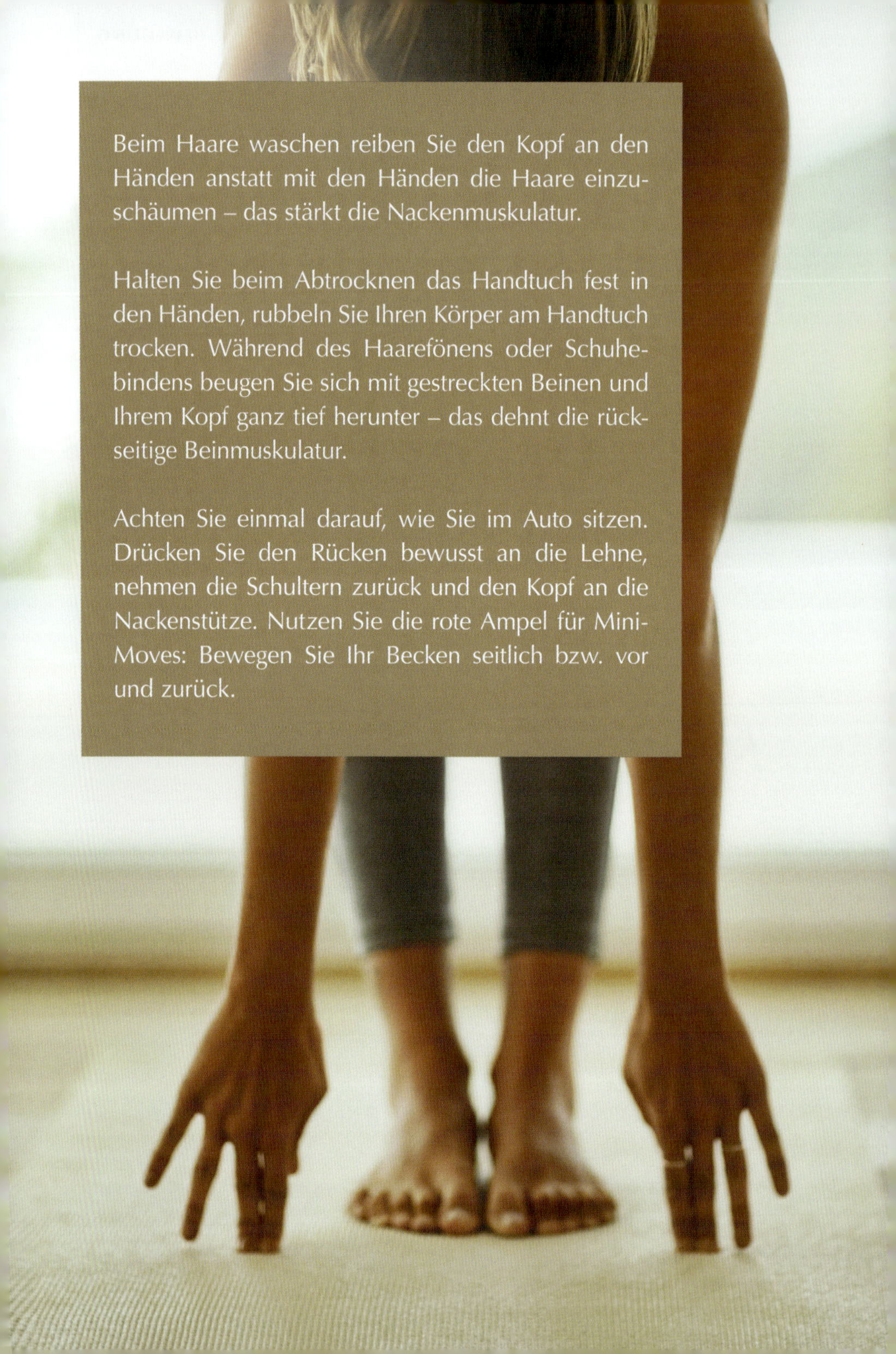

Beim Haare waschen reiben Sie den Kopf an den Händen anstatt mit den Händen die Haare einzuschäumen – das stärkt die Nackenmuskulatur.

Halten Sie beim Abtrocknen das Handtuch fest in den Händen, rubbeln Sie Ihren Körper am Handtuch trocken. Während des Haarefönens oder Schuhebindens beugen Sie sich mit gestreckten Beinen und Ihrem Kopf ganz tief herunter – das dehnt die rückseitige Beinmuskulatur.

Achten Sie einmal darauf, wie Sie im Auto sitzen. Drücken Sie den Rücken bewusst an die Lehne, nehmen die Schultern zurück und den Kopf an die Nackenstütze. Nutzen Sie die rote Ampel für Mini-Moves: Bewegen Sie Ihr Becken seitlich bzw. vor und zurück.

KÖRPER FIT KRAFT

Dann pressen sie mit voller Kraft das Lenkrad mit Ihren Händen zusammen und ziehen es auseinander – jetzt spüren Sie Ihre Brustmuskeln. Kreisen Sie die Schultern, drehen Ihren Oberkörper nach rechts und links. Als nächstes bewegen Sie Ihren Kopf achtsam nach oben, unten, rechts und links – das dehnt die Halsmuskulatur. Den Kopf mit aller Kraft in die Nackenstütze drücken, tut auch Ihrem Nacken gut. Spannen Sie anschließend Ihre Beine an, kneifen die Po-Muskulatur zusammen – das Entspannen danach tut besonders gut.

Nutzen Sie Wartezeiten im Stehen an der Kasse, am Bahnhof oder Flughafen auch für Ihre körperliche Fitness: Achten Sie auf Ihre Körperspannung, auf eine gerade Haltung, ziehen den Bauch ein, kneifen den Po zusammen, stellen sich zwischendurch auf Ihren Fußballen, führen Minikreisbewegungen mit Ihren Füßen aus – mit allen diesen kleinen Übungen beugen Sie Rückenschmerzen vor.

Sie werden überrascht sein, wie sich Ihre körperliche Verfassung schon nach wenigen Tagen spürbar verändert, Vielleicht fühlen Sie sich fitter, lebendiger, schmerzfreier oder einfach beweglicher.

TANZEN

DAS BESTE GANZKÖRPERTRAINING

„Würden wir mehr tanzen, die Welt wäre eine andere."

(Andreas Nero Nick)

Wie wäre es, wenn es eine Bewegungsform für den Körper gäbe, bei der Sie gleichzeitig Körper, Geist und Seele fit und in Form halten. Unmöglich – meinen Sie? Tanzen macht es möglich!

Beim Tanzen werden mehr neue Nervenbindungen und Nervenzellen gebildet als beim monotonen Fitnesstraining. So wirkt es wie ein geistiger Nährstoff, der für die mentale Gesundheit bis ins hohe Alter bedeutsam ist.

Wer regelmäßig – idealerweise ein bis zwei Mal pro Woche – tanzt, stärkt seine Ausdauer, Kraft, Vitalität und sein Selbstvertrauen. Das verklebte Bindegewebe (Faszien) um Muskeln und Organe wird gelöst und die Bewegungselastizität gefördert. Regelmäßiges Faszientraining befreit von Rücken- und anderen Schmerzen.

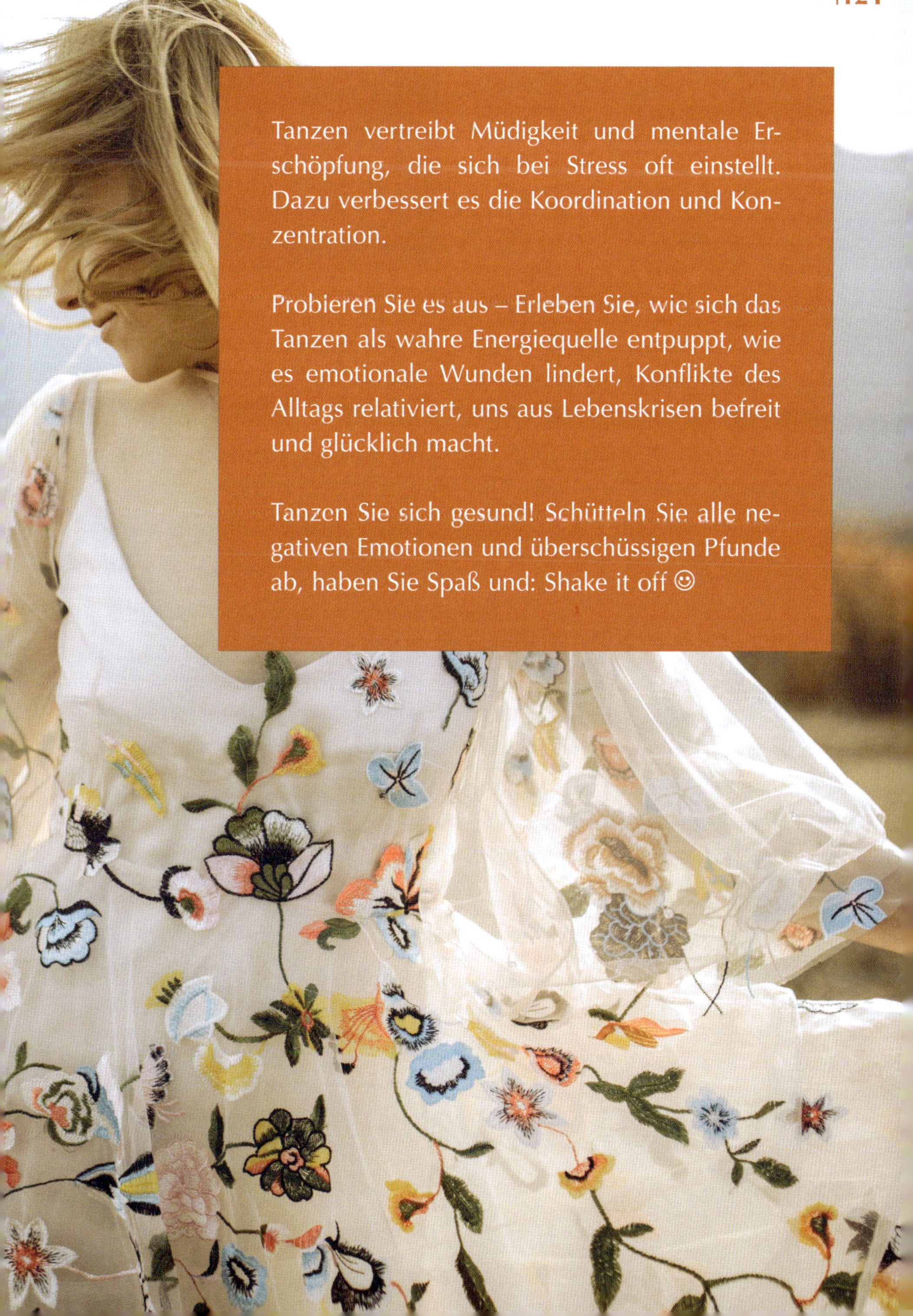

Tanzen vertreibt Müdigkeit und mentale Erschöpfung, die sich bei Stress oft einstellt. Dazu verbessert es die Koordination und Konzentration.

Probieren Sie es aus – Erleben Sie, wie sich das Tanzen als wahre Energiequelle entpuppt, wie es emotionale Wunden lindert, Konflikte des Alltags relativiert, uns aus Lebenskrisen befreit und glücklich macht.

Tanzen Sie sich gesund! Schütteln Sie alle negativen Emotionen und überschüssigen Pfunde ab, haben Sie Spaß und: Shake it off ☺

Als die Alchimisten versuchten, auch die tiefsten Geheimnisse der Natur zu ergründen, zerlegten sie die Pflanzen in drei Grundbestandteile, die „philosphischen Prinzipien“: Körper, Geist und Seele. Die Seele – oder wie es in der Alchimie heißt: der Sulphur – wurde durch das Ätherische Öl verkörpert. Dieser Sulphur, der das innere Wesen jeder Pflanze ausmacht, ist stets das eigentliche Individuum, die Seele, die Essenz.

Pflanzen, die ätherische Öle enthalten, zählen zu den wichtigsten Heilpflanzen. Der Duft dieser Ätherischen Öle (Essenzen) entspricht der seelischen Qualität der Pflanze, der Schwingung ihrer Seele. Wir Menschen sprechen bewusst oder unbewusst auf die Botschaft der Düfte an.

So sind qualitativ sehr hochwertige Ätherische Öle wertvolle Begleiter in allen Lebenslagen. Entspricht die Information des Duftes genau dem Thema, welches uns gerade besonders beschäftigt, so spüren wir direkt Verbesserungen in unserem Wohlbefinden. Besonders auch in schwierigen Lebenslagen unterstützen uns diese Öle auf sanfte Art und Weise.

In solch einer Situation mag uns die beruhigende, harmonisierende Lavendel-Essenz geradezu magisch anziehen. Wir „brauchen“ den beruhigenden, innerlich stärkenden, ausgleichenden, entspannenden Lavendel-Charakter in diesem Moment für unser System. Werden Sie Ihr eigener Alchimist – probieren Sie es einfach aus!

SEI DEIN EIGENER ALCHIMIST

"Wie die Pflanzen haben auch die meisten Menschen versteckte Eigenschaften. Nur der Zufall bringt sie ans Licht."

(François VI. Herzog de La Rochefoucauld)

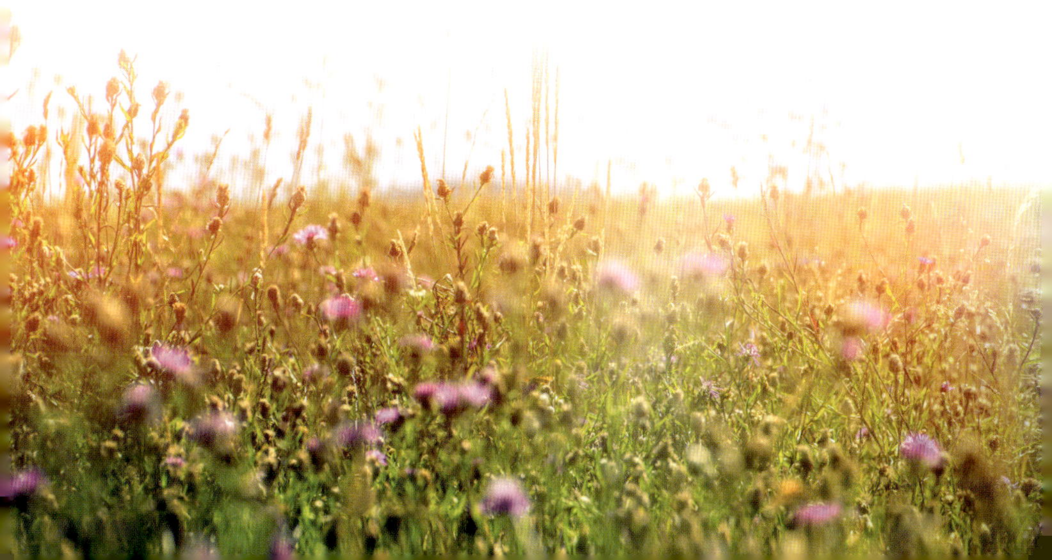

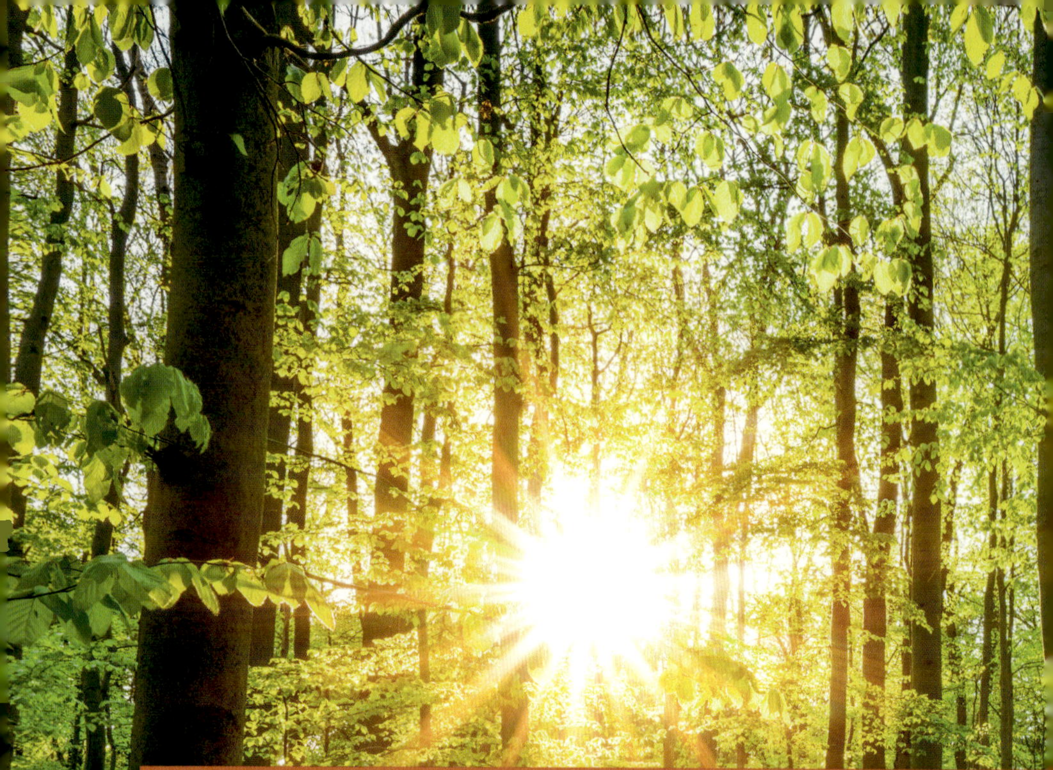

Diese wunderbaren Gedanken von Hermann Hesse laden uns dazu ein, sich zu einem Baum, vielleicht unserem Lieblingsbaum, zu gesellen und zu verweilen. Dieser Baum mag uns – wenn wir zum Hören bereit sind – Antworten auf die Fragen des Lebens geben, Lösungen anbieten und uns mit dem Urgesetz des Lebens eins werden lassen.

Dieses Urgesetz überwacht alle Lebens- und Entwicklungsvorgänge im Universum. Es existiert seit Anbeginn und ist die Grundlage für die harmonische Entfaltung alles Lebendigen. Auf den Punkt gebracht bedeutet es, dass das, was sich weiterentwickelt, bestehen bleibt – Veränderung heißt Leben.

WIE BÄUME UNS ZUM URGESETZ DES LEBENS FÜHREN

„Bäume sind Heiligtümer. Wer mit ihnen zu sprechen, wer ihnen zuzuhören weiß, der erfährt die Wahrheit. Sie predigen nicht Lehren und Rezepte, sie predigen, um das einzelne unbekümmert, das Urgesetz des Lebens."

(Hermann Hesse)

Alles, was still steht, was sich nicht weiterentwickelt, kann nicht weiter bestehen und verschwindet. Wichtig dabei ist, dass die Veränderung im Interesse der Gesamtheit alles bereits Bestehenden sein muss.

Was bedeutet das für Sie? – Alles Überlebende in der Natur ist anpassungsfähig und im ewigen Wandel. Lauschen Sie der Natur, werden Sie eins mit ihr – oder mit Goethes Worten: „Die ganze Natur ist eine Melodie, in der eine tiefe Harmonie verborgen ist.“ Finden Sie Ihre Melodie: So können Sie sich als Mensch in Ihrer Persönlichkeit fortlaufend positiv in sich harmonisch weiterentwickeln.

WILLKOMMEN
IM SCHLARAFFENLAND

„Wenn die Menschen das ‚Unkraut' nicht nur ausreißen, sondern einfach aufessen würden, wären sie es nicht nur los, sondern würden auch noch gesund."

(Johann Künzle)

Wussten Sie schon, dass wir im Schlaraffenland leben? Auf unseren Wiesen, Feldern, Gärten und Wäldern wachsen die allerbesten, nährstoffreichsten Kräuter – und das in jeder (!) Jahreszeit. Gänseblümchen, Löwenzahn, Brennnessel, Franzosenkraut, Vogelmiere, Labkraut, Giersch, Gundermann, Spitzwegerich – das ist eine kleine Auswahl der „Unkräuter", die wir nicht nur ausreißen, sondern auch essen sollten. Außerdem zeichnet sich ein neuer Trend ab: Vom Ganzjahres-Minigarten auf dem Balkon über Kräuterzucht im Wohnzimmer ist alles möglich.

Eine ideale, täglich anwendbare Form, diese Gesundheitsbooster zu genießen, sind Grüne Smoothies. Dieser Vitamincocktail aus Obst, Gemüse, selbstgezüchteten Kräutern oder Wildkräutern – der nährstoffreichsten Variante – und Samen (hochwertige Eiweiß- sowie Omega-3-Fettsäure-Lieferanten) ist nicht nur außerordentlich lecker, sondern auch noch richtig gesund.

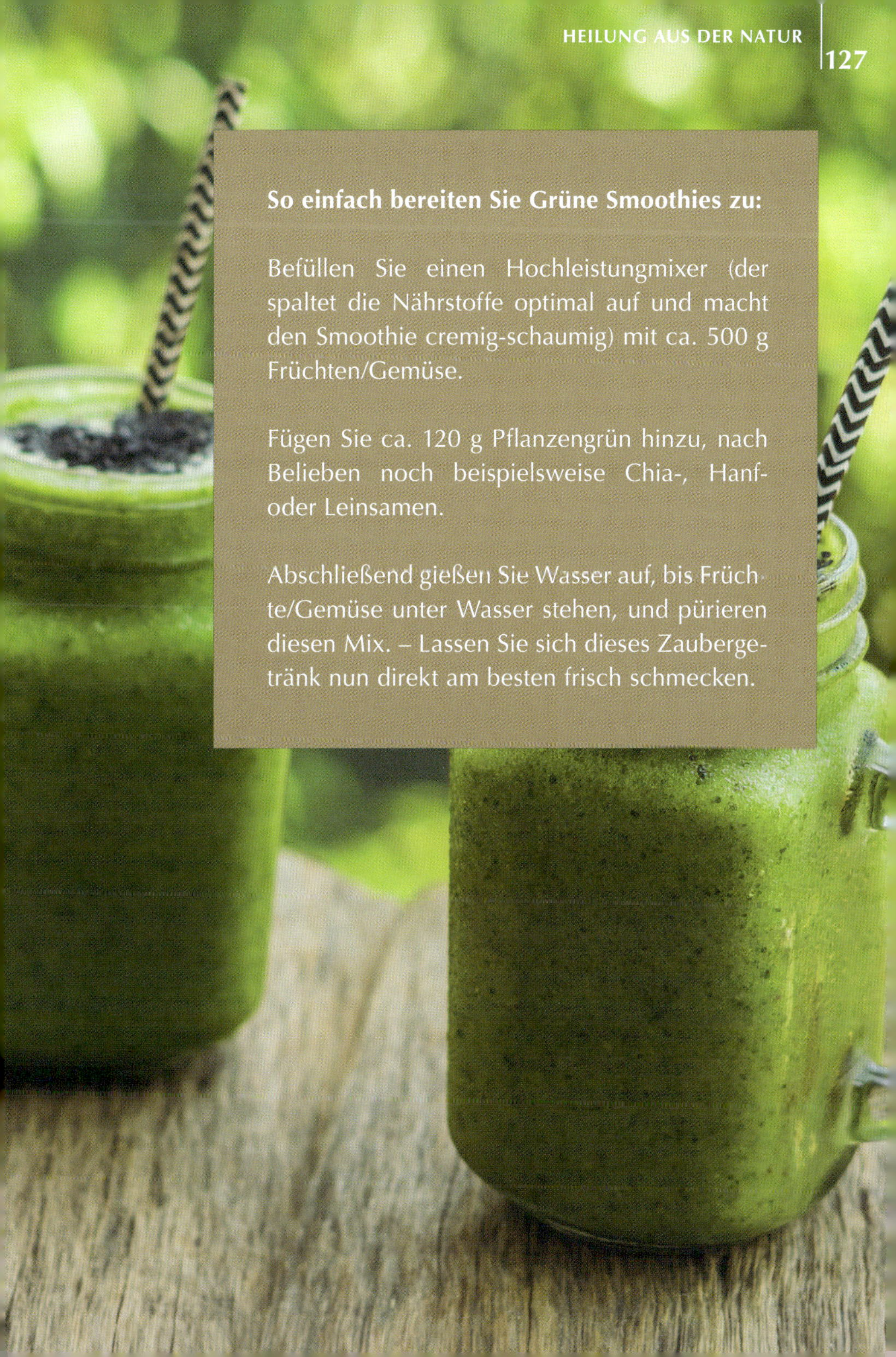

So einfach bereiten Sie Grüne Smoothies zu:

Befüllen Sie einen Hochleistungmixer (der spaltet die Nährstoffe optimal auf und macht den Smoothie cremig-schaumig) mit ca. 500 g Früchten/Gemüse.

Fügen Sie ca. 120 g Pflanzengrün hinzu, nach Belieben noch beispielsweise Chia-, Hanf- oder Leinsamen.

Abschließend gießen Sie Wasser auf, bis Früchte/Gemüse unter Wasser stehen, und pürieren diesen Mix. – Lassen Sie sich dieses Zaubergetränk nun direkt am besten frisch schmecken.

DETOX-FIT

2 Handvoll Wildkräuter wie Brennnessel, Giersch, Vogelmiere, Löwenzahn
1 Banane ohne Schale
2 Birnen mit Schale
1/2 Avocado ohne Schale und Kern
1/2 Zitrone mit Schale
1/2 Orange mit Schale
100 ml Wasser, 100 ml Mandelmilch
1 EL Leinsamen

GREENFRESH

3 Mangoldblätter
3 Stängel Koriander oder Petersilie
1/2 süßen Apfel
1 Kiwi
1/2 Zitrone, Saft
150-200 ml Wasser
1 EL Chiasamen

KÖSTLICHE SMOOTHIE REZEPTE

Je nach Geschmack, Vorlieben und was die Natur bzw. der Kühlschrank hergibt, sind diese Rezepte völlig variabel – Viel Spaß beim Ausprobieren und „Lieblings-Smoothie" erfinden. (Zutaten für 500 ml)

TROPICAL DREAM

1/2 Gurke
Saft von 1/2 Limette
1 Avocado
100 g Rucola
1/4 Ananas
100 ml Kokosmilch, 100ml Quellwasser
1 EL Hanfsamen

Mit einem Schmunzeln lesen wir diesen berühmten Werbeslogan, hinter dem sehr viel Wahres liegt. Die Art, wie wir wohnen, verrät ganz viel über uns selbst. Hinzu kommt, dass wir uns auch so fühlen, wie wir wohnen. Orte und Menschen stehen in Wechselwirkung miteinander – das gilt natürlich im ganz besonderem Maß für unser zu Hause. Diese alte Weisheit wurde sogar auch in der Quantenphysik nachgewiesen, wie unser Umfeld unsere Zellen formt und programmiert. Was können Sie tun, um sich zu Hause wirklich wohlzufühlen, einen idealen Lebensraum zu schaffen, um die so wichtige Erholung zu finden, Kraft zu schöpfen, Ihr Energiepotenzial zu erhöhen – ja, diesen Ort regelrecht zu lieben?

Stellen Sie sich in Ihr Wohnzimmer, am besten ohne Schuhe, damit Sie sich richtig geerdet fühlen. Gehen Sie ganz bewusst durch den Raum, fühlen Sie sich mit allen Sinnen hinein. Was spüren Sie? Fühlen sich Ihre Augen, mit dem, was sie sehen, wohl? Wie duftet dieser Raum? Wie fühlen Sie sich? Ist die Atmosphäre gemütlich, behaglich, lebensbejahend und positiv?

Wenn Sie diese Übung ganz bewusst Raum für Raum in Ihrem Heim durchführen, spüren Sie, wie sich jedes Zimmer zu einer Wohlfühloase verwandeln könnte. Ist es vielleicht ein weiteres Licht, eine Kerze, das Verrücken eines Möbelstückes, eine andere Wandfarbe? Seien Sie es sich wert – ändern Sie, was zu ändern ist. Denn so, *wie* Sie leben, so *ist* Ihr Leben!

WOHNST DU NOCH ODER LEBST DU SCHON?

> Stein und Mörtel bauen ein Haus.
> Geist und Liebe schmücken es aus.
>
> *(Unbekannt)*

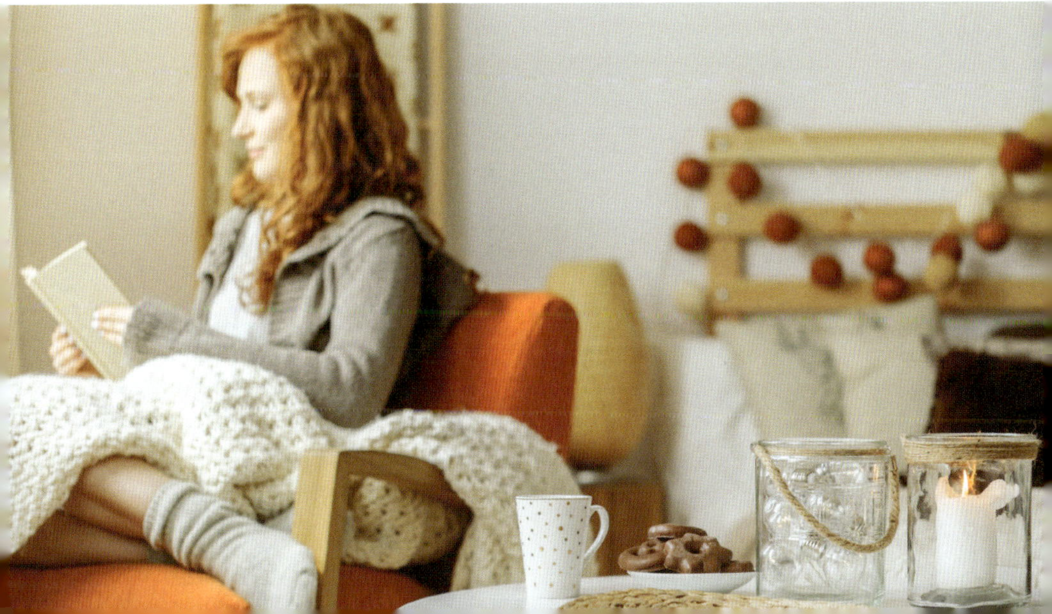

Ängstlich, unsicher, selbstbewusst oder extrovertiert: Die Stimme bringt es an den Tag. Sie kommt aus dem Innersten eines Menschen und offenbart sein Innerstes. Die Stimme kann zittern, sich überschlagen, ganz wegbleiben oder in einer Stresssituation wie einer Prüfung gepresst oder wackelig klingen. Aus dem Klang, den Emotionen einer Stimme und der Sprechart können wir den Charakter eines Menschen entschlüsseln.

An unserer Stimme können wir arbeiten, wir können wieder zu unserer „Ur-Stimme“ zurückfinden, befreit vom Ballast der Vergangenheit. Das führt automatisch zu einer positiven, selbstbewussten, authentischen Ausstrahlung.

WIE STIMMIG SIND SIE?

> Der Klang der Stimme verrät den Zustand der Seele.
>
> *(George Bernard Shaw)*

Ich lade Sie ein, sich an folgendes Experiment heranzuwagen: Lauschen Sie Ihrer eigenen Stimme, wie klingt sie? Hören Sie genau hin, wenn Sie einen Satz ganz bewusst sprechen. Summen Sie in unterschiedlichen Tonhöhen. Den Ton, den Sie ohne Anstrengung summen, das ist Ihr natürlicher Ur-Ton. Geben Sie mit diesem Ton Ihrer Stimme Raum, sprechen Sie damit in verschiedenen Lautstärken, singen Sie in diesem Ton Lieder – JA, Sie können das ☺

Spüren Sie den Unterschied, wie leicht Ihre Stimme klangvoller, sympathischer, farbiger, lebendiger klingt? Sie ist die Schnittstelle zwischen Kopf und Bauch, eine „gestimmte" Stimme ist stimmig. Finden Sie sich selbst wieder in Ihrer Stimme, lieben Sie Ihre Stimme: Nutzen Sie dieses sagenhafte, großartige Instrument, mit dem Sie andere verzaubern und begeistern können.

GLÜCKSVERSTÄRKER DANKBARKEIT

> Dankbarkeit gibt dem Leben Leichtigkeit und Humor, Gelassenheit und innere Freiheit.
>
> *(Anselm Grün)*

Wie gelangen wir in unserem Leben zu mehr Glück und Zufriedenheit? Indem wir für alles Gute im Leben dankbar sind! So einfach ist das: Genießen Sie den Augenblick – ob Sie sich über das erste Grün im Frühling freuen, über einen herrlichen Sommertag, ein gutes Glas Wein bei schöner Musik oder das vertraute Zusammensein mit Freunden. Nehmen Sie die unzähligen Kleinigkeiten wahr und seien Sie aus vollem Herzen dankbar dafür. Schon Seneca sagte: „Ich bin dankbar – aber nicht, weil es vorteilhaft ist, sondern weil es mir Freude macht."

Dankbare Menschen sind nachweislich gesünder, werden auch mit Rückschlägen besser fertig und pflegen bessere, innigere Beziehungen. So sagt ein arabischer Dichter: „Man kann auf vielerlei Art seine Verpflichtungen abgelten: mit Diamanten, Topas und Türkis, mit Gold und Silber, mit Ländereien und großem Bakschisch.

Ohne die Wärme des Wortes *Danke* ist das jedoch allen nichts." Ja, wir sind für nichts so dankbar wie für Dankbarkeit. Und genau darin – in den guten, von Dankbarkeit geprägten Beziehungen – liegt auch das Geheimnis erfolgreicher Menschen.

Ich lade Sie ein, ein Dankbarkeitstagebuch zu führen. Machen Sie daraus ein tägliches Ritual und schreiben Sie auf, wofür Sie dankbar sind, was Sie heute besonders glücklich gemacht hat. Beobachten Sie, was sich in Ihrem Leben verändert, wie *Sie* sich im tiefsten Innern verändern – Dankbarkeit ist die beste Medizin, denn: Es sind die Dankbaren, die glücklich sind.

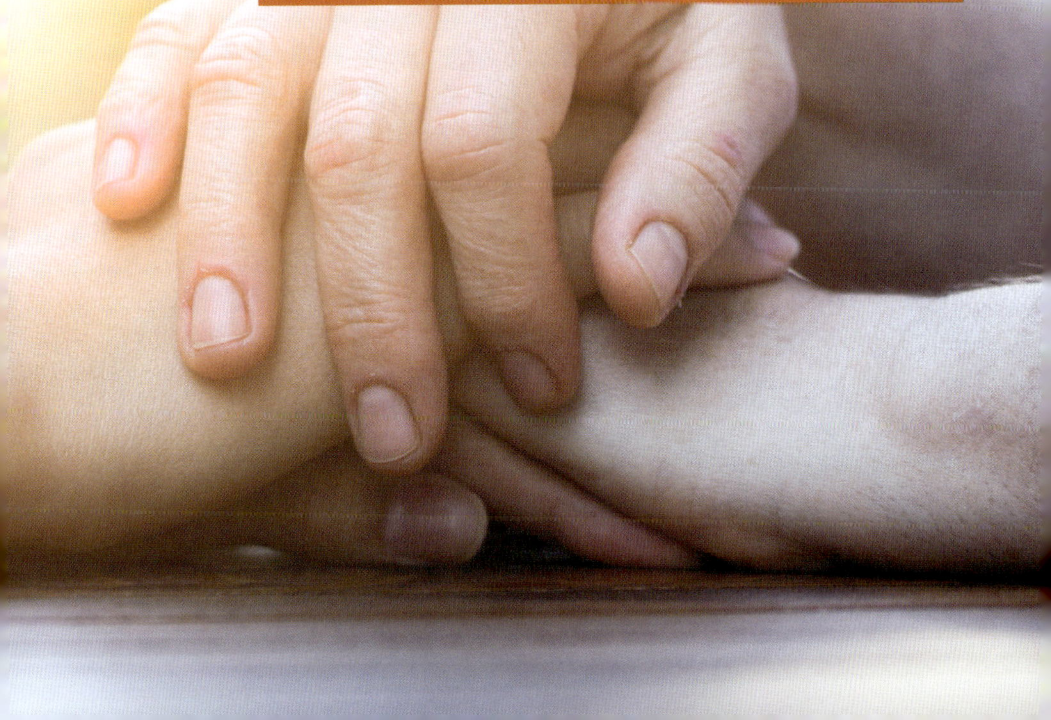

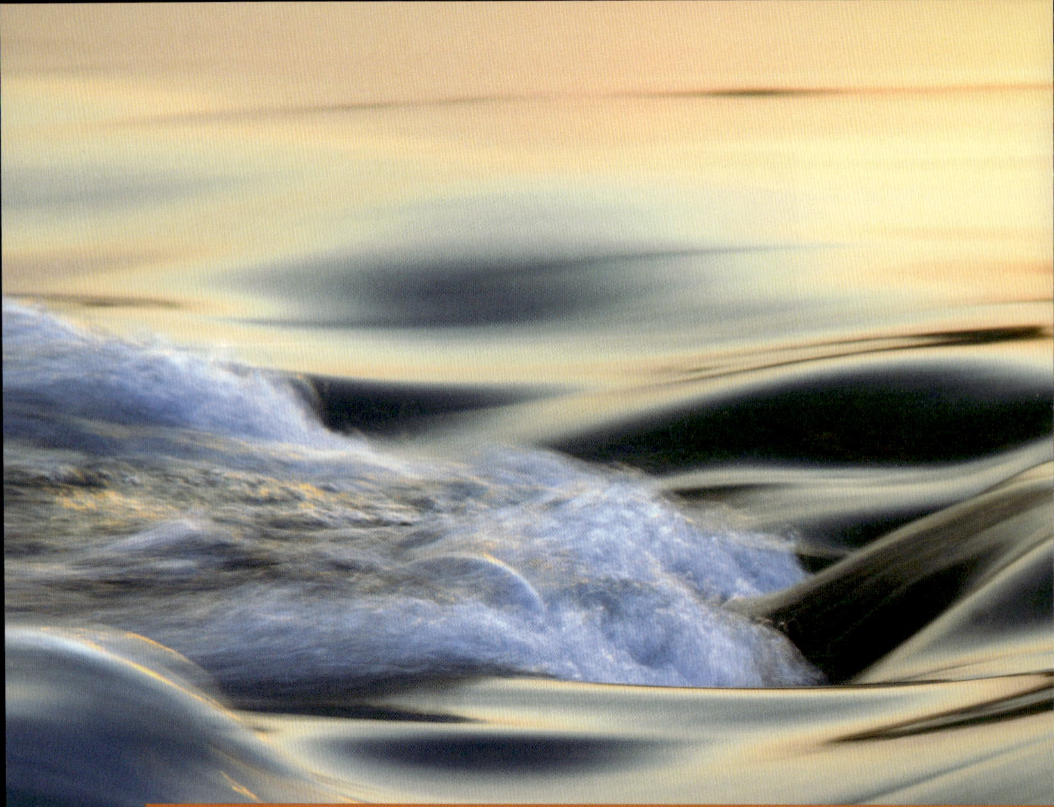

Wie wäre es, wenn Sie einfach so sein dürften, wie Sie wollten? Wenn Sie einfach angenommen, anerkannt und akzeptiert werden, genau so, wie Sie sind – ganz gleich, wie verrückt Ihre Wünsche sind, wie unfertig Ihr Charakter, wie unbegründet Ihre alten Ängste? Wie wäre es, wenn niemand Sie verändern oder erziehen will, dass andere einfach so mit Ihnen und neben Ihnen leben – ganz im Sein und im Fluss des Lebens ohne Anstrengung? Wie wäre es, wenn Sie sich nicht verteidigen oder erklären müssen? Und wenn Sie nicht mehr um die Liebe kämpfen brauchen, wenn Sie ohne Bedingungen und Voraussetzungen geliebt werden? Ja, wie wäre das, wenn wir in diesem „paradiesischen Zustand" leben würden?

LIEBE
OHNE BEDINGUNGEN

„Liebe ist die Fähigkeit, den Menschen, an denen uns gelegen ist, die Freiheit zu lassen, zu sein, was sie sein wollen, gleichgültig, ob wir uns damit identifizieren können oder nicht."

(George Bernard Shaw)

Wir wünschen uns diese Form des Zusammenlebens so sehr, tief in uns ist seit frühester Kindheit dieser Wunsch angelegt. Wir gehen durch Gefühlsbäder verschiedener Emotionen wie Wut, Ärger, Trauer, Hass, Hilflosigkeit, Hoffnungslosigkeit etc. hindurch, weil wir uns so häufig fremdbestimmt, nicht richtig, abgelehnt und nicht akzeptiert fühlen. Wir leben in einer Welt der Resonanz. Unser Umfeld spiegelt uns das zurück, was wir aussenden. Ich lade Sie ein, im Sinne von George Bernard Shaw diesen „paradiesischen Zustand" der bedingungslosen Liebe nach außen und sich selbst gegenüber zu leben. Sie dürfen gespannt sein auf das, was geschehen wird ☺

Kennen Sie das, dass Sie sich manchmal von anderen so verletzt fühlen, dass Sie sich am liebsten ganz verschließen wollen? Wenn Sie das tatsächlich dauerhaft tun, bauen Sie einen Panzer um Ihr Herz, schneiden Sie sich von Ihren Emotionen und somit auch der wahrhaften Verbindung zu Ihren Mitmenschen ab. Damit tauchen Sie in eine kalte, gefühllose Welt ein.

Depressionen, Ängste, innere Leere, fehlende Selbstachtung und Selbstliebe, Perfektionismus, Eifersucht, Gier, Vergleiche mit anderen, Neid, Traurigkeit, Leistungsdenken, Ohnmachtsgefühle, Lügen, Kämpfe um sein Recht und um Liebe sind deutliche Signale für ein verschlossenes Herz. Übernehmen Sie die Eigenverantwortung und machen sich auf Ihren Weg:

Den Weg zur Herzöffnung. Gefühle und Zustände von Lebendigkeit, Geborgenheit, Freude, Neugier aufs Leben, Gelassenheit, Wahrhaftigkeit, Vertrauen und das Gefühl, geliebt und vom Leben versorgt zu sein, der liebevolle Umgang mit sich und anderen, Ehrlichkeit und Offenheit gegenüber den eigenen Gefühlen, Verständnis und Mitmenschlichkeit, Naturbewusstheit, Sinn für Schönheit, innere Ruhe und innerer Frieden dehnen sich immer mehr in uns aus.

Vielleicht stimmen Sie schon bald Safi Nidiayes Worten zu: „Wenn wir unser Herz öffnen, merken wir, dass das Heilige der Kern unseres eigenen Wesens ist, und wenn wir mit den Augen des Herzens schauen, können wir es im Herzen jedes Menschen wahrnehmen."

MIT OFFENEM HERZEN SICH SELBST BEGEGNEN

„Indem ich mein Herz öffne, bin ich bereit, etwas zu fühlen, wovor ich mich vorher (aus Angst) verschlossen habe."

(Safi Nidiaye, Herz öffnen statt Kopf zerbrechen)

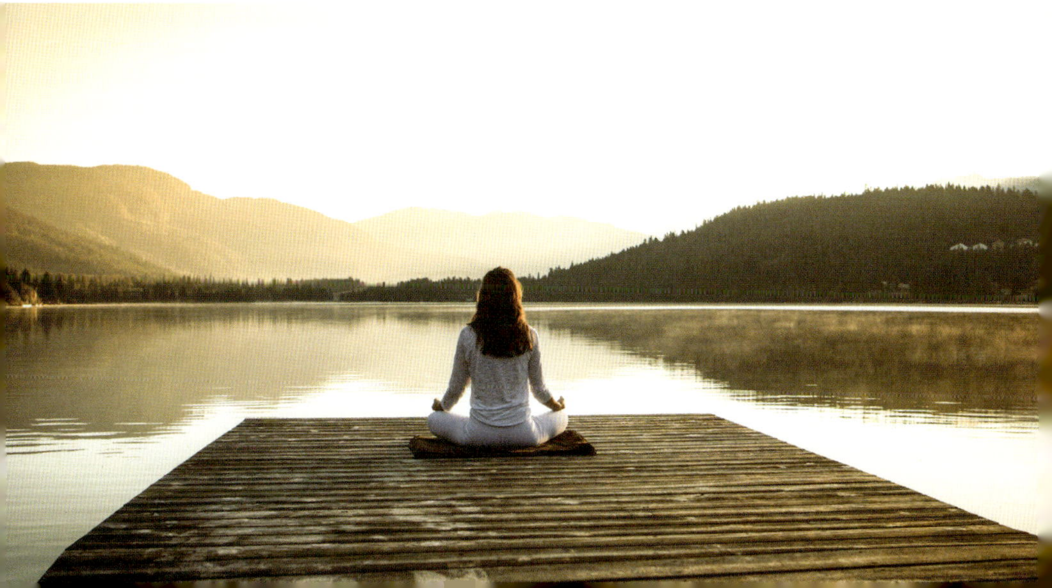

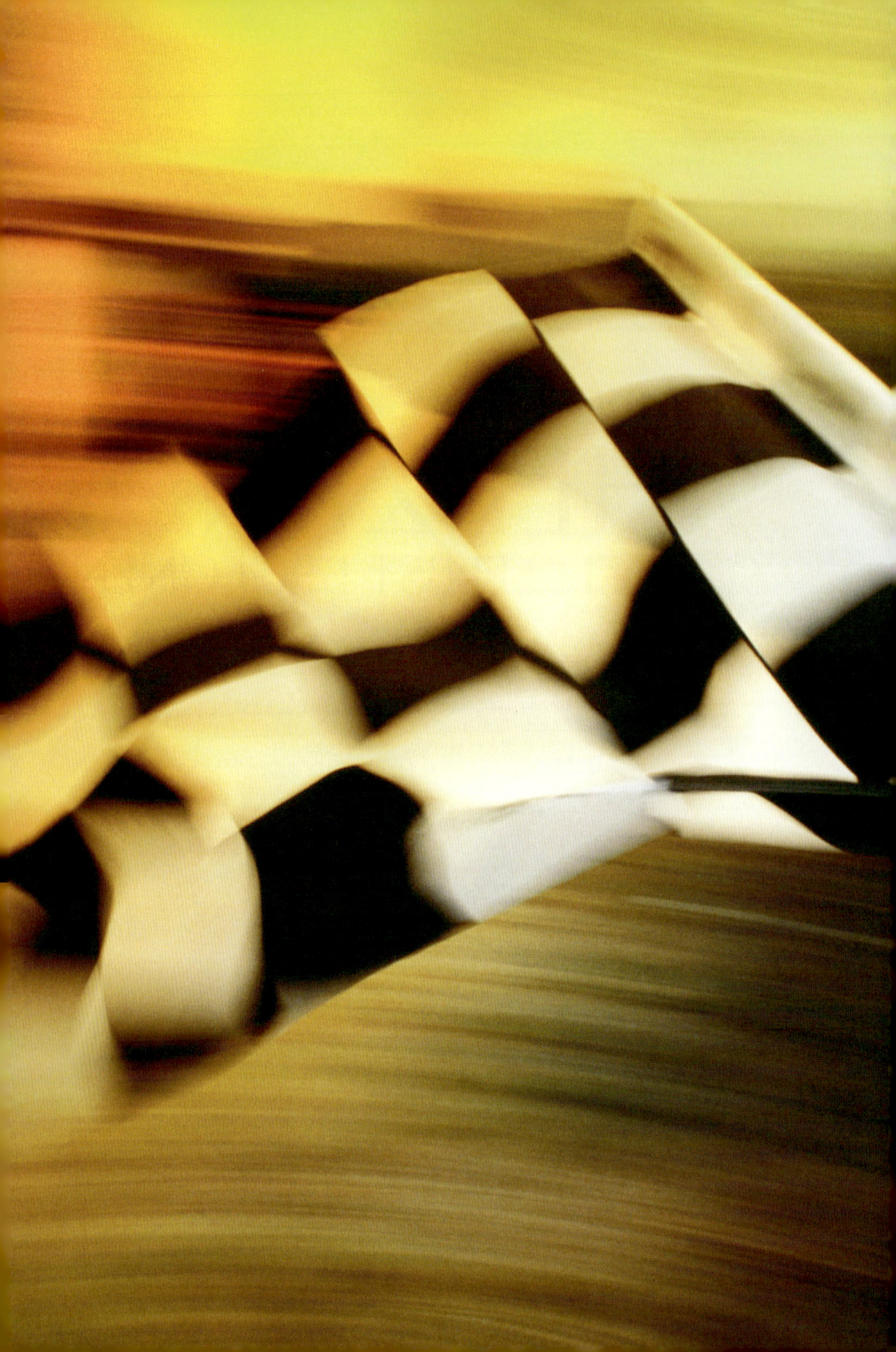

HUNGRIG NACH ERFOLG

„Das Vergleichen ist das Ende des Glücks und der Anfang der Unzufriedenheit."

(Søren Kierkegaard)

Auf der Suche nach einem ausgeglichenen Leben und danach, ein Leben in der Balance zu führen, steht uns immer wieder die große Sehnsucht nach Erfolg, wie wir ihn in unserer westlichen Gesellschaft definieren, im Wege.

Wir meinen, dass Erfolg glücklich macht, dass wir dann endlich im Leben „ankommen" und „es" geschafft haben und dass wir die so ersehnte Anerkennung und Liebe bekommen. Dabei ist uns meistens nicht klar, wo wir ankommen und auch nicht, was dieses „es geschafft haben" bedeutet.

Erfolg haben hat nichts mit erfolgreich sein zu tun. Nicht alles, was man messen kann, zählt, und nicht alles, was man zählen kann, kann man messen.

Was ist der Urlaub in einem 5-Sterne-Holtel auf den Seychellen im Vergleich zu zwei Kinderärmchen, die sich um den Hals legen?

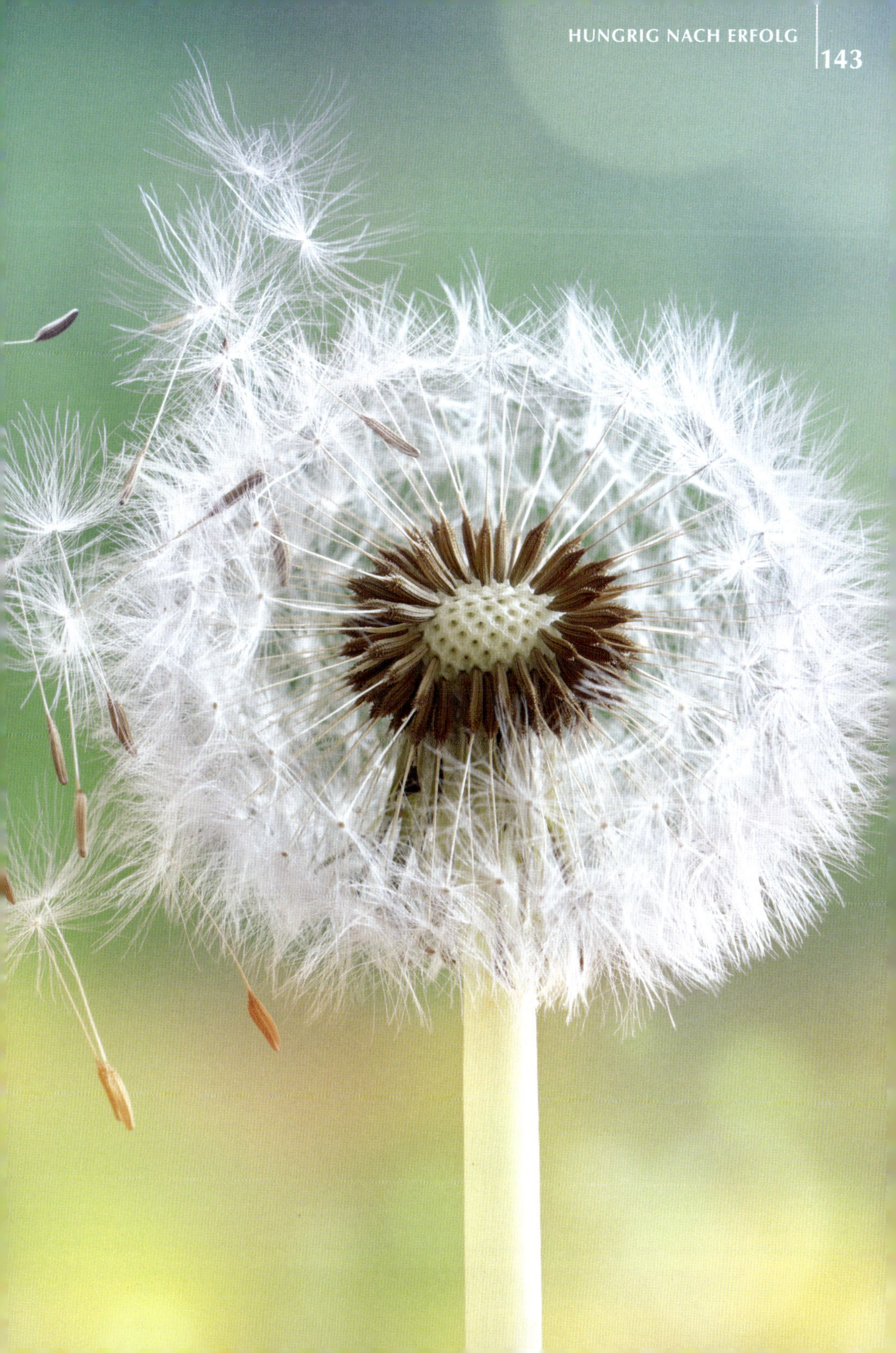

SINNKRISEN SIND WAHRNEHMUNGS KRISEN

Oft verwechseln wir „Glück haben" mit „glücklich sein".

Tiefes, inneres Glück ist dann möglich, wenn wir das, was gerade ist, annehmen und akzeptieren. Wir nehmen das Leben so an, wie es kommt und nicht, wie es unser Ego gerne hätte.

DES GLÜCKES TOD IST DER VERGLEICH

Ein Mensch, der unglücklich ist, vergleicht immer das, was ist, mit dem, wie er es lieber hätte. Diese Diskrepanz lässt ihn unglücklich sein. Wenn wir einen unglücklichen Menschen treffen, erfahren wir sehr schnell, dass er das, was ist, mit dem vergleicht, wie er es lieber hätte.
Genau so verhält es sich mit dem Erfolg.

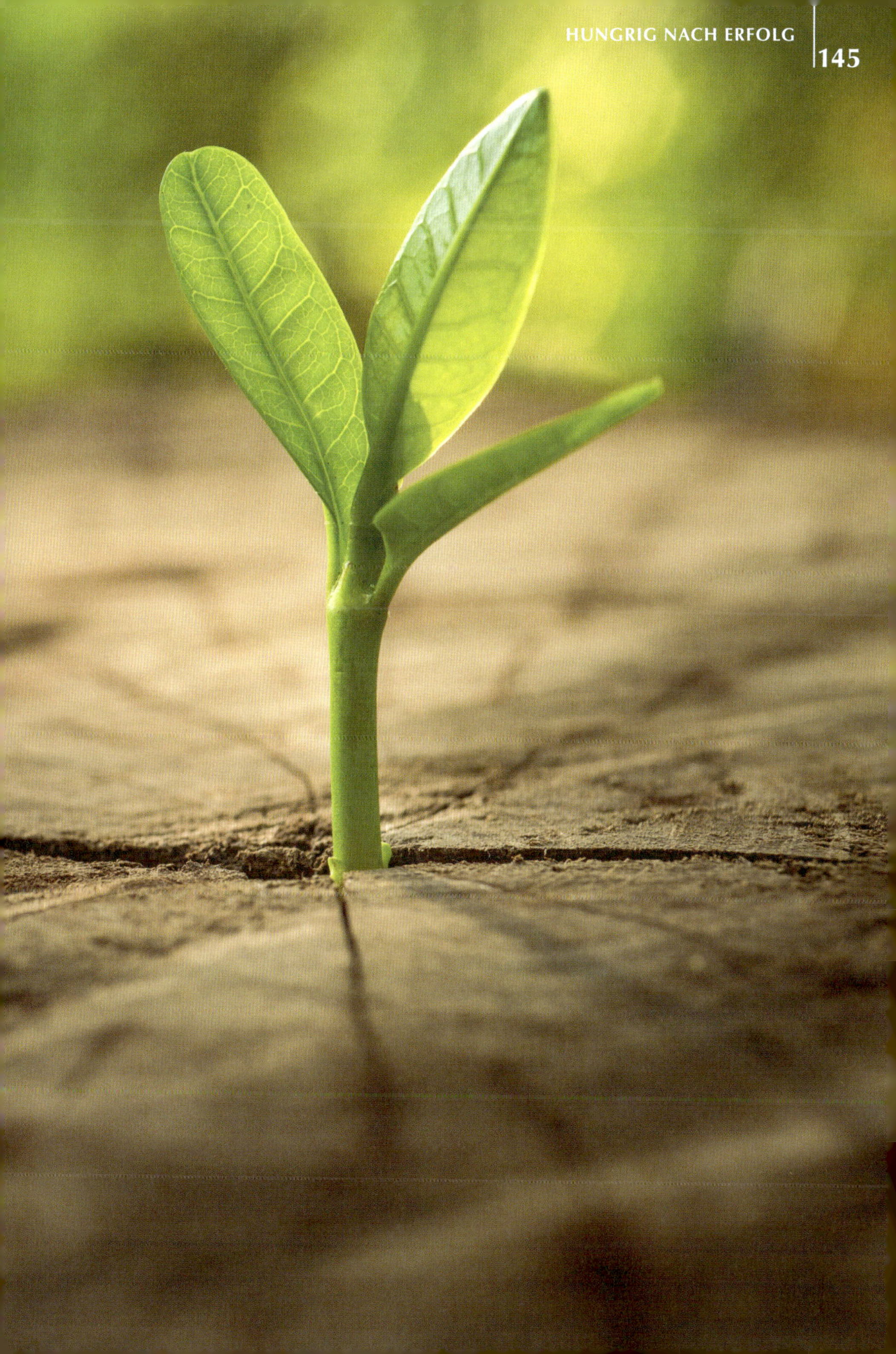

WER STREBT NACH ERFOLG ?

Strebt tatsächlich jeder Mensch nach Erfolg? – Wir streben nur nach Dingen, die wir nicht haben. Wer träumt vom Ferrari fahren, wenn er einen Ferrari hat?

Macht will nur haben, wer Ohnmacht spürt. Sonst wären wir an Macht nicht interessiert.

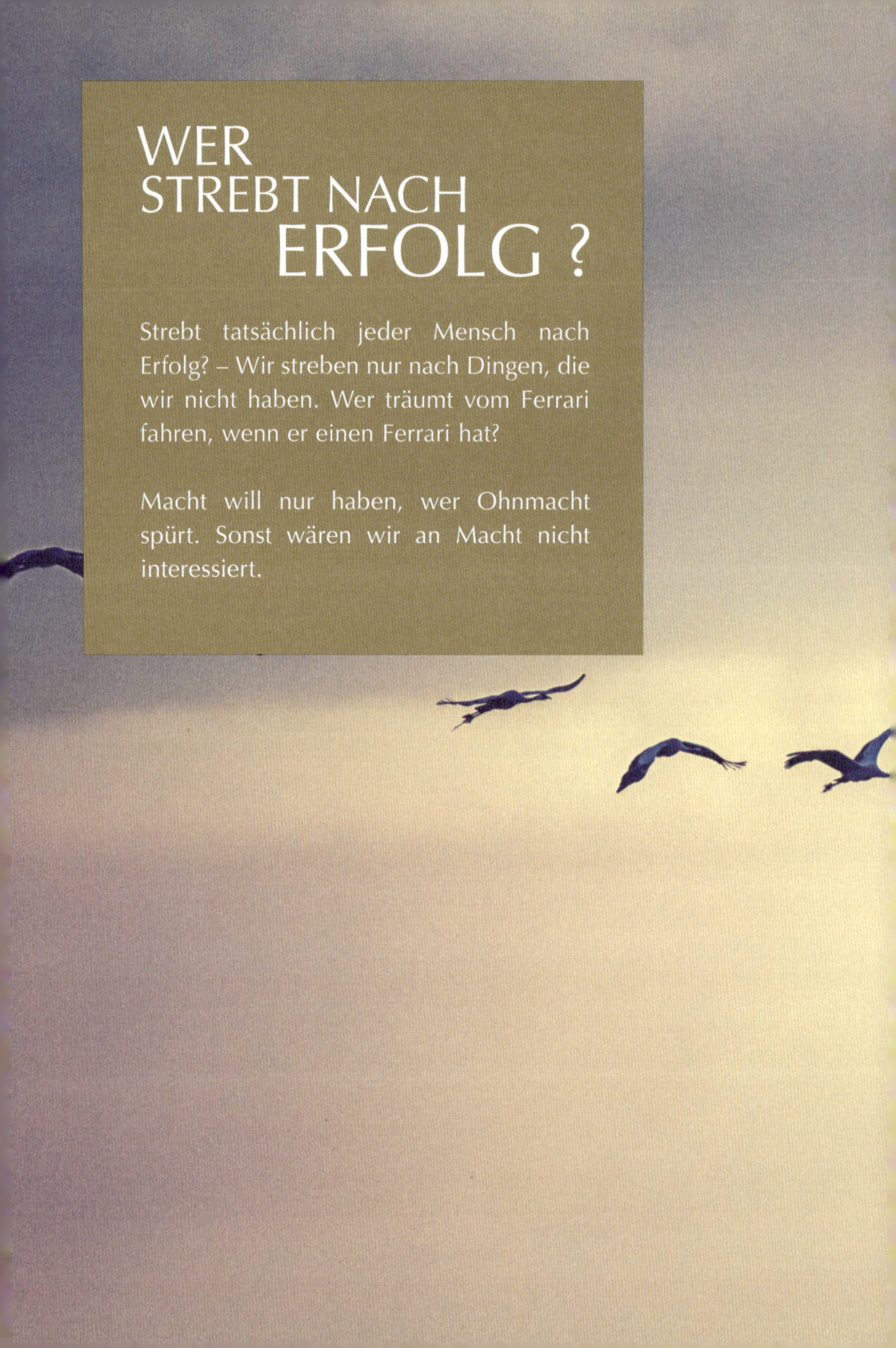

DIE ANTREIBER ZUM ERFOLG

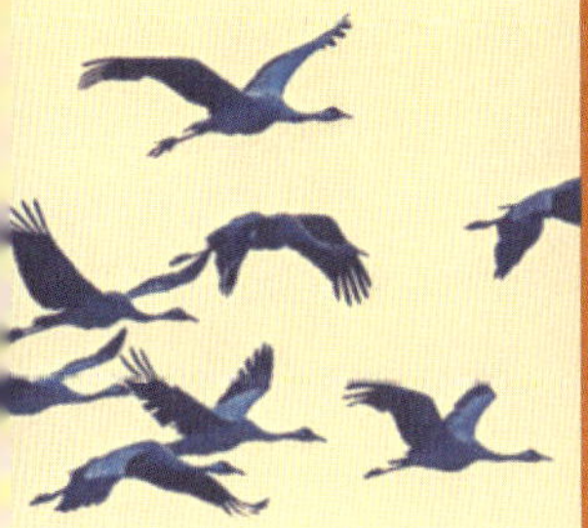

Es gibt nur zwei Motive, warum wir Menschen das tun, was wir tun: Liebe oder Angst. Das gilt auf allen Ebenen – beim Autokauf genau so wie bei der Partnerwahl, im Beruf oder beim Hobby. Das meistgesuchte Gefühl der Menschen ist Zugehörigkeit. Danach suchen wir immer. Wir sind Herdentiere, und genetisch haben wir weit über 90 % mit Schimpansen gemeinsam. Wir tun alles, um dazuzugehören. Wir wollen auf gar keinen Fall Außenseiter sein.

DER GRUNDSTEIN LIEGT IN DER KINDHEIT

Wir kennen das Gefühl des Erfolgs aus der Kindheit. Und danach sehnen wir uns immer wieder, unser ganzes Leben lang.

Wir kennen das Gefühl, wie es sich anfühlt. Das Gefühl der Anerkennung, der Liebe, des Angenommen seins. Wir kennen dieses Gefühl genau so, wie wir den Geschmack von Banane oder Schokolade kennen.

Dieses Erfolgsgefühl war damals einfach da. Die Eltern haben das Kleinkind bedingungslos geliebt – einfach so, um seiner Selbst Willen. Wir mussten nichts tun und nichts haben – ein paradiesischer Zustand. Später hat sich das durch das Wörtchen „wenn" gewandelt: „Wenn du artig bist, wenn du gute Noten hast, wenn du dein Zimmer aufräumst..., bekommst du meine Liebe wieder."

Die bedingungslose Liebe wandelte sich plötzlich in eine Liebe mit Bedingungen. Eine Liebe, die von einem Verhalten oder einem Tun abhängig war. Viele Eltern sagten: „Leiste was, dann haste was, dann biste was."

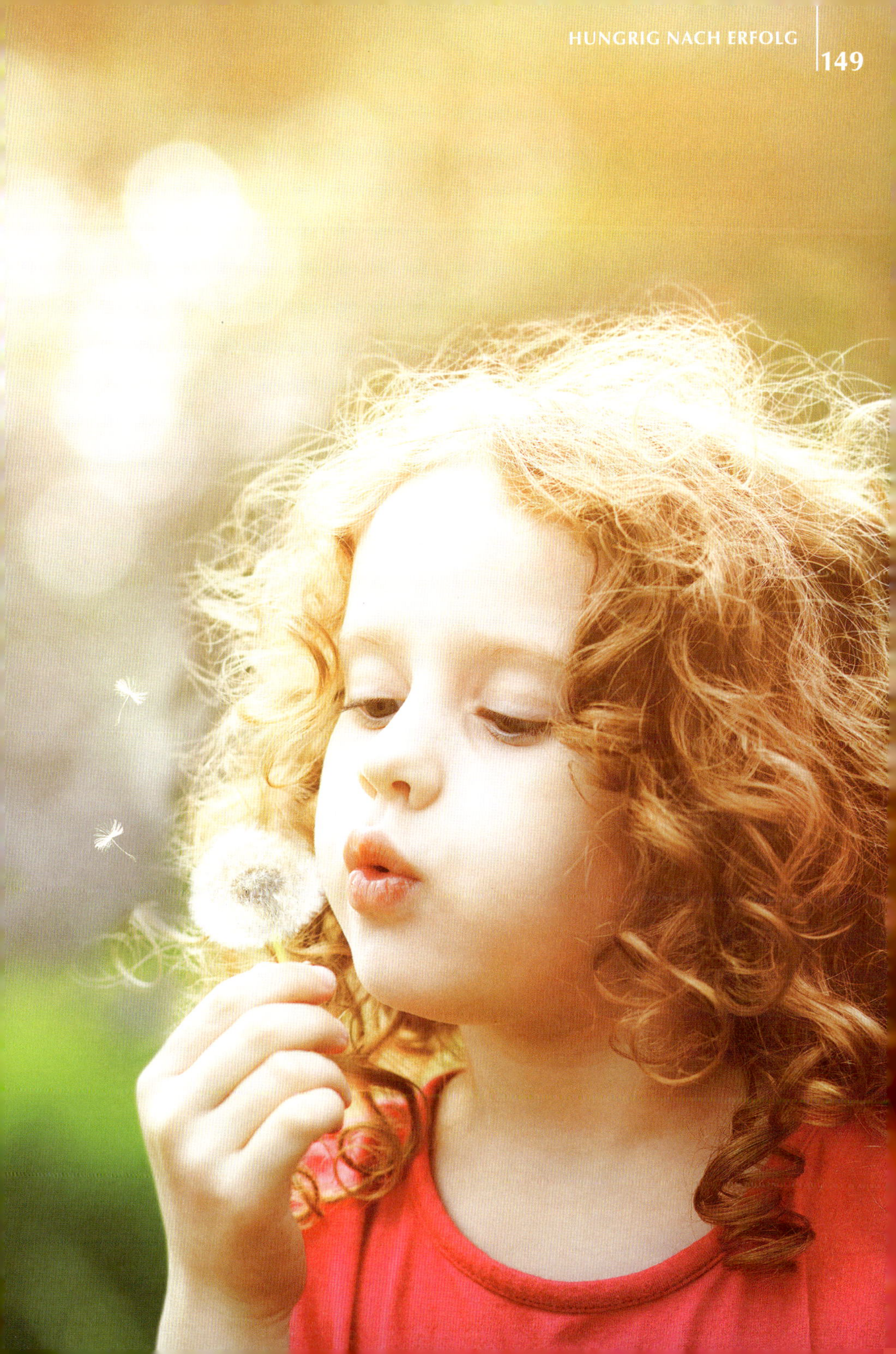

UND WAS KOMMT, WENN ICH WAS BIN?

Doch keiner hat uns verraten, was nach dem Erfolg kommt. Sind wir je angekommen? Nein! Es ist, wie Udo Lindenberg singt: „Hinter dem Horizont geht's weiter."

Wir kommen nie an. Im Gegenteil: Nach einem Höhepunkt folgt ein Tal. Wir können also im Leben gar nicht ankommen. Schon Seneca drückte dies mit den Worten aus: „Was du für den Gipfel hieltest, war nur eine Stufe zu weiteren Gipfeln."

Wir sind unterwegs auf einer Endlosleiter, auf der der finale Satz „du hast es geschafft" überhaupt nicht existiert. Der Volksmund bringt es mit diesem Gedicht auf den Punkt:

„Du weißt nicht mehr, wie Blumen duften,
kennst nur die Arbeit und das Schuften
so geh'n sie hin, die schönen Jahre;
und einmal liegst du auf der Bahre,
und hinter dir, da grinst der Tod:
„Kaputt gerackert - Vollidiot!"

In diesem Hamsterrad laufen wir, weil uns die Hoffnung immer weiter antreibt. Die Hoffnung mit der Aussage: „Irgendwann – irgendwann lassen wir es uns gut gehen!“ Bereits Friedrich Schiller fand dazu die passenden Worte:

Es reden und träumen die Menschen viel
Von bessern künftigen Tagen,
Nach einem glücklichen goldenen Ziel
Sieht man sie rennen und jagen;
Die Welt wird alt und wird wieder jung,
Doch der Mensch hofft immer Verbesserung.

Die Hoffnung führt ihn ins Leben ein,
Sie umflattert den fröhlichen Knaben,
Den Jungling locket ihr Zauberschein,
Sie wird mit dem Greis nicht begraben.
Denn beschließt er im Grabe den müden Lauf,
Noch am Grabe pflanzt er - die Hoffnung auf.

Es ist kein leerer schmeichelnder Wahn,
Erzeugt im Gehirne des Toren,
Im Herzen kündigt es laut sich an.
Zu was Besserm sind wir geboren!
Und was die innere Stimme spricht,
Das täuscht die hoffende Seele nicht.

So wird uns klar, warum Vorfreude die schönste Freude ist und die Hoffnung zuletzt stirbt. Und darum soll man immer aufhören, wenn es am Schönsten ist.

ERFOLG MACHT TRAURIG

So sagten bereits die alten Römer. Schauen wir uns dazu gegenwärtige Beispiele an:

Michael Schumacher bricht als absolute Nummer 1 bei einer Pressekonferenz in Monza mit Weinkrämpfen zusammen, als ihm ein Journalist zurief: „Das war dein 41. Grand-Prix-Sieg, jetzt bist du vor Ayrton Senna, jetzt bist du die alleinige Nr. 1." Genau davon hatte er immer geträumt – er hatte sein Ziel erreicht. Und dabei ist ihm mit einem Mal klar geworden: Das kann er nie mehr toppen, von dort gibt es nur noch eine Richtung.

Ein weiteres Beispiel ist Reinhold Messmer bei einem Vortrag, als er über den Höhepunkt seiner Karriere, seiner Erstbesteigung des Mount Everest erzählt. Er beschreibt seine letzten Schritte zum Gipfel: „Nichts, gar nichts, was ich erhofft hatte, fand dort oben statt. Ich spürte nur völlig innere Leere und hatte nur einen Wunsch: Runter. Freude empfand ich erst wieder im Tal, als ich Kinder lachen hörte und blühende Blumen sah. Da oben auf dem Gipfel war im Leben nur ein Umkehrpunkt."

Ein drittes Beispiel: Ten Turner, Gründer von CNN, wurde gewählt zum Mann des Jahres. Sein Konterfei ist auf der Titelseite des „Time Magazine". In seiner Dankesrede hält Ten Turner diese Titelseite mit seinem Bild in die Kameras. Mit tränenerstickter Stimme sagt er nur einen Satz: „Reicht dir das, Daddy!?" Am nächsten Tag in der Pressekonferenz hat er sich gefangen und sagte: „Ladies and Gentlemen, mit dieser Auszeichnung machen Sie mich heute zum traurigsten Menschen auf diesem Planeten. Jetzt ist mir klar geworden, dass ich 60 Jahre nur dafür gelebt habe, der zu werden, den mein Vater immer in mir sehen wollte. Mein Leben beginnt erst heute!"

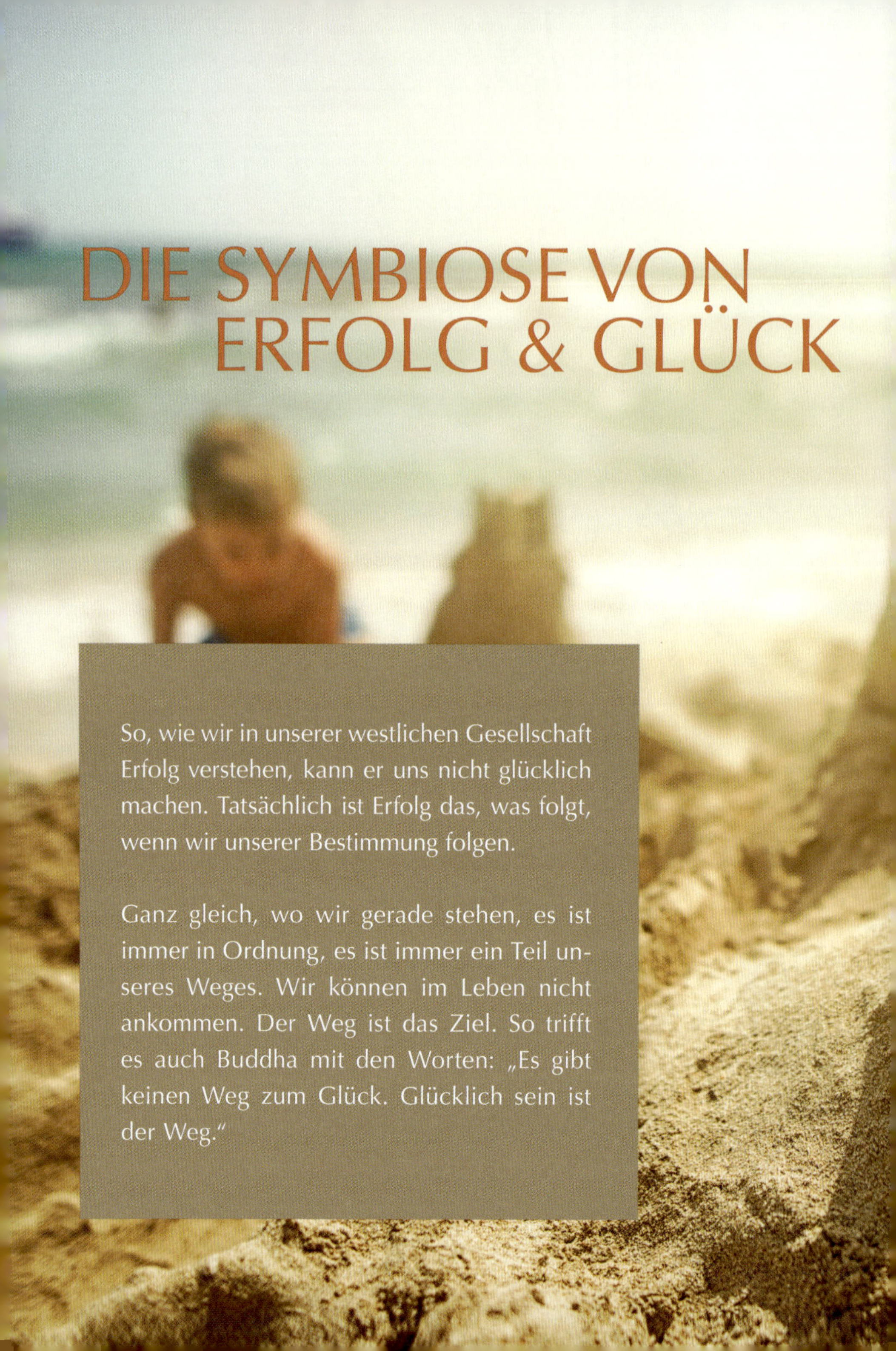

DIE SYMBIOSE VON ERFOLG & GLÜCK

So, wie wir in unserer westlichen Gesellschaft Erfolg verstehen, kann er uns nicht glücklich machen. Tatsächlich ist Erfolg das, was folgt, wenn wir unserer Bestimmung folgen.

Ganz gleich, wo wir gerade stehen, es ist immer in Ordnung, es ist immer ein Teil unseres Weges. Wir können im Leben nicht ankommen. Der Weg ist das Ziel. So trifft es auch Buddha mit den Worten: „Es gibt keinen Weg zum Glück. Glücklich sein ist der Weg.“

Es gibt keinen Weg ins Glück – das ist eine Illusion unseres Verstandes. Kinder leben diese Tatsache auf ganz natürliche Weise. Blicken wir auf dieses Beispiel:

Klein-Jonas baut am Strand eine Sandburg – aus ganzem Herzen, voller Enthusiasmus. Nach zwei Stunden ist der Junge fertig, das Werk ist getan. Was passiert jetzt? – Mit derselben Euphorie, wie er die Burg gebaut hat, beginnt er jetzt, das Prachtstück zu zerstören. Der Vater flippt aus: „Bist du wahnsinnig, du machst alles kaputt!"

Der Vater versteht eines nicht (mehr): Der Sohn ist nicht am Ergebnis orientiert, sondern am Erlebnis. Der kreative Entstehungsprozess der Burg, das hat den Kleinen erfüllt. Dann ist die Burg fertig. Ketzerische Frage: Soll er sie jetzt verwalten?

Folgende Gedanken mögen uns die Sache verdeutlichen: Wir fahren auch nicht Ski, um wieder am Lift zu stehen. Wenn Segler ihr Boot betreten, sagen sie nicht: „Wir sind angekommen." Hier geht es ebenso ums Segeln, wie es für den Skifahrer ums Skifahren geht.

ÜBERPRÜFEN SIE IHR DENKEN

Das Geheimnis des Erfolges ist mentale Konditionierung. Marlon Brando hat den wahren Weg des Erfolges erkannt, indem er sagte: „Es kann dich niemand überholen, solange du deinen Weg gehst."

Frank Sinatra besingt es so schön: „I've lived a life that's full. I've traveled each and every highway. But more, much more than this. I did it my way."

Uns ist die spielerische Gelassenheit bei dem, was wir tun, im Laufe unserer Jahre verloren gegangen. Spielerische Gelassenheit heißt nicht, dass wir den Erfolg nicht mehr ernst und wichtig nehmen sollen.

Im Asiatischen gibt es eine Weisheit: „Bist du Meister in einer Disziplin, dann werde wieder Schüler in einer anderen." Wir bleiben also immer auf einem zu gehenden Weg. Wir kommen nach einem Erfolg, nach einer gelungenen Karriere nicht auf den Gedanken: „Das war's dann."

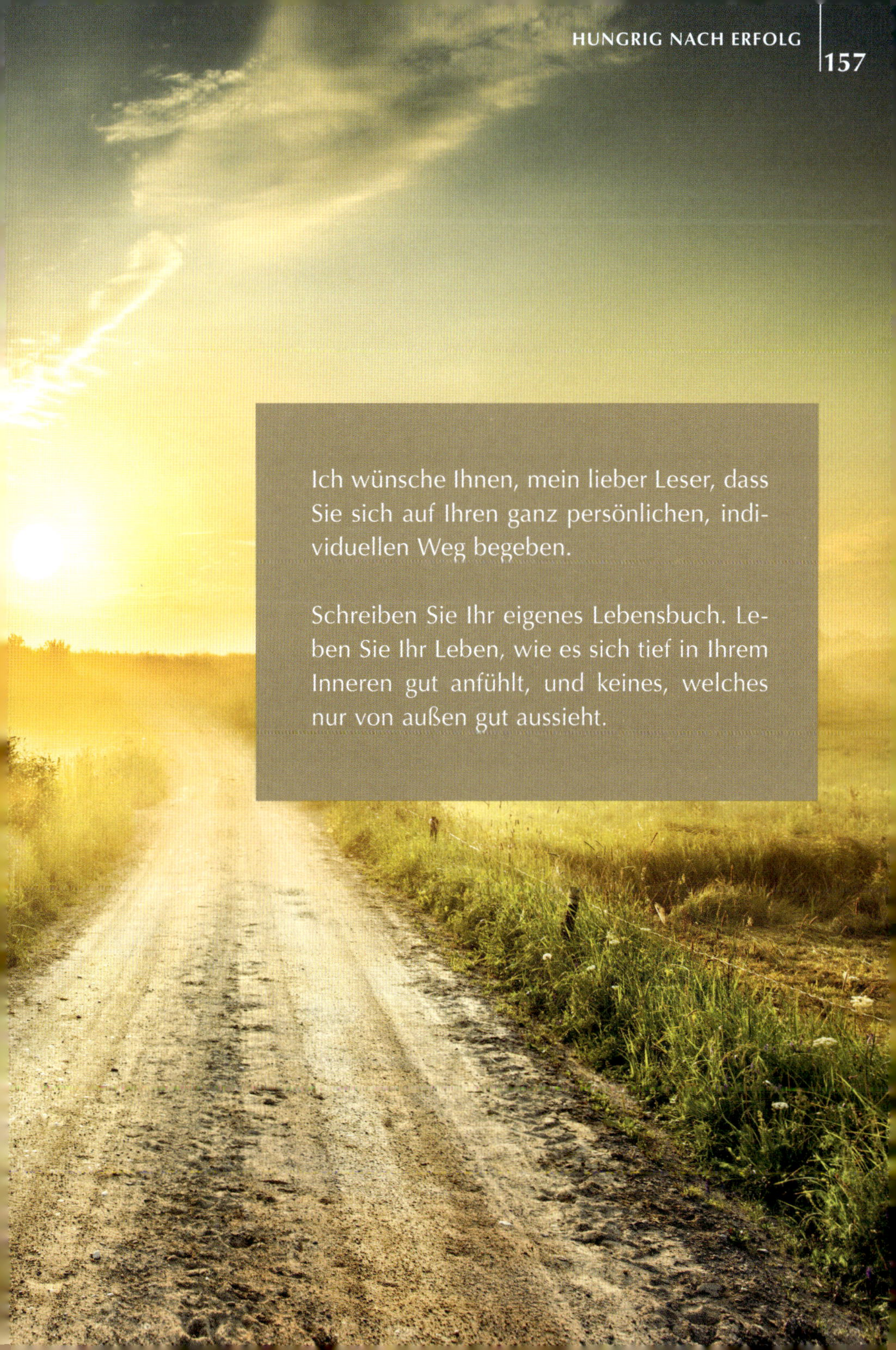

Ich wünsche Ihnen, mein lieber Leser, dass Sie sich auf Ihren ganz persönlichen, individuellen Weg begeben.

Schreiben Sie Ihr eigenes Lebensbuch. Leben Sie Ihr Leben, wie es sich tief in Ihrem Inneren gut anfühlt, und keines, welches nur von außen gut aussieht.

Herzlichen Glückwunsch! Jetzt haben Sie sich beim Durcharbeiten aller Tipps intensiv und ausgiebig mit sich und Ihrer Lebensart beschäftigt. Hat sich in Ihrem Leben, in Ihrer Einstellung zu manchen Dingen und auch Menschen in Ihrem Umfeld etwas verändert? Ist manches einfacher oder auch klarer geworden?

Vielleicht hatten Sie beim Durcharbeiten das Gefühl, dass Sie diesen oder einen ähnlichen Punkt doch schon einmal ein paar Seiten zuvor bearbeitet hatten. Ja? Das ist kein Versehen von mir. Das habe ich ganz bewusst so eingebaut. Der Mensch lernt nur durch Wiederholungen.

ZU GUTER LETZT...

> Nicht Sprüche sind es, woran es fehlt,
> die Bücher sind voll davon.
> Woran es fehlt, sind Menschen,
> die sie anwenden.
>
> *(Epiktet)*

Neue Dinge müssen regelrecht verstoffwechselt und verdaut werden (diesen Ausdruck habe ich mal in einem Vortrag von Robert Betz im Zusammenhang mit neuen Gedankengängen gehört - hat mir direkt gefallen), damit wir sie begreifen, verstehen und dauerhaft umsetzen können. So tauchen manche Gedanken unter verschiedenen Gesichtspunkten und Perspektiven auf, damit wir uns immer wieder damit auseinandersetzen.

Wie können Sie das Buch auch in Zukunft nutzen? – Sehen Sie es auch weiterhin als Werkzeugkoffer, mit dem Sie rein intuitiv arbeiten können. Der Mensch wandelt sind, verändert sich täglich – und somit ändern sich auch bei Ihnen Sichtweisen und Erfahrungen.

Mein Tipp:

Greifen Sie einfach nach eigenem Ermessen in diese „Tool-Box“, schlagen Sie intuitiv eine beliebige Seite auf und lesen Sie sie noch einmal durch. Schauen Sie, welche Bemerkungen Sie sich damals, beim ersten Durcharbeiten gemacht haben. Wie sehen Sie diesen Punkt heute? Was hat sich verändert? Gerne können Sie sich auch mit einer anderen Farbe neue Gedanken notieren.

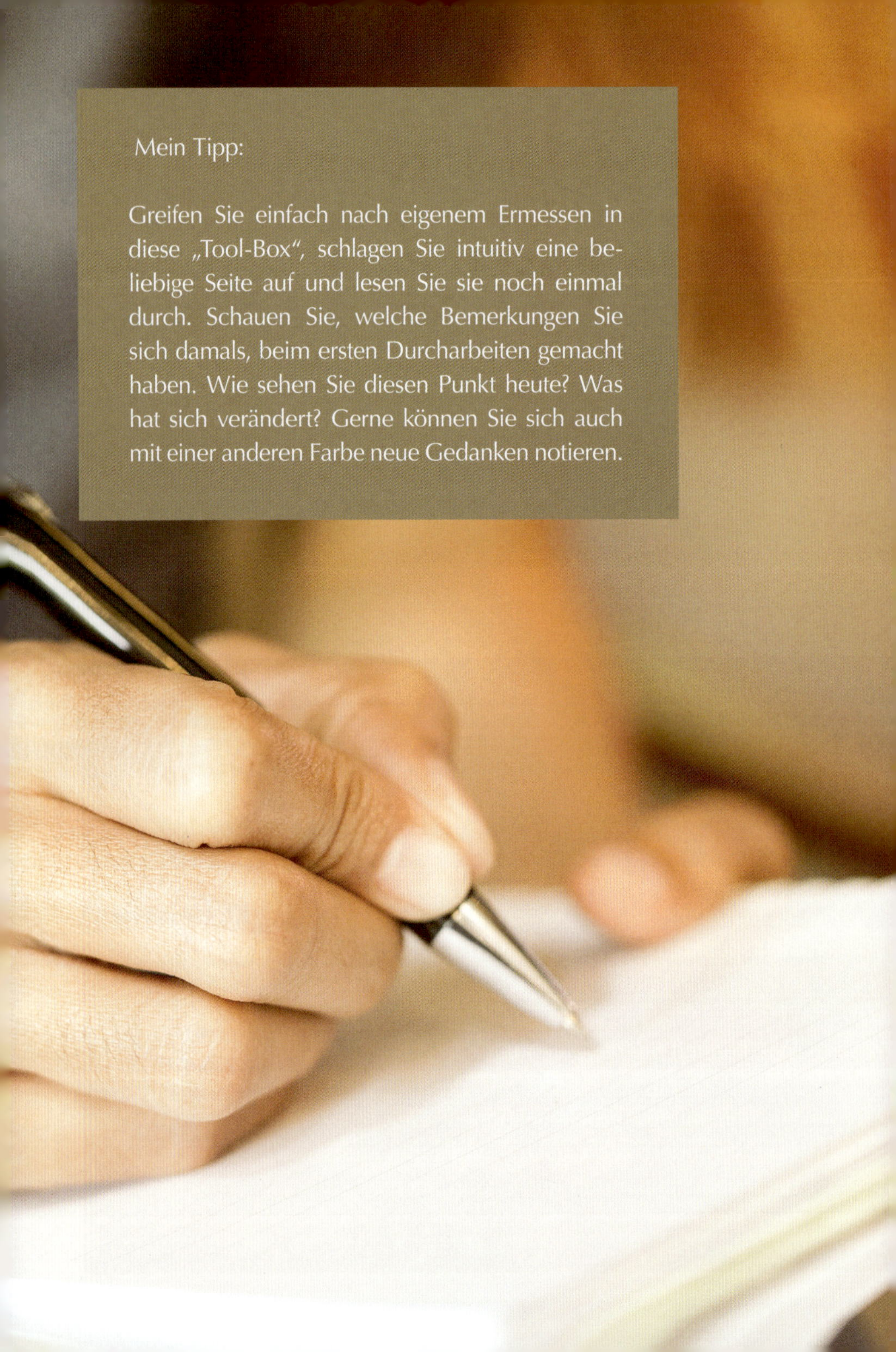

So merken Sie sicher sehr schnell, dass dieses Buch nicht nur zum einmaligen Lesen gedacht ist, sondern Sie über Jahre, vielleicht sogar über Jahrzehnte begleiten kann.

Ein Buch kann selbstverständlich nie eine persönliche, individuelle Beratung ersetzen. In meiner Praxis kombiniere ich noch weitere bewährte (Selbstheilungs-)Methoden wie den Verbundenen Atem, Seelenbilder-Meditationen, Wassertherapie, Systemische Aufstellungen, Arbeit mit dem inneren Kind und weitere Transformationstechniken. Diese Methoden wirken unterstützend, um Schattenthemen, die uns an unserer Selbstverwirklichung hindern, zu erkennen und aufzuheben. So können eigene Muster durchschaut und die Fesseln alter Verhaftungen gelöst werden.

„Erkenne dich selbst" – so stand es über dem Eingang des Orakels von Delphi, jener Sprechstätte der Götter, die in der Antike so viele Menschen auf den Entwicklungsweg brachte. Ziel ist grundsätzlich, durch tiefe Selbsterkenntnis Bewusstwerdungsprozesse auszulösen, die es ermöglichen, den eigenen Lebensplan, den ganz persönlichen Lebenssinn bewusster wahrzunehmen und gradliniger zu verfolgen.

Viel Freude dabei,
Ihre Heike Holz

DANKE

Ein Buch kann nur mit der Unterstützung von vielen Menschen entstehen.

Vielen herzlichen Dank für die vielen Anregungen meines Wegbegleiters und Ehemanns Jakob Posch.

Ein ganz besonderer Dank gilt Dr. Rüdiger Dahlke, dessen umfangreiche Literatur mich seit rund 20 Jahren fesselt und der mich in den letzten zehn Jahren auf ganz besondere Art durch zahlreiche Ausbildungen begleitet. Etliche Tipps in diesem Buch basieren auf dem Wissen und der Weisheit von diesem großartigen Lehrer.

Ein ganz herzlicher Dank gilt auch Wolfgang Prießnitz, dem Verleger dieses Buches, sowie seiner Frau Monika Prießnitz mit dem gesamten Menani-Team.

Die Begegnung mit ihm im August 2016 macht es möglich, dass sich der Leserkreis meiner Bücher um ein vielfaches vergrößert hat.

Wir werden geprägt durch unsere Umwelt und unser persönliches Umfeld. Nur durch den Gedankenaustausch und die zahlreichen wertvollen Gespräche und Diskussionen mit Freunden, Bekannten, Seminarteilnehmern, Lehrern und Vorbildern können diese Erkenntnisse entstehen, wie sie hier in diesem Buch zusammengetragen sind.

So sage ich Danke an all diejenigen, die mich in den letzten Jahren in meiner Entwicklung und auf meinem Weg begleitet haben.

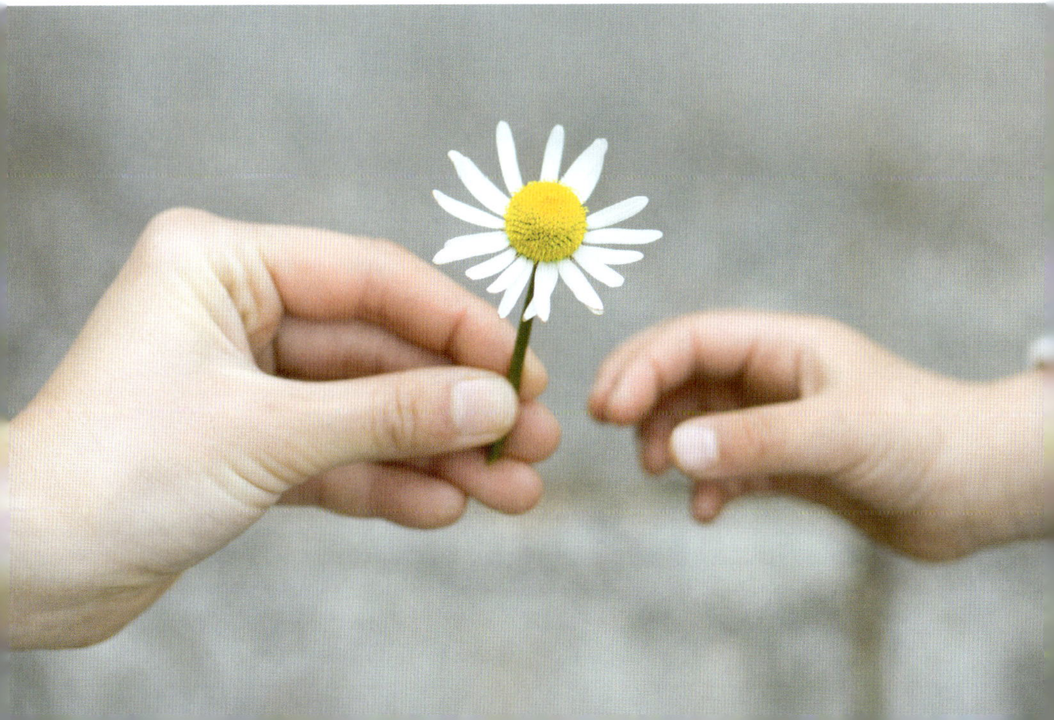

WEITERFÜHRENDE INFORMATIONEN

QUELLENVERZEICHNIS LITERATURVERZEICHNIS

Weitere Infos zum Gesundheits-, Fasten-, Ernährungs- und Lebensfreudeangebot von Heike Holz:
https://www.sirovita.de

Weiterführende Infos zu Ernährung, Detox und Fasten:
https://www.sirovita.de/ernaehrung-detox/

Weiterführende Infos zur ganzheitlichen Gesundheit:
https://www.sirovita.de/ganzheitliche-gesundheit/

Nähere Infos für deine Bewusstseinsentwickung:
https://www.sirovita.de/ganzheitliche-gesundheit/schattentherapie-schattenarbeit/

Weitere Infos zu qualitativ sehr hochwertigen Ätherischen Ölen:
http://aetherischeoele.heikeholz.de

Weitere Infos zur Heilkraft des Singens und zur Arbeit für eine authentische Stimme:
http://herzklang.info

5 Dinge, die Sterbende am meisten bereuen, Bronnie Ware

Peace Food, Dr. Rüdiger Dahlke

Veganize your Life, Dr. Rüdiger Dahlke, Renato Pichler

Das Geheimnis der Lebensenergie, Dr. Rüdiger Dahlke

Fastenwandern, Dr. Rüdiger Dahlke

Der Biophilia-Effekt, Clemens A. Arvey

Düfte für Körper und Seele, Rita Nussbaumer/Theo Vogel

Thanks!: How Practicing Gratitude Can Make You Happier, Robert Emmons

Wie Menschen aufblühen, Martin Seligmann

https://www.wunder-des-singens.de/warum-ist-singen-so-gesund/

http://aura-magazin.com/wp-content/uploads/2012/11/texte/texte/die_heilkraft_des_singens_0212.pdf

http://www.quadronuevo.de/de/quadro-nuevo-programm.php#endoftherainbow

http://www.weltderwunder.de/artikel/klimakiller-kuh-wie-gefaehrlich-sind-die-ruelpser-der-wiederkaeuer

https://www.ergotopia.de/infografik-sitzen-kann-toedlich-sein
http://www.spiegel.de/gesundheit/ernaehrung/wie-tanzen-als-medizin-wirkt-und-gluecklich-macht-a-881579.html

https://www.gruene-smoothies.info/

https://www.kostbarenatur.net/rezepte/gruene-smoothies-mit-wildkraeutern/

https://youtu.be/oHv6vTKD6lg

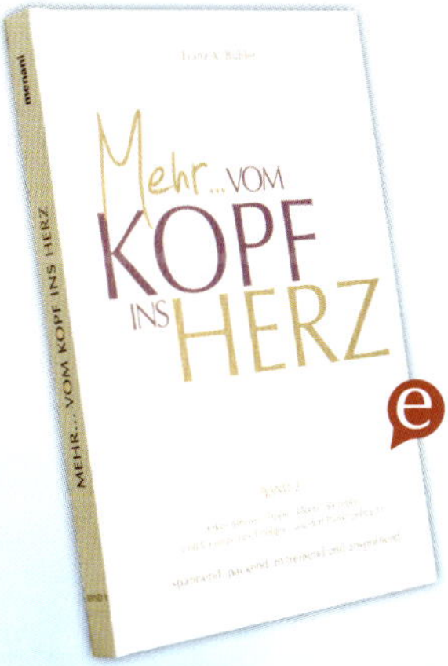

MEHR... VOM KOPF INS HERZ
Die Fortsetzung des Erfolgs-Buchs

Weitere 116 Tipps, Ideen und Rezepte auf den Punkt gebracht, zum Entdecken der inneren und äußeren Reichtümer unseres Lebens.

ISBN 978-3-941633-11-7

Highlight

DAS DOPPELBUCH: Zwei Bestseller in einem

Ein Buch mit zwei Büchern in einem Einband - ein ausgefallenes Geschenk für Menschen, die sich auf der Reise durchs Leben befinden

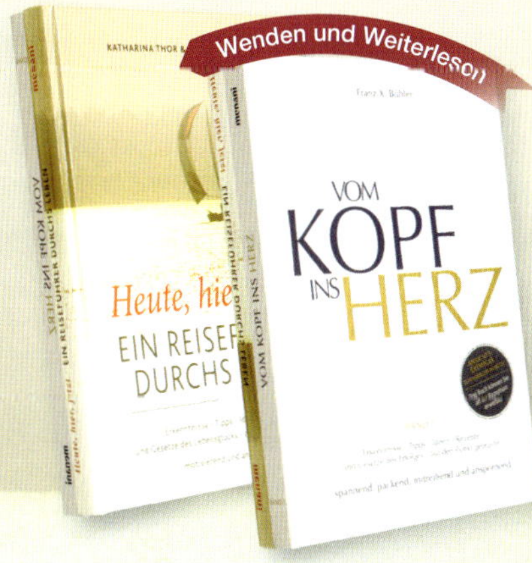

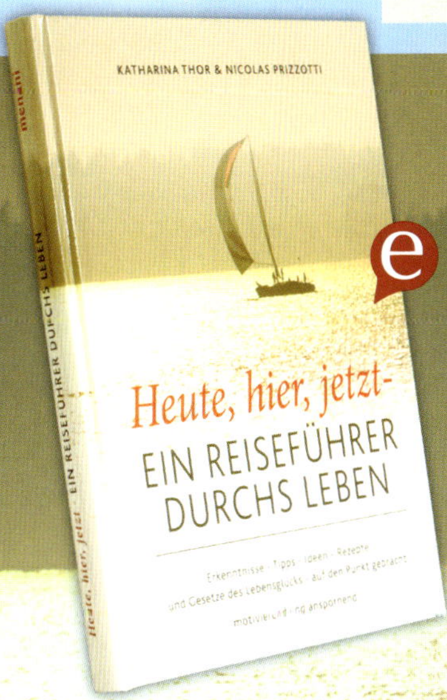

HEUTE, HIER, JETZT -
Ein Reiseführer durchs Leben

Lesen ist eine Reise. Wir machen uns auf den Weg, entdecken viel Schönes und danach fühlen wir uns reicher, erfüllt und inspiriert für das eigene Leben.

Wir öffnen den Blick für unser Wohlbefinden, für Körper, Geist und Seele.

Wir erhöhen die Aufmerksamkeit und Wertschatzung für unser Zusammenleben, unseren Lebensraum, für Natur und Kultur.

Nehmen wir uns die Zeit, die wir brauchen, erkennen wir das Wesentliche für uns alle!

ISBN 978-3-941633-24-7
Auch als Ebook erhältlich!

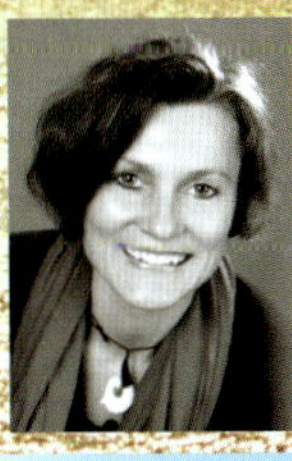

KATHARINA THOR

Sie liebt das Nachdenken, das Lesen und Schreiben, das Lachen, das Tanzen und die Natur. Der Mensch und sein Platz im Leben, das Leben auf dem Land und nicht zuletzt ihre kleine Familie sind ihre Leidenschaften.

Für Business & Privat

UNSERE BESTSELLER
Erkenntnisse - Ideen - Rezepte

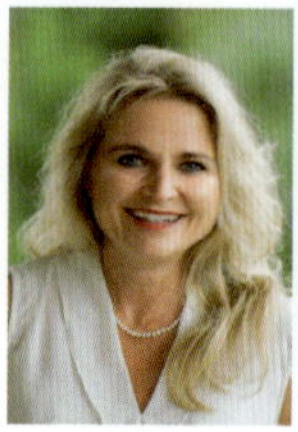

HEIKE HOLZ

Sie ist Expertin für Kommunikation, authentisches Auftreten und wertschätzende Umgangsformen.
Ihre Philosophie einer ganzheitlichen Persönlichkeitsentwicklung steht im Zentrum der von ihr entwickelten „KNIPS-DEIN-LICHT-AN"-Methode.

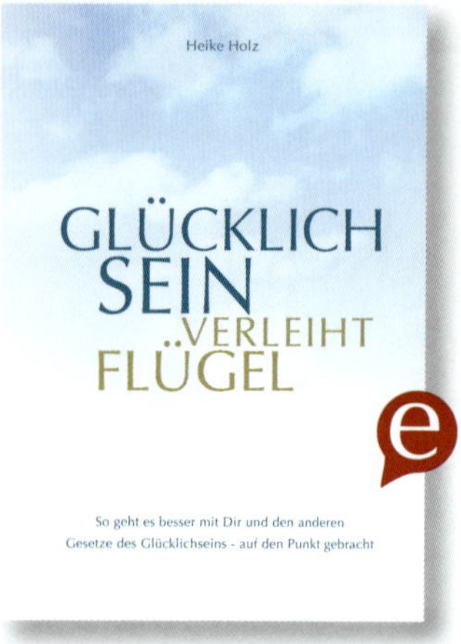

GLÜCKLICH SEIN VERLEIHT FLÜGEL
So geht es besser mit Dir und den anderen.

Überprüfen Sie Ihre Gewohnheiten und Denkmuster mit 50 wertvollen Profi-Tipps. Mit kleinen Schritten erreichen Sie spürbare Veränderungen und werden innerlich
zufriedener, motivierter und glücklicher.

Erleben Sie mehr Freude im Umgang mit sich und den anderen.

ISBN 978-3-941633-47-6

Auch als Ebook erhältlich!

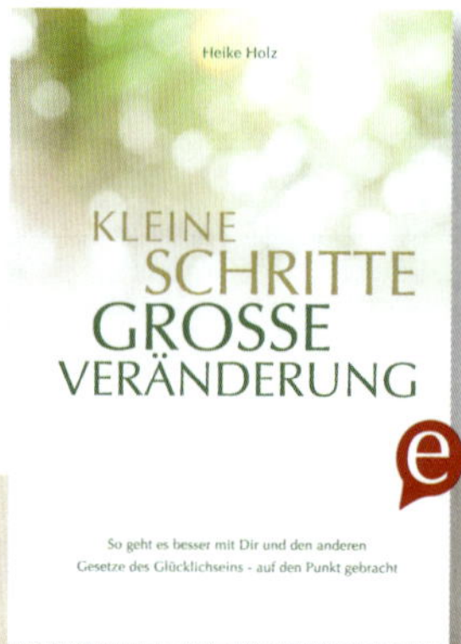

KLEINE SCHRITTE GROSSE VERÄNDERUNG
So geht es besser mit Dir und den anderen

Überprüfen Sie Ihre Gewohnheiten und Denkmuster mit 50 wertvollen Profi-Tipps. Mit kleinen Schritten erreichen Sie spürbare Veränderungen und werden innerlich
zufriedener, motivierter und glücklicher.

Erleben Sie mehr Freude im Umgang mit sich und den anderen.

ISBN 978-3-941633-48-3

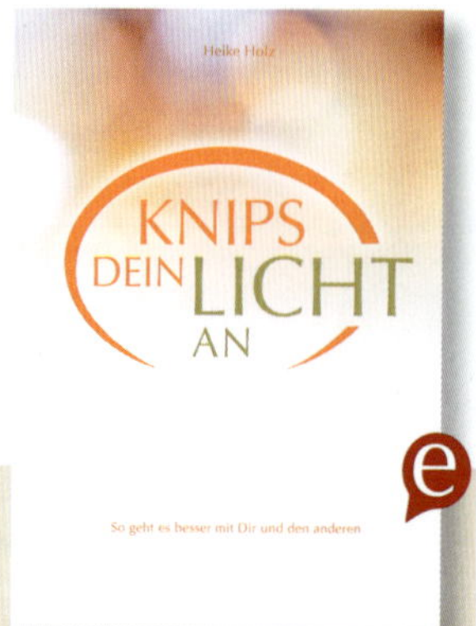

KNIPS DEIN LICHT AN

Mit Lebendigkeit und Leichtigkeit durchs Leben

Mit über 50 wertvollen, leicht umsetzbaren Profi -Tipps ist dieses Buch wie eine Reise zu Ihren persönlichen Möglichkeiten.
Bringen Sie Licht und Lebenssinn in Ihr Leben. Spüren Sie wieder echte Lebensfreude und Begeisterung. Denn: Ein glückliches, erfülltes, erfolgreiches Leben ist Ihr Geburtsrecht!

ISBN 978-3-941633-49-0

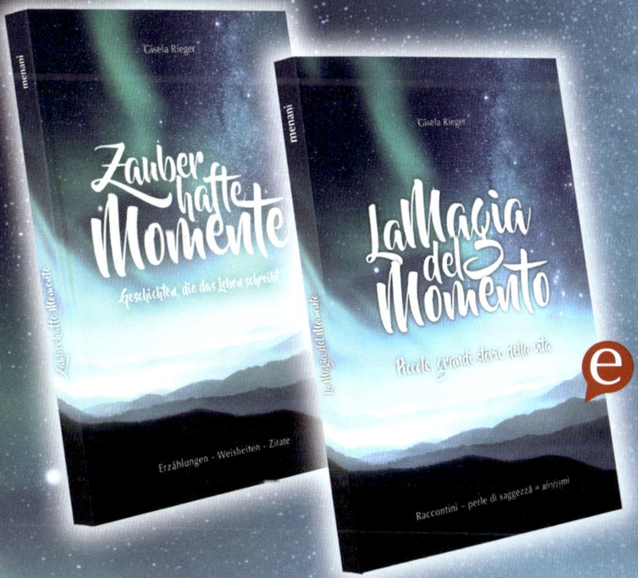

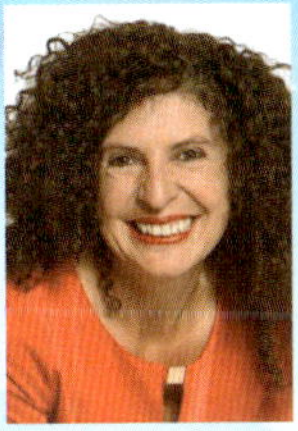

GISELA RIEGER

Sie gibt Seminare, leitet Workshops und Trainings und hält Vorträge, dabei zeichnet sie sich durch eine Fülle an Themen aus: Von der Persönlichkeitsentwicklung bis hin zur Zielsetzung beschäftigt sie sich mit der Viol falt menschlichen Daseins.

Zauberhafte Momente+ Magico del Momento Geschichten, die das Leben schreibt

Lassen Sie sich verzaubern von der erlesenen Auswahl unterhaltsamer, feinfühliger Erzählungen und Herzensweisheiten. Einige Geschichten sind direkt aus dem Leben gegriffen, andere gehen zurück auf alte überlieferte Weisheiten. Allen gemeinsam sind die darin verborgenen Botschaften, die zum Nachdenken anregen, berühren, inspirieren und zugleich das Herz erfreuen.

ISBN 978-3-941633-55-1 (D)
ISBN 978-3-941633-65-0 (IT)

NEUES BUCH

AB HERBST 2025

Die Minis

HARDCOVER MINIBÜCHER

112 x 112 mm, 50 Seiten

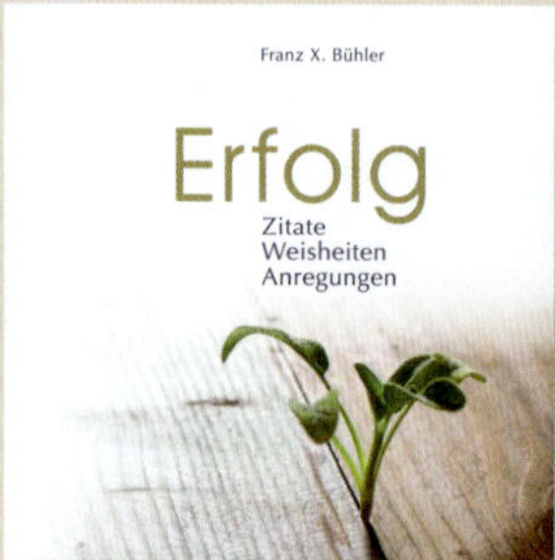

ERFOLG

Zitate, Weisheiten, Anregungen

Je schwerer es uns fällt, umso glücklicher macht es, wenn man es geschafft hat.

ISBN 978-3-941633-07-0

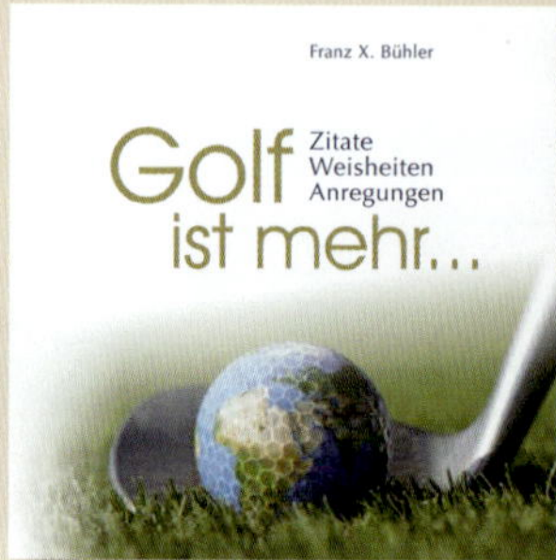

GOLF

Zitate, Weisheiten, Anregungen

Golf und Sex sind wahrscheinnlich die einzigen Dinge, die Spaß machen, selbst wenn man nicht wahnsinnig gut darin ist.

ISBN 978-3-941633-32-2

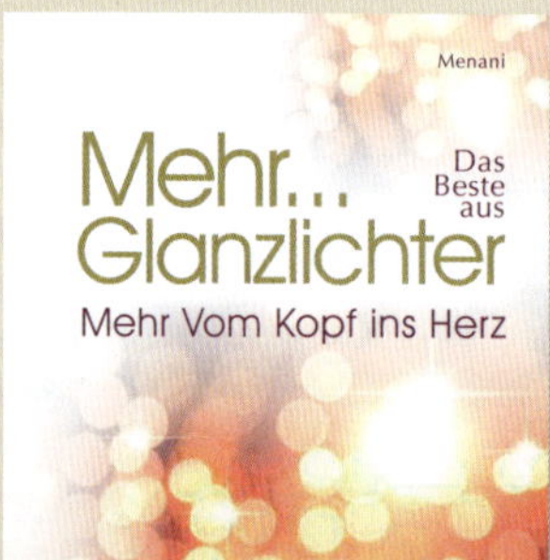

MEHR... GLANZLICHTER

Zitate, Weisheiten, Anregungen

Folgebuch von „Glanzlichter". Es beinhaltet noch mehr spannende und inspirierende Tipps für den Leser.

ISBN 978-3-941633-33-9

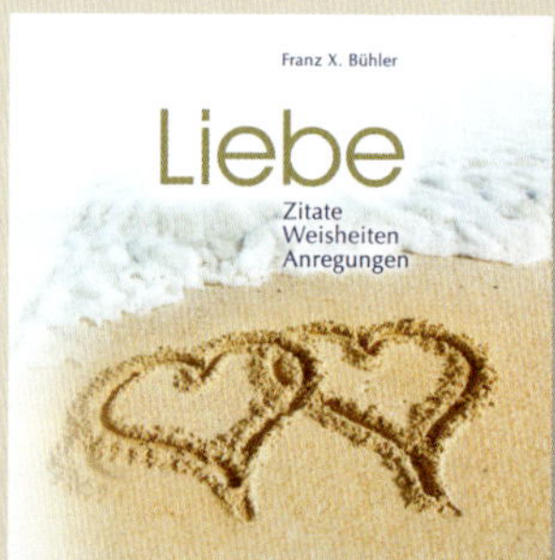

LIEBE

Zitate, Weisheiten, Anregungen

Ein Rezept für Frieden auf der Welt – Liebe deinen Nächsten wie dich selbst.

ISBN 978-3-941633-17-9

Die Piccolos

SOFTCOVER MINIBÜCHER

98 x 98 mm, 32 Seiten

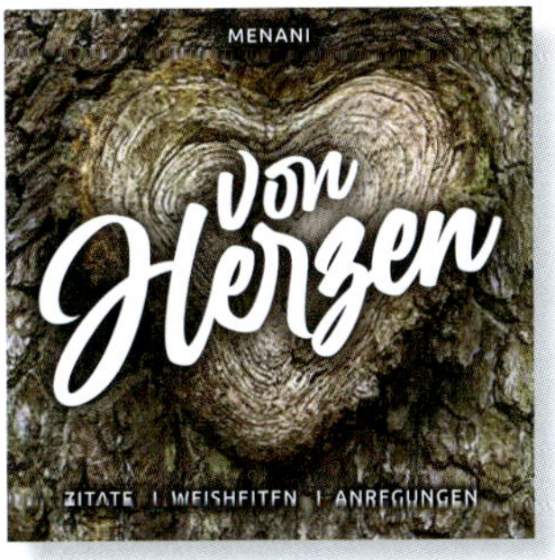

VON HERZEN

Zitate, Weisheiten, Anregungen

Die vielen guten Gedanken und Wünsche sind für Dich und kommen von Herzen.

ISBN 978-3-941633-73-5

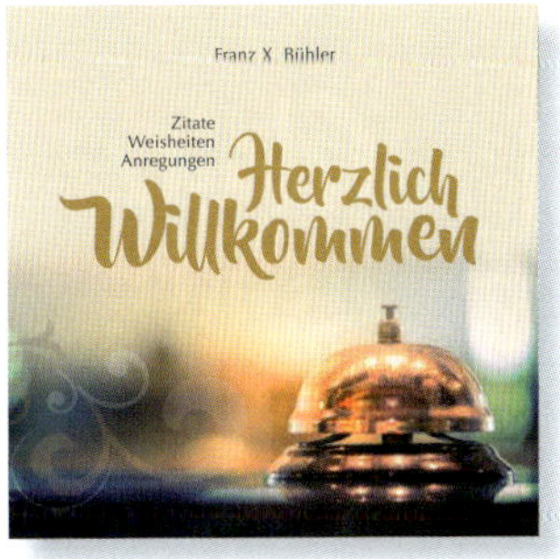

HERZLICH WILLKOMMEN

Zitate, Weisheiten, Anregungen

Welch schöneres Kompliment kann es geben, als dich willkommen zu heißen in meinem Leben.

ISBN 978-3-941633-00-1

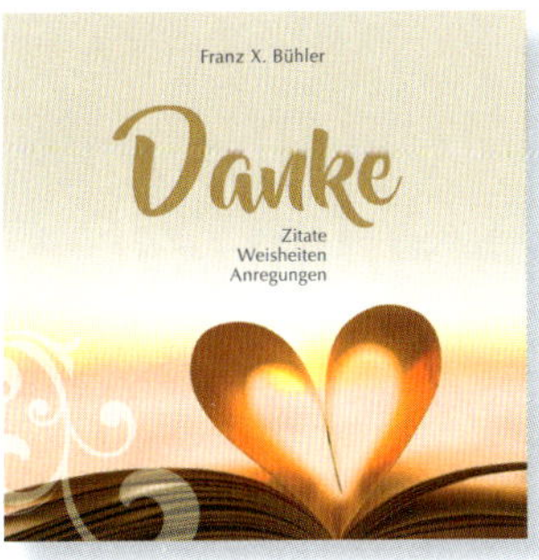

DANKE

Zitate, Weisheiten, Anregungen

Das Leben ist ein wertvoller Schatz in einer unendlichen Schatzkammer. Ein Schlüssel dazu ist die Dankbarkeit.

ISBN 978-3-941633-01-8

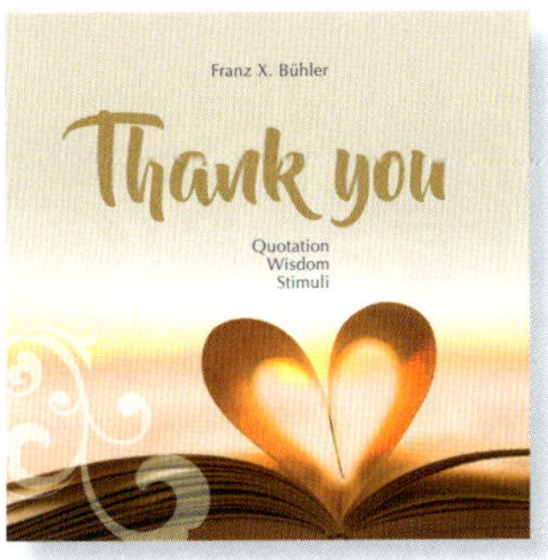

THANK YOU

Quotation, Wisdom, Stimuli

Life is a valuable treasure in an endless treasure chamber. The key to which is thankfulness

ISBN 978-3-941633-18-6

Die Midis

SOFTCOVER MINIBÜCHER

148 x 148 mm, 52/56 Seiten

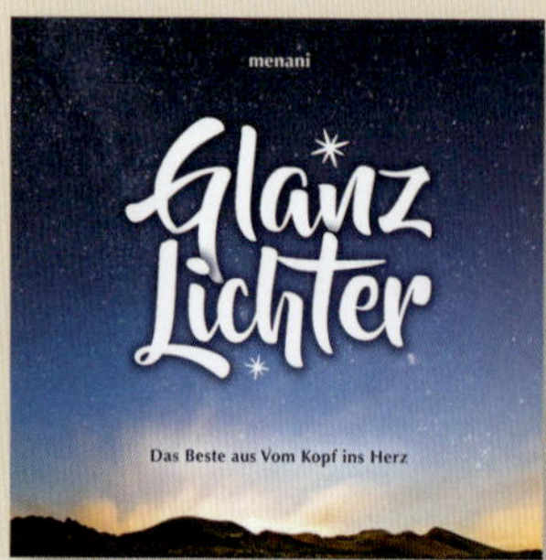

GLANZLICHTER

Zitate, Weisheiten, Anregungen

Ein Büchlein mit inspirierenden und motivierenden Gedanken. Es lässt die Augen jeden Lesers leuchten.

ISBN 978-3-941633-38-4

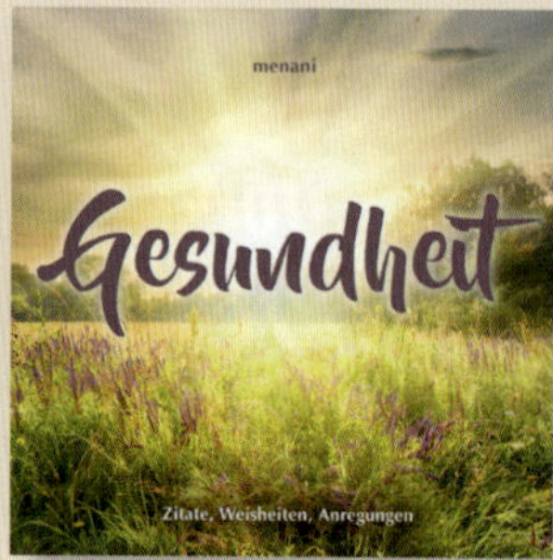

GESUNDHEIT

Zitate, Weisheiten, Anregungen

Die Gesundheit ist ein Geschenk. Hege und pflege sie behutsam und liebevoll.

ISBN 978-3-941633-04-9

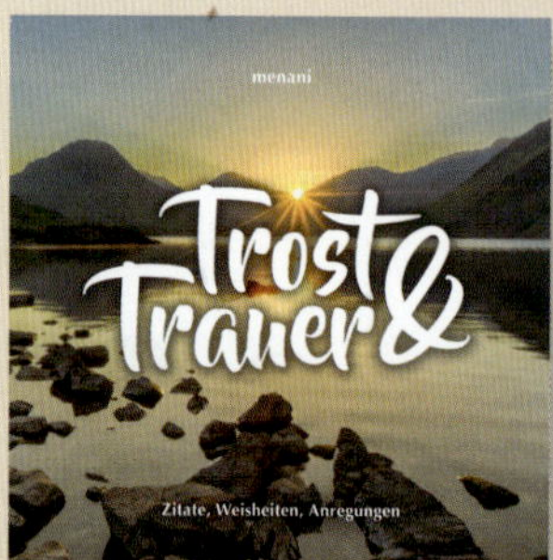

TROST & TRAUER

Zitate, Weisheiten, Anregungen

Trauer zu zeigen und dazu zu stehen, das ist wahre Stärke!

ISBN 978-3-941633-05-6

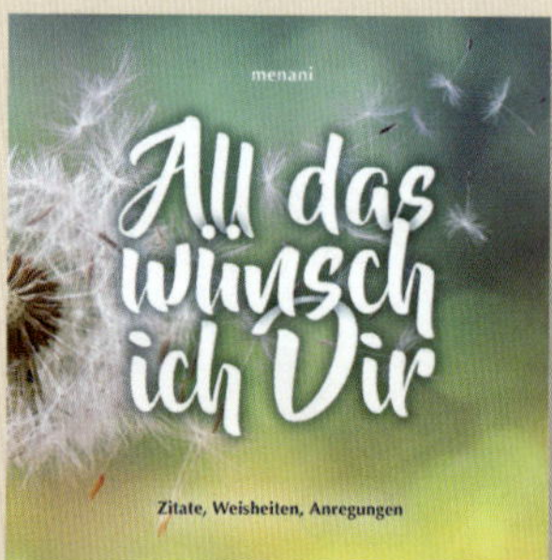

ALL DAS WÜNSCH ICH DIR

Zitate, Weisheiten, Anregungen

Diese Wünsche sollen Dein Leben bereichern und sei gewiss, sie kommen von Herzen.

ISBN 978-3-941633-30-8

NEU
Mitte Oktober 2022

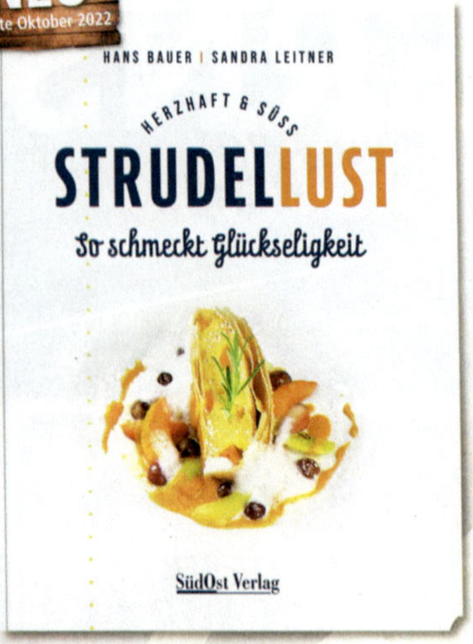

So lecker können Strudel schmecken!

Wir kennen und lieben sie. Strudel sind der Inbegriff kulinarischer Gaumenfreuden, echtes Soulfood für Leib und Seele. Ob herzhaft würzig oder himmlisch süß – Strudel können vieles sein! Dieses Buch überzeugt mit dem gesamten Strudelspektrum: schnelle Genießerstrudel für jeden Tag, leckere Suppenstrudel, feine Gourmetstrudel, traumhaft süße Strudelkreationen und raffiniertes Fingerfood in Form von kleinen Snack-Strudeln, die bei Partys und besonderen Gelegenheiten kulinarisch überzeugen. Fast 80x Strudellust – mit allen klassischen und vielen neuen und innovativen Strudeln. Mit diesem Buch steht dem Strudelglück nichts mehr im Wege. Einfach mal loslegen!

Hans Bauer & Sandra Leitner
Strudellust herzhaft & süß
So schmeckt Glückseligkeit
1. Auflage 2022, ca. 160 Seiten, Format 21 x 28 cm,
durchgehend farbig, Hardcover
ISBN 978-3-95587-813-9 · Preis: 29,90 €

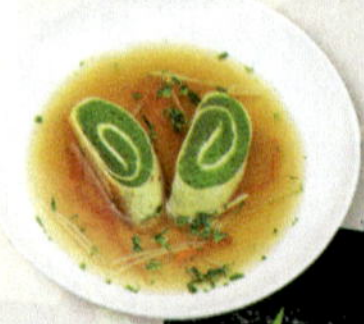

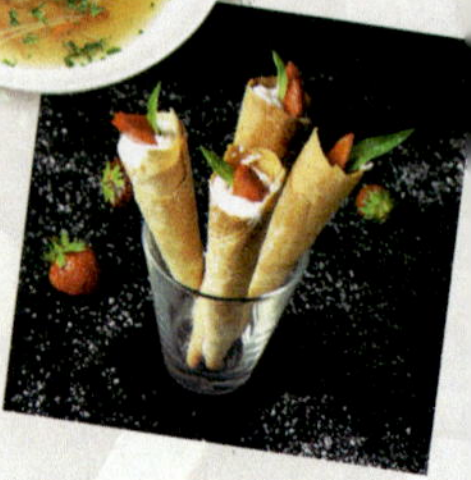

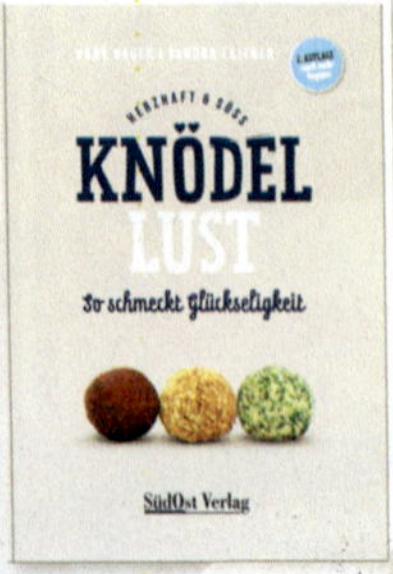

Hans Bauer & Sandra Leitner
Knödellust herzhaft & süß
So schmeckt Glückseligkeit
Überarbeitete und erweiterte 2. Auflage 2022,
184 Seiten, Format 17 x 24 cm,
durchgehend farbig, Hardcover
ISBN 978-3-95587-801-6 · Preis: 24,90 €

So schmeckt's dahoam!

Zwirl, Schoppala, Schoarnbladl – diese und viele andere traditionelle Gerichte bieten die Rauschers seit vielen Jahren im bäuerlichen Kulturzentrum „Klostermühle Altenmarkt" am Stadtrand von Cham an. Hier wird Küchengeschichte lebendig!
In diesem Buch zeigen Ihnen die beiden Autorinnen, wie Sie mit einfachen einheimischen Grundzutaten abwechslungsreich und gesund kochen können – und wie Sie es schaffen, Lebensmittel nachhaltig zu verwerten. Viele der Gerichte sind rasch zubereitet und erfordern keine großen Vorkenntnisse.

Mehr als 200 Rezepte, Anregungen und Ideen – saisonal, regional und vor allem: unglaublich guad!

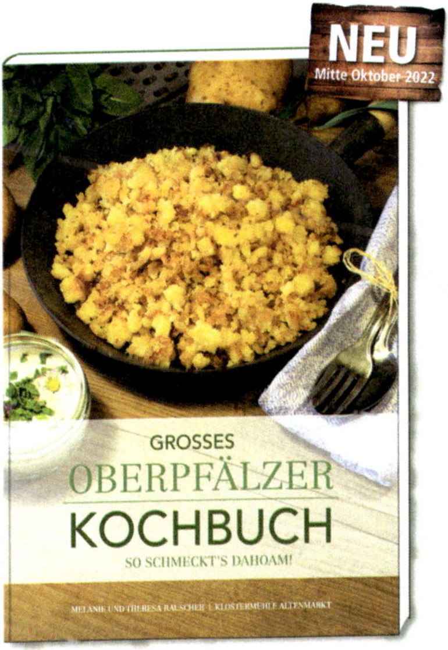

Melanie Rauscher & Theresa Rauscher
Klostermühle Altenmarkt
Großes Oberpfälzer Kochbuch
So schmeckt's dahoam!
1. Auflage 2022, ca. 180 Seiten, Format 17 x 24 cm, durchgehend farbig, Hardcover
ISBN 978-3-95587-097-3 · Preis: 24,90 €

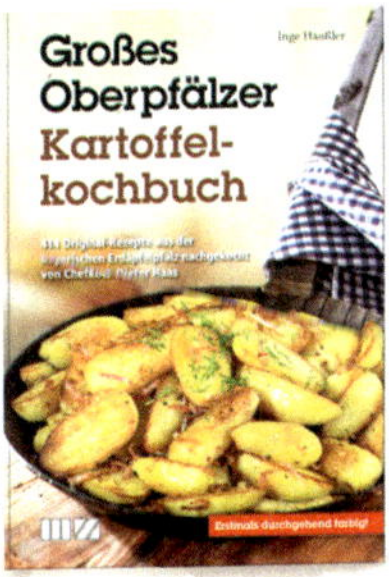

Inge Häußler
Großes Oberpfälzer Kartoffelkochbuch
7. Auflage 2020, 248 Seiten, Format 17 x 24 cm, durchgehend farbig, Hardcover
ISBN 978-3-86646-309-7 · Preis: 19,90 €

Oberpfälzer Küchengeheimnisse ♥

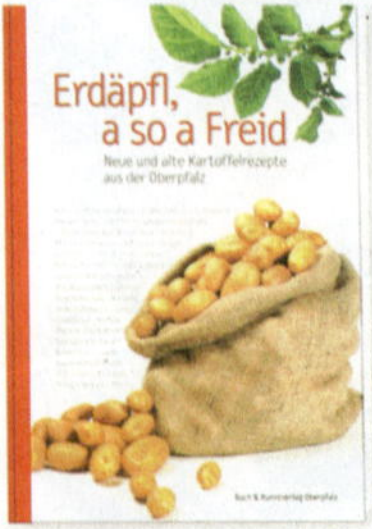

Erdäpfl, a so a Freid
Neue und alte Kartoffelrezepte aus der Oberpfalz
2. Auflage, 176 Seiten
ISBN 978-3-935719-95-7
Preis: 19,95 €

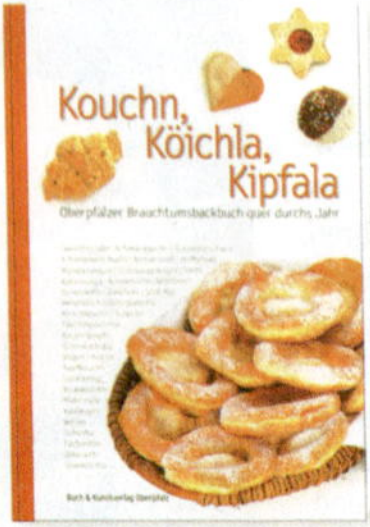

Kouchn, Köichla, Kipfala
Oberpfälzer Brauchtums-backbuch quer durchs Jahr
3. Auflage, 160 Seiten
ISBN 978-3-935719-77-3
Preis: 19,95 €

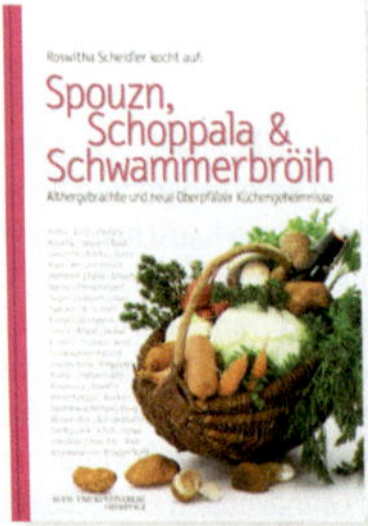

Roswitha Scheidler
Spouzn, Schoppala & Schwammerbröih
Althergebrachte und neue Oberpfälzer Küchengeheimnisse
8. Auflage, 160 Seiten
ISBN 978-3-95587-024-9
Preis: 19,95 €

Alle Bücher: 17 x 24 cm, durchgehend farbig, Hardcover

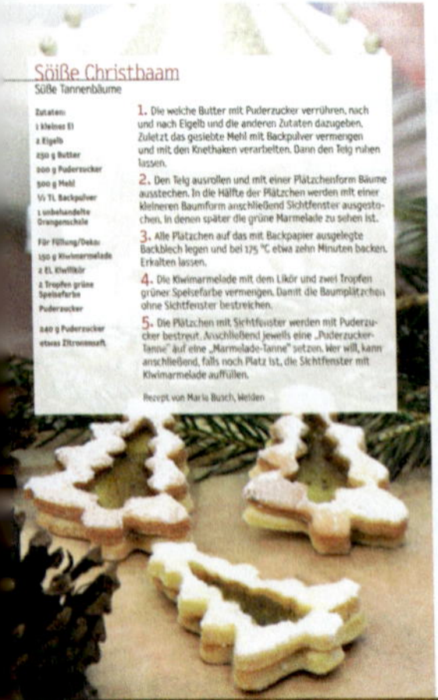

Söiße Christbaam
Süße Tannenbäume

Zutaten:
1 kleines Ei
2 Eigelb
250 g Butter
200 g Puderzucker
500 g Mehl
½ TL Backpulver
1 unbehandelte Orangenschale

Für Füllung/Deko:
150 g Kiwimarmelade
2 EL Kiwilikör
2 Tropfen grüne Speisefarbe
Puderzucker

240 g Puderzucker
etwas Zitronensaft

1. Die weiche Butter mit Puderzucker verrühren, nach und nach Eigelb und die anderen Zutaten dazugeben. Zuletzt das gesiebte Mehl mit Backpulver vermengen und mit den Knethaken verarbeiten. Dann den Teig ruhen lassen.

2. Den Teig ausrollen und mit einer Plätzchenform Bäume ausstechen. In die Hälfte der Plätzchen werden mit einer kleineren Baumform anschließend Sichtfenster ausgestochen, in denen später die grüne Marmelade zu sehen ist.

3. Alle Plätzchen auf das mit Backpapier ausgelegte Backblech legen und bei 175 °C etwa zehn Minuten backen. Erkalten lassen.

4. Die Kiwimarmelade mit dem Likör und zwei Tropfen grüner Speisefarbe vermengen. Damit die Baumplätzchen ohne Sichtfenster bestreichen.

5. Die Plätzchen mit Sichtfenster werden mit Puderzucker bestreut. Anschließend jeweils eine „Puderzucker-Tanne" auf eine „Marmelade-Tanne" setzen. Wer will, kann anschließend, falls noch Platz ist, die Sichtfenster mit Kiwimarmelade auffüllen.

Rezept von Maria Busch, Weiden

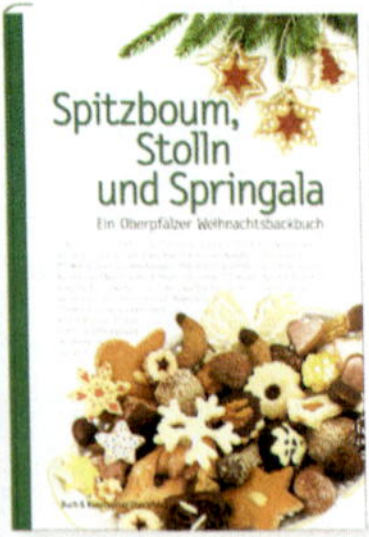

Spitzboum, Stolln und Springala
Ein Oberpfälzer Weihnachtsbackbuch
2. Auflage, 176 Seiten
ISBN 978-3-95587-055-3
Preis: 19,95 €

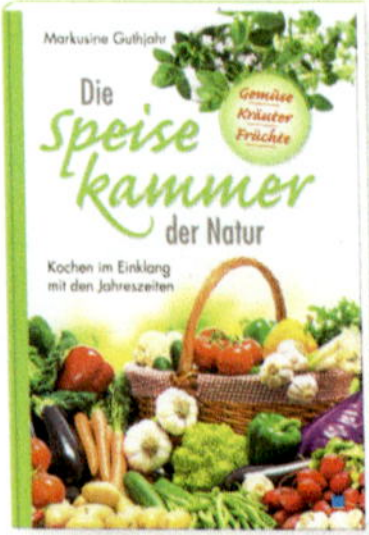

Markusine Guthjahr
Die Speisekammer der Natur
Kochen im Einklang mit den Jahreszeiten
1. Auflage 2020, 192 Seiten
ISBN 978-3-95587-074-4
Preis: 19,95 €

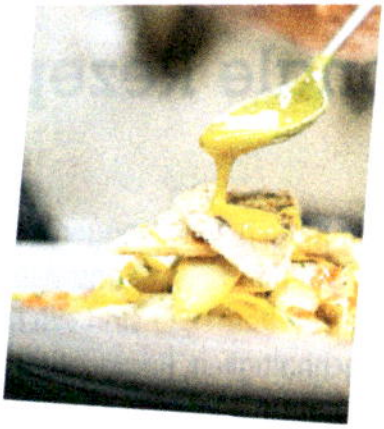

Weltenburg – kaum ein Ort steht so sehr für Kraft und Beständigkeit. Seit über 1000 Jahren windet sich die Donau um die Klostermauern und den davorliegenden Kiesstrand herum. Wie stark dieser Ort ist, spürt man, wenn man ihn betritt. Eine besondere Stimmung aus Schönheit, Genuss und – nicht zuletzt angesichts der unzähligen internationalen Gäste – Weltoffenheit umgibt ihn. Dort wird seit anno 1050 nachweislich das älteste Klosterbier gebraut; die Klosterküche zeigt sich Genussfreunden aus aller Welt von seiner vielfältigsten Seite. Diese besondere Stimmung, diese Emotionen hat die Klosterbrauerei Weltenburg nun zusammen mit Bierliebhabern und Experten in einem einzigartigen Genussbuch vereint. Zusammen mit Köchen, Gastronomen und vielen mehr tauchen Sie in dieses kulinarische Erlebnis ein!

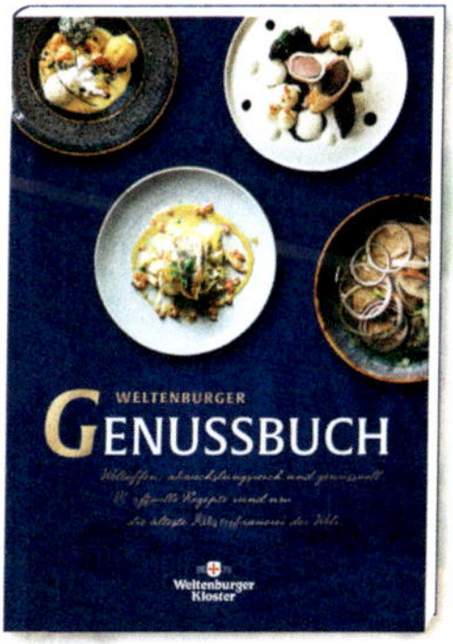

Fotos: Simon Gehr und Franziska Frank

Weltenburger Genussbuch
Weltoffen, abwechslungsreich und genussvoll
Kraftvolle Rezepte rund um die älteste Klosterbrauerei der Welt
1. Auflage 2022, 136 Seiten, 17 x 24 cm, durchgehend farbig, Hardcover
ISBN 978-3-95587-412-4 · Preis: 19,90 €

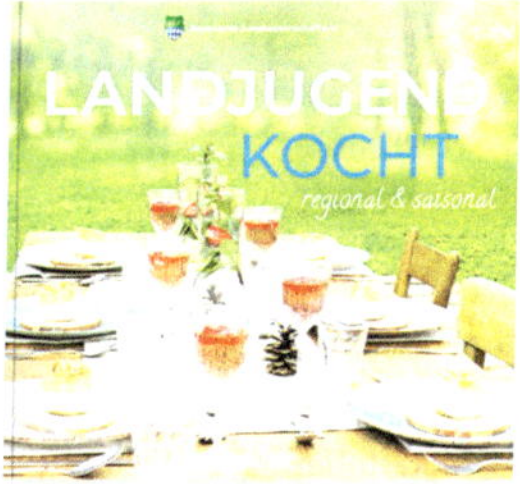

Feinste Rezepte aus (Ur-)Omas Zeiten – kombiniert mit modernen Ideen und Zubereitungsweisen! Das Buch „Landjugend kocht" zeigt, dass umweltbewusste Ernährung nichts mit Verzicht zu tun haben muss. Die Bayerische Jungbauernschaft hat sich auf Rezeptsuche begeben: Gerichte mit regionalen Zutaten für jede Jahreszeit, bestehend aus heimischen Produkten. Neben zahlreichen Rezepten enthält das Buch hilfreiche Tipps und spannendes Hintergrundwissen zu den verwendeten Produkten sowie zu deren Anbau und Herstellung. Ein nachhaltiges Kochbuch, gut für Leib und Seele – und unsere Natur!

Bayerische Jungbauernschaft e. V. (Hg.)
Landjugend kocht – regional & saisonal
1. Auflage 2021, 168 Seiten, Format 22,5 x 20,5 cm, durchgehend farbig, Hardcover
ISBN 978-3-95587-786-6 · Preis: 19,90 €

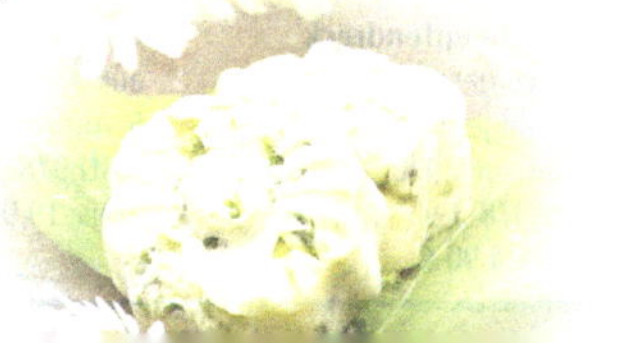

Regionale und saisonale Rezeptideen

Format 17 x 24 cm, durchgehend farbig, Hardcover

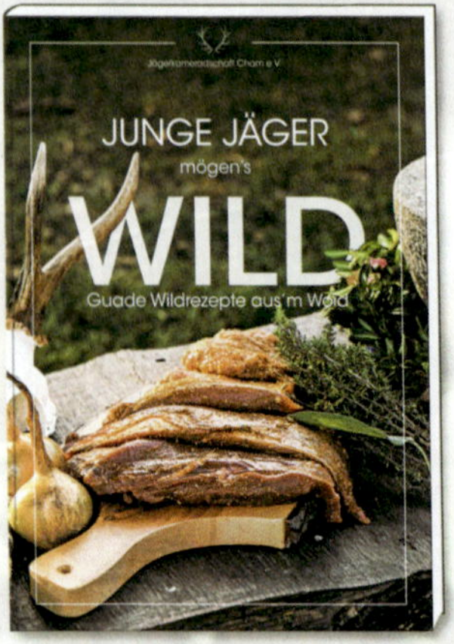

Die jungen Jäger mögen's WILD in Wald und Flur – und wild auf ihren Tellern! Sie sind WILD auf Nachhaltigkeit, Regionalität, Saisonalität, Tierwohl und die Natur. In diesem Kochbuch finden Sie alles rund ums Thema Wild: Hintergrundinfos, Basiswissen, feinste Rezepte. Kommen Sie mit auf eine kulinarische Reise und entdecken Sie die WILDE Welt der jungen Jäger!

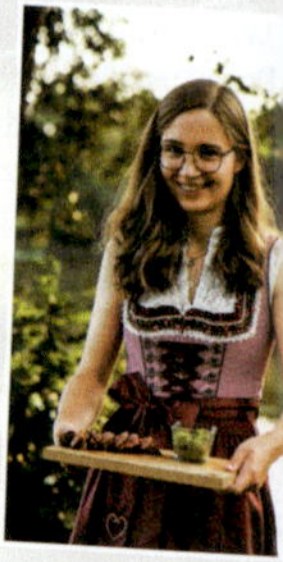

Jägerkameradschaft Cham e. V.
Junge Jäger mögen's WILD
Guade Wildrezepte aus'm Woid
1. Auflage 2022, 176 Seiten
ISBN 978-3-95587-800-9 · Preis: 24,90 €

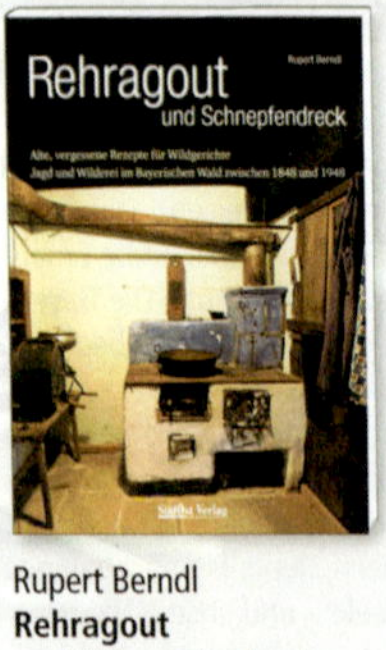

Rupert Berndl
Rehragout und Schnepfendreck
Alte, vergessene Rezepte für Wildgerichte
1. Auflage 2020, 176 Seiten
ISBN 978-3-95587-767-5
Preis: 24,90 €

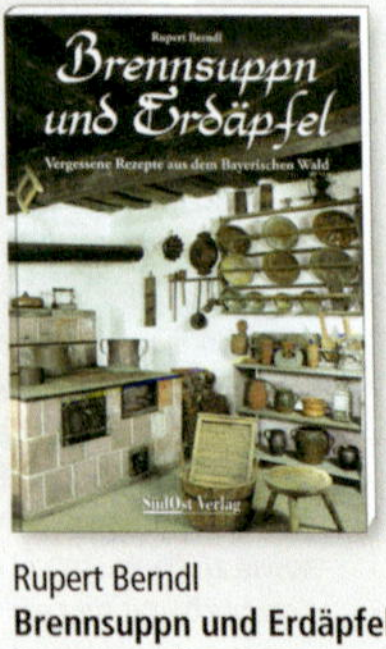

Rupert Berndl
Brennsuppn und Erdäpfel
Vergessene Rezepte aus dem Bayerischen Wald
5. Auflage 2019, 160 Seiten
ISBN 978-3-89682-201-7
Preis: 19,90 €

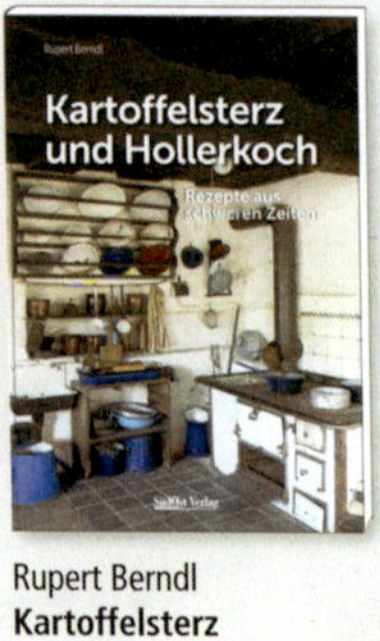

Rupert Berndl
Kartoffelsterz und Hollerkoch
Rezepte aus schweren Zeiten
2. Auflage 2019, 144 Seiten
ISBN 978-3-86646-701-9
Preis: 24,90 €

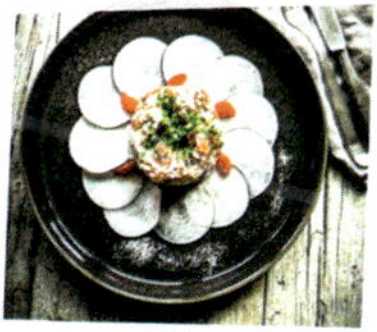

Feinste Fischgerichte & mehr!

Garnelen, Krebse, Kaviar – würden Sie das in der Oberpfalz erwarten? Ja, das gibt es tatsächlich, aber auch herrliche Forellen, Saiblinge, Zander – und allen voran natürlich den Oberpfälzer Spiegelkarpfen, der inzwischen hoffähig geworden ist und sich bei „fine dining" absolut nicht verstecken muss.
Erleben Sie auf einer Reise durch die Oberpfalz von der Donau bis zum Stiftland die vielfältigen Landschaften, die Besonderheiten ihrer Natur, Kultur und Wirtschaft. Und entdecken und genießen Sie mit der Autorin die speziellen Produkte ganz besonderer Qualität und Güte, die die Gewässer der einzelnen Region bieten: zubereitet in traditioneller Art, aber auch in vielen neuen, eigens kreierten Rezepten. Einfach nachzukochen, aber dennoch raffiniert.

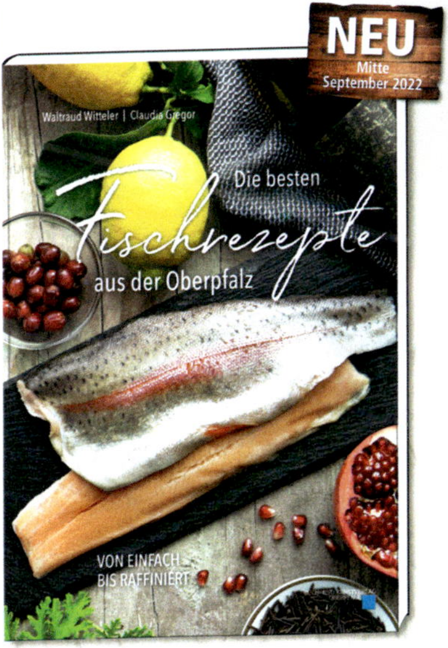

Waltraud Witteler & Claudia Gregor
Die besten Fischrezepte aus der Oberpfalz – von einfach bis raffiniert
1. Auflage 2022, ca. 180 Seiten, Format 17 x 24 cm, durchgehend farbig, Hardcover
ISBN 978-3-95587-083-6 · Preis: 24,90 €

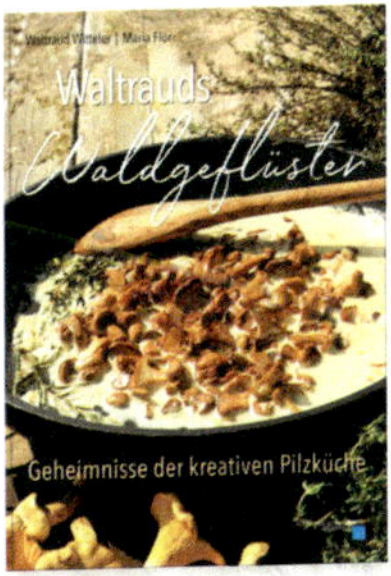

Waltraud Witteler & Maria Flor
Waltrauds Waldgeflüster
Geheimnisse der kreativen Pilzküche
1. Auflage 2020, 176 Seiten
ISBN 978-3-95587-069-0 · Preis: 19,90 €

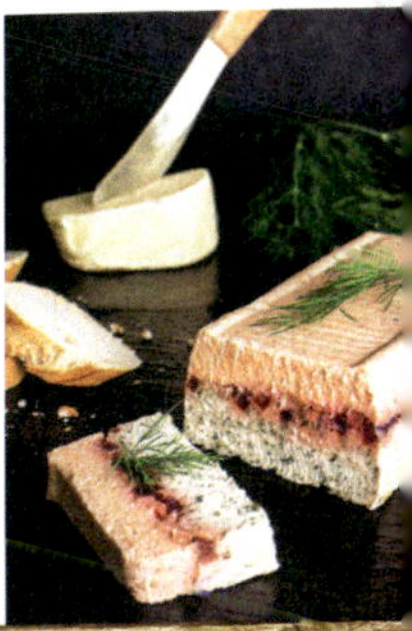

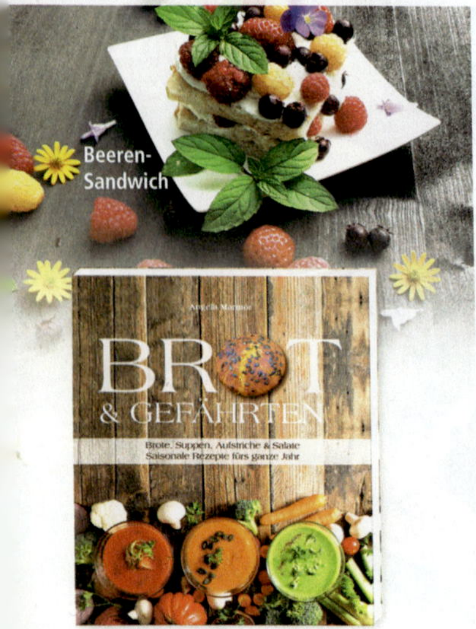

Angela Marmor · **Brot & Gefährten**
Brote, Suppen, Aufstriche & Salate
Saisonale Rezepte fürs ganze Jahr
1. Auflage 2021, 200 S., Format 21 x 24 cm, durchgehend farbig, Hardcover
ISBN 978-3-95587-782-8 · Preis: 24,90 €

Deutschland – Brotland! Die deutsche Brotkultur wurde von der UNESCO im Jahr 2014 als immaterielles Kulturerbe ausgezeichnet. Brot ist für uns Unterlage, Zutat, Beilage – Grundnahrungsmittel. Warum also nicht mal selber backen? Mit diesem wunderbaren Buch können Sie mit relativ geringem Arbeitsaufwand herrlich feine Brote zaubern! Und als zusätzliches Schmankerl finden Sie neben den Brotbackrezepten tolle saisonale Ideen zu Suppen, Aufstrichen und Salaten. Also alles fürs Brot, aufs Brot, zum Brot!

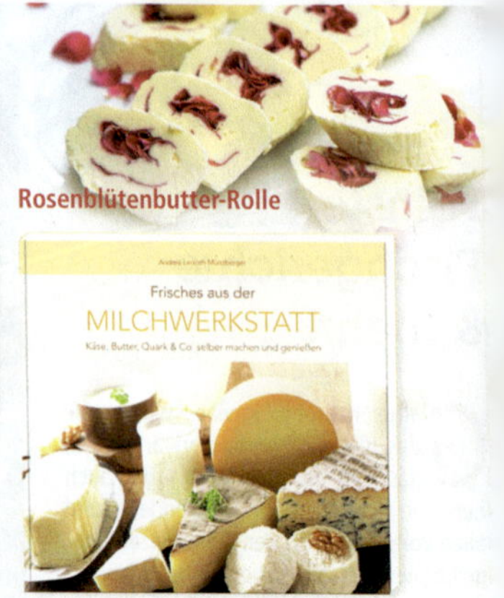

Andrea Leuoth-Münzberger
Frisches aus der Milchwerkstatt
Käse, Butter, Quark & Co.
selber machen und genießen
1. Auflage 2021, 160 S., Format 22 x 20,5 cm, durchgehend farbig, Hardcover
ISBN 978-3-95587-773-6 · Preis: 19,90 €

Den ersten selbstgemachten Käse in den Händen zu halten – dieses Gefühl sollten Sie sich nicht entgehen lassen! Zuhause Käse & Co. herzustellen ist nicht so schwer, wie viele meinen. Mit diesem Buch und den darin enthaltenen Schritt-für-Schritt-Anleitungen steht der Herstellung eigener Milchprodukte nichts mehr im Weg.

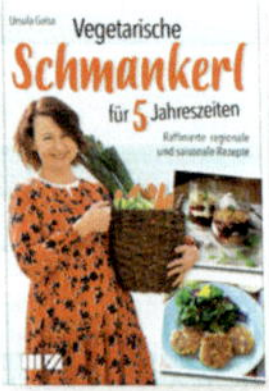

Ursula Gaisa
Vegetarische Schmankerl für 5 Jahreszeiten
Raffinierte regionale und saisonale Rezepte
1. Auflage 2019, 152 Seiten, 17 x 24 cm, durchgehend farbig, Hardcover
ISBN 978-3-86646-341-7
Preis: 19,90 €

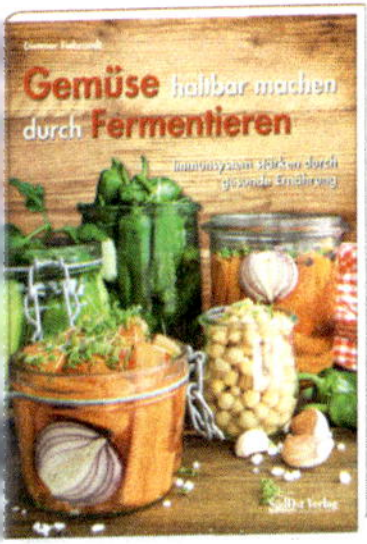

Dietmar Fiebrandt
Gemüse haltbar machen durch Fermentieren
Immunsystem stärken durch gesunde Ernährung
2. Auflage 2020, 160 Seiten, Format 17 x 24 cm, durchgehend farbig, Hardcover
ISBN 978-3-95587-763-7
Preis: 19,90 €

Der eigene Garten als Speisekammer fürs ganze Jahr: eine tolle Vorstellung – aber wie kann das funktionieren? Ganz einfach: man fermentiert! Der Autor hat zahlreiche Rezepte und Tipps gesammelt, die dem Leser helfen, feine Fermente aus regionalem Kultur- und Wildgemüse herzustellen!

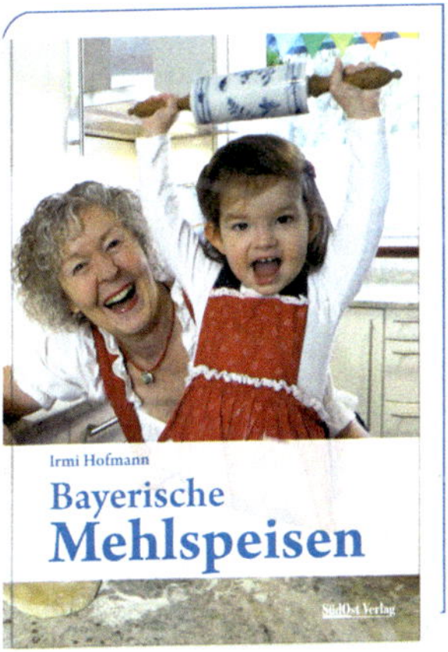

Irmi Hofmann · **Bayerische Mehlspeisen**
3. Auflage 2020, 160 Seiten, Format 17 x 24 cm, durchgehend farbig, Hardcover
ISBN 978-3 95587-730-9 · Preis: 19,90 €

Schon die Vorstellung von Kaiserschmarrn, Marillenbuchteln oder Reiberdatschi wärmt den Bauch, bringt Wohlgefühl und erinnert an Gerüche, Geschmack und Erlebnisse aus der Küche der Kindheit. Schön, wenn man sich diesen Schatz unserer bayerischen Küchenkultur aneignen, genießen und weitergeben kann. Freude am Kochen und Genuss beim Essen tun Leib und Seele gut!

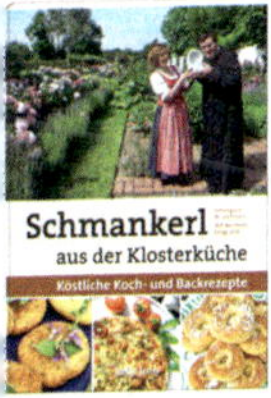

Irmi Hofmann
Schmankerl aus der Klosterküche
Köstliche Koch- und Backrezepte
192 Seiten, Format 17 x 24 cm, durchgehend farbig, Hardcover
ISBN 978-3-86646-705-7
Preis: 19,90 €

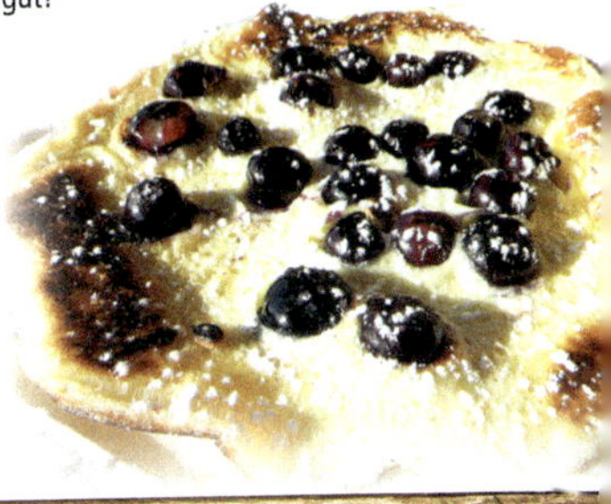

Die schönsten Wirtshäuser unserer Region!

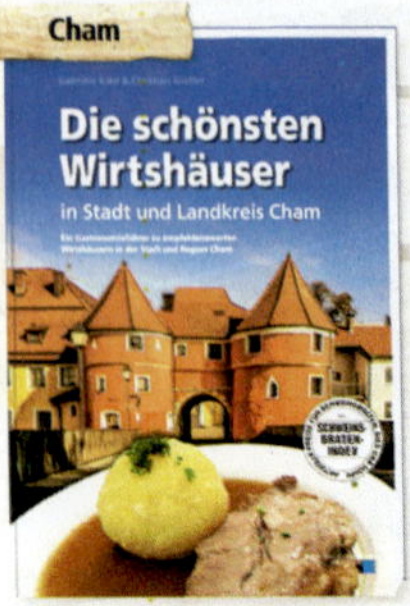

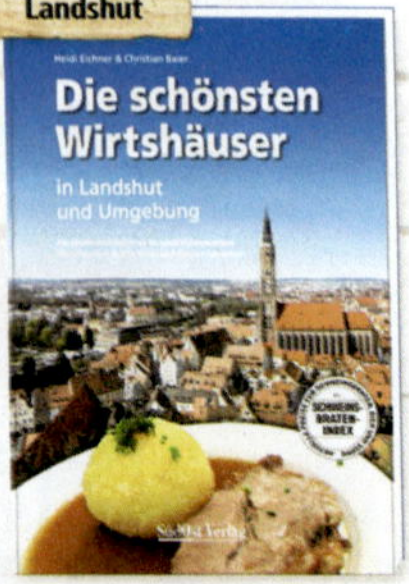

Titelfoto: Uschi Gillitzer

G. Kiesl & C. Greller
Die schönsten Wirtshäuser in Stadt und Landkreis Cham
1. Auflage 2021, 128 Seiten
ISBN 978-3-95587-076-8

Heidi Eichner & Christian Baier
Die schönsten Wirtshäuser in Landshut und Umgebung
1. Auflage 2018, 200 Seiten
ISBN 978-3-95587-720-0

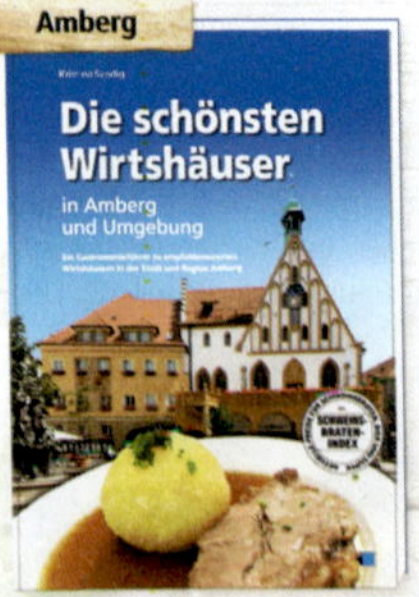

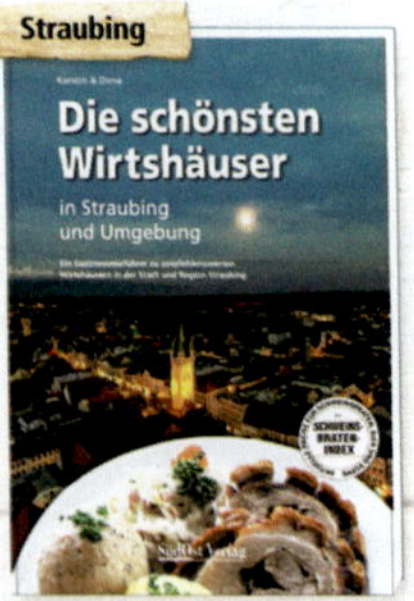

Kristina Sandig
Die schönsten Wirtshäuser in Amberg und Umgebung
200 Seiten
ISBN 978-3-95587-047-8

Kerstin & Dima
Die schönsten Wirtshäuser in Straubing und Umgebung
240 Seiten
ISBN 978-3-86646-776-7

17 x 24 cm, durchgehend farbig, Hardcover, Preis: 19,90 €

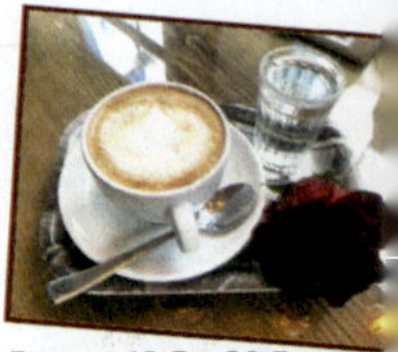

Format 13,5 x 20,5 cm, durchgehend farbig, Broschur, Preis: ~~17,90 €~~

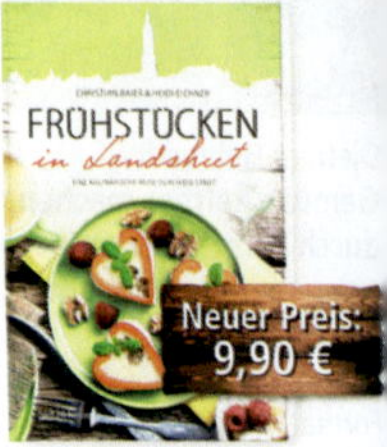

Christian Baier & Heidi Eich
Frühstücken in Landshut
Eine kulinarische Reise durch die Stadt
1. Auflage 2020, 176 Seiten
ISBN 978-3-95587-760-6

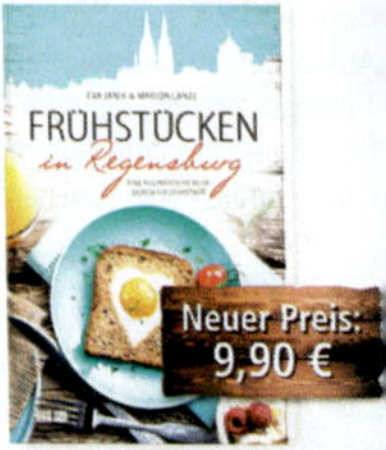

Eva Janik & Marion Lanzl
Frühstücken in Regensbu
Eine kulinarische Reise durch die Domstadt
1. Auflage 2019, 176 Seiten
ISBN 978-3-86646-376-9

Kartenspielen mit Erich Rohrmayer

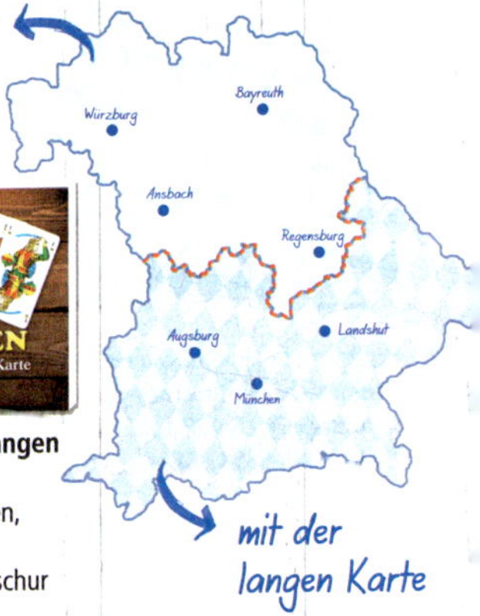

Watten, Wallachen, Schafkopfen mit der langen oder der kurzen Karte – egal, um welches Kartenspiel es sich dreht: Erich Rohrmayer weiß Bescheid! Auf einem Bauernhof mit Gastwirtschaft in der Nähe von Schierling groß geworden, beschäftigt sich Rohrmayer, seit er denken kann, mit Kartenspielen. Im Laufe der Jahre hat er festgestellt, dass viele Leute gerne Karten spielen würden, aber oft einfach niemanden haben, der ihnen die Spiele beibringt. Mit seinen Ratgebern will er diesem Umstand Abhilfe schaffen und einen Beitrag dazu leisten, dass das „Karteln" nicht ausstirbt.

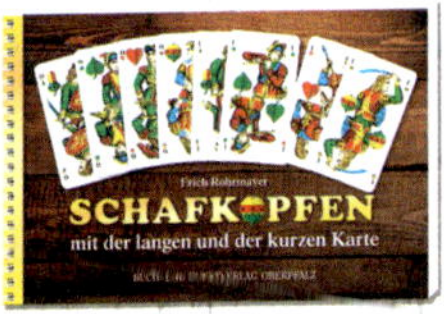

Schafkopfen mit der langen und der kurzen Karte
1. Auflage 2020, 88 Seiten,
Format 20,5 x 13,5 cm,
durchgehend farbig, Broschur
mit Drahtkammbindung
ISBN 978-3-95587-070-6
Preis: 14,90 €

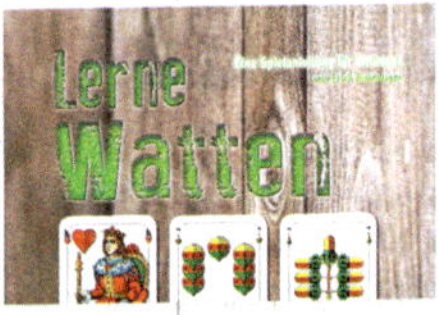

Lerne Watten, 3. Auflage 2022
ISBN 978-3-95587-090-4 · Preis: 14,90 €

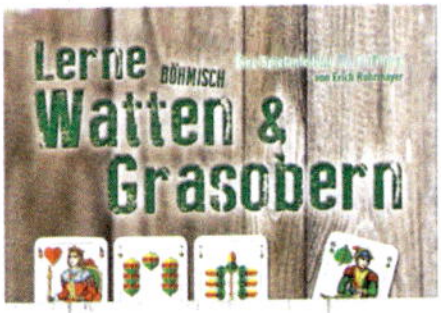

Lerne Böhmisch Watten & Grasobern
ISBN 978-3-95587-056-0 · Preis: 9,95 €

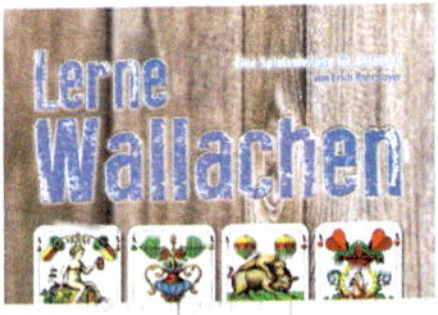

Lerne Wallachen
ISBN 978-3-95587-023-2 · Preis: 9,95 €

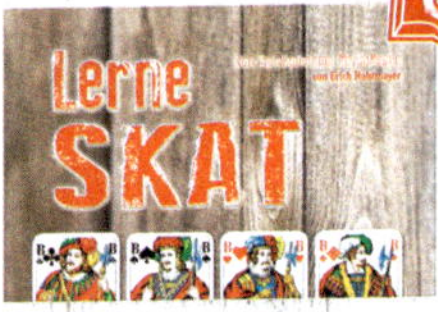

Lerne Skat
ISBN 978-3-95587-035-5 · Preis: 9,95 €

je 80 Seiten, Format 17,5 x 11,5 cm, durchgehend farbig illustriert, Broschur mit Spiralbindung und Umschlag

Format 27 x 24 cm, durchgehend farbig, Hardcover

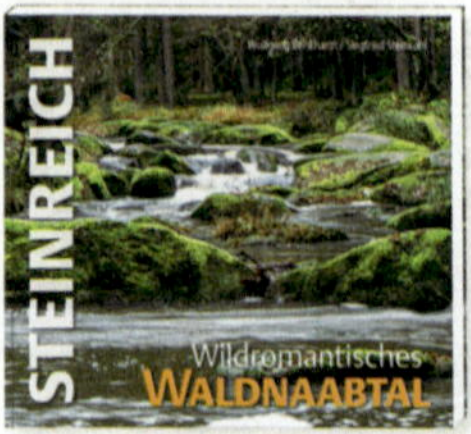

Wolfgang Benkhardt & Siegfried Steinkohl
Steinreich – Wildromantisches Waldnaabtal
1. Auflage 2021, 128 Seiten
ISBN 978-3-95587-086-7 · Preis: 24,90 €

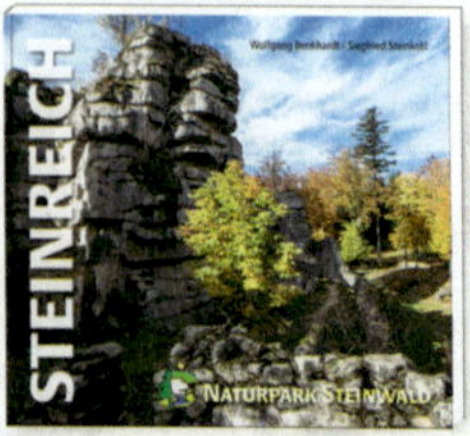

Wolfgang Benkhardt & Siegfried Steinkohl
Steinreich – Naturpark Steinwald
1. Auflage 2020, 128 Seiten
ISBN 978-3-95587-079-9 · Preis: 19,90 €

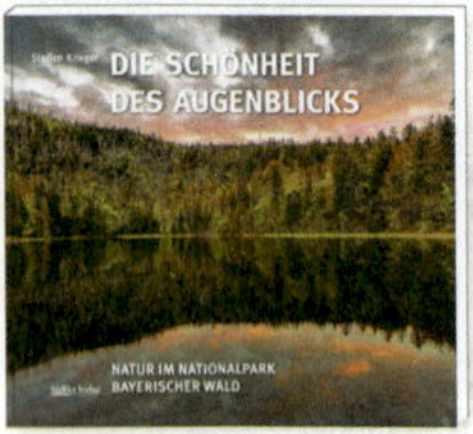

Steffen Krieger
Die Schönheit des Augenblicks
Natur im Nationalpark Bayerischer Wald
1. Auflage 2018, 176 Seiten
ISBN 978-3-86646-786-6 · Preis: 29,90 €

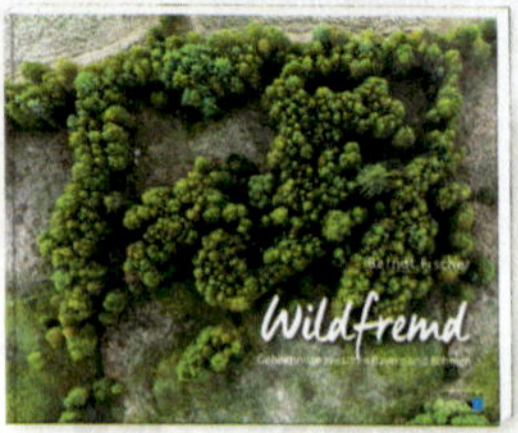

Berndt Fischer · **Wildfremd**
Geheimnisse zwischen Bayern und Böhmen
1. Auflage 2020, 176 Seiten, 30,3 x 24 cm,
durchgehend farbig, Hardcover
ISBN 978-3-95587-075-1 · Preis: 29,90 €

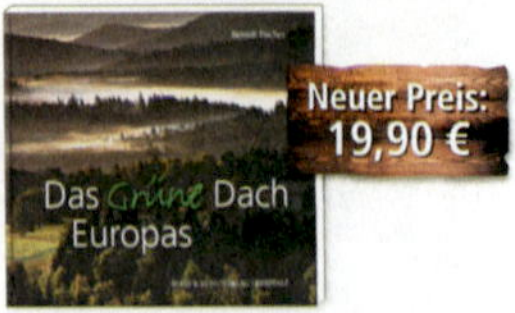

Berndt Fischer
Das Grüne Dach Europas
144 Seiten
ISBN 978-3-935719-85-8 · früher: ~~24,95 €~~

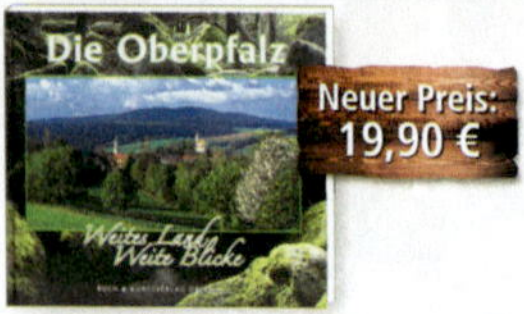

Günter Moser & Bernhard Setzwein
Die Oberpfalz · Weites Land, weite Blicke
2. Auflage, 176 Seiten
ISBN 978-3-935719-88-9 · früher: ~~29,95 €~~

Jetzt erhältlich in der überarbeiteten 2. Auflage!

Eindrucksvolle Gipfel wie Großer und Kleiner Arber, Rachel oder Lusen, abgeschiedene Hochmoore, wildromantische, düstere Schluchten und weite, liebliche Ausblicke auf sanfte Bergrücken und grüne Täler verleihen dem Bayerischen Wald seinen einzigartigen Charme. In den wunderschönen Aufnahmen von Kai Ulrich Müller spiegelt sich die ganze Vielfalt des Bayerischen Waldes wider.

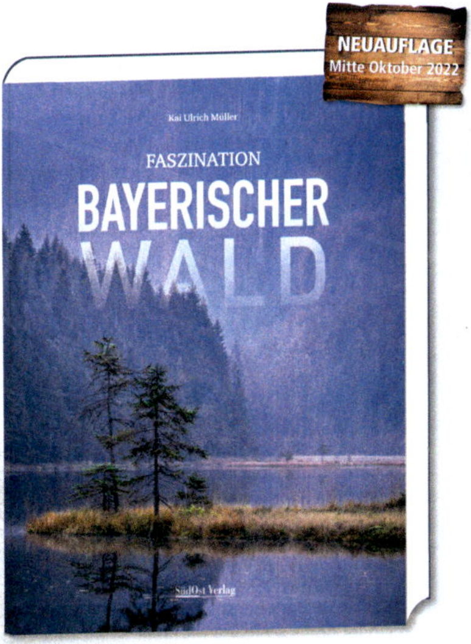

Kai Ulrich Müller
Faszination Bayerischer Wald
Überarbeitete 2. Auflage 2022,
ca. 244 Seiten, Format 24 x 32 cm,
durchgehend farbig, Hardcover
ISBN 978-3-95587-816-0 · Preis: 39,90 €

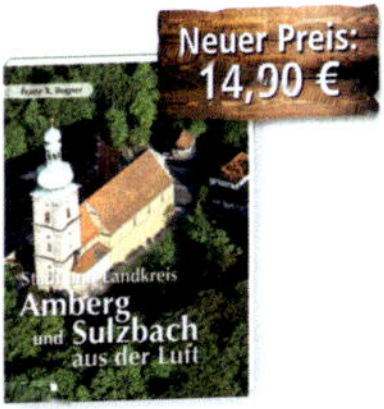

Franz X. Bogner
Stadt und Landkreis Amberg und Sulzbach aus der Luft
1. Auflage 2019, 192 Seiten,
Format 21 x 28 cm,
durchgehend farbig, Hardcover
ISBN 978-3-95587-066-9
früher: ~~29,90 €~~

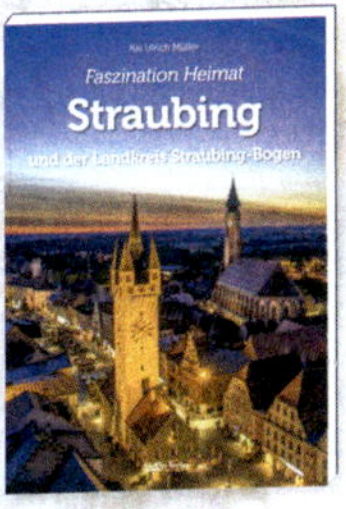

Faszination Heimat Straubing und der Landkreis Straubing-Bogen
1. Auflage 2021, 144 Seiten,
Format 21 x 29,7 cm,
durchgehend farbig, Hardcover
ISBN 978-3-95587-778-1
Preis: 29,90 €

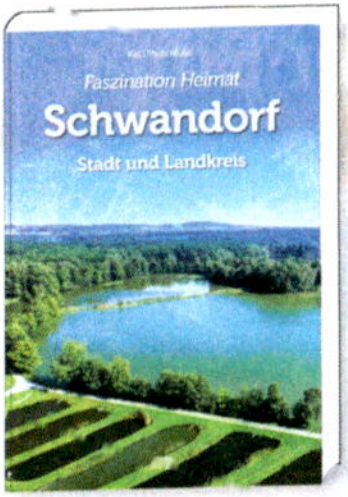

Faszination Heimat Schwandorf Stadt und Landkreis
1. Auflage 2020, 144 Seiten,
Format 21 x 29,7 cm,
durchgehend farbig, Hardcover
ISBN 978-3-86646-388-2
Preis: 29,90 €

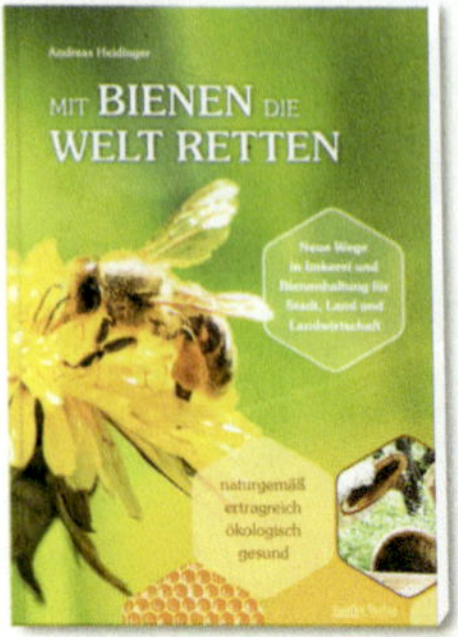

Andreas Heidinger
Mit Bienen die Welt retten
Neue Wege in Imkerei und Bienenhaltung für Stadt, Land und Landwirtschaft
Naturgemäß, ertragreich, ökologisch, gesund
1. Auflage 2022, 160 Seiten, Format 17 x 24 cm, durchgehend farbig, Klappenbroschur
ISBN 978-3-95587-798-9
Preis: 19,90 €

Sie möchten mehr über nachhaltiges Imkern lernen? Über ein gesundes Miteinander von Biene und Mensch? Im Mittelpunkt dieses Buches steht die naturgemäße, ertragreiche, einfache und ökologische Bienenhaltung mit der neu entwickelten Bienenkugel-PRO. Bienen verbinden, von Bienen kann man lernen. Für interessierte Einsteiger ebenso geeignet wie für Imker, die rückenschonender und nachhaltig gesünder Bienen halten möchten.

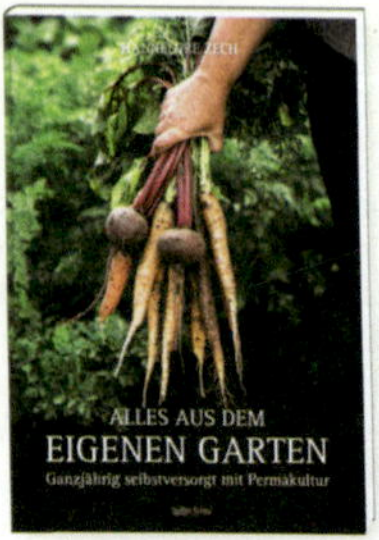

Hannelore Zech
Alles aus dem eigenen Garten
Ganzjährig selbstversorgt mit Permakultur
1. Auflage 2021, 160 Seiten, Format 17 x 24 cm, durchgehend farbig, Hardcover
ISBN 978-3-95587-775-0
Preis: 19,90 €

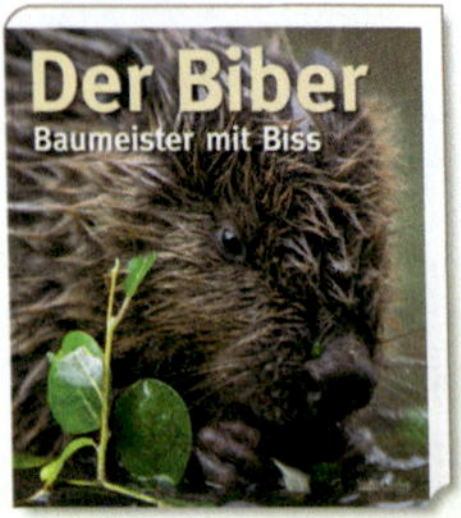

Volker Zahner, Markus Schmidbauer, Gerhard Schwab & Christof Angst
Der Biber
Baumeister mit Biss
2. Auflage 2022, 192 Seiten, Format 23,5 x 26,5 cm, durchgehend farbig, Hardcover
ISBN 978-3-95587-793-4
Preis: 34,90 €

Kaum eine andere Tierart Mitteleuropas hatte ein so erfolgreiches Comeback wie der Biber. Durch Stauen, Fällen und Bauen schaffen die Tiere einen wirksamen Biotopverbund von ganzen Gewässersystemen und lassen verschwundene Arten zurückkehren. Dieses Buch basiert auf jahrelanger Forschung und täglicher Arbeit vor Ort. Es will den Blick schärfen für das Zusammenspiel von Biberaktivität und Artenvielfalt und eine Lanze brechen für das Miteinander von Mensch und Biber.

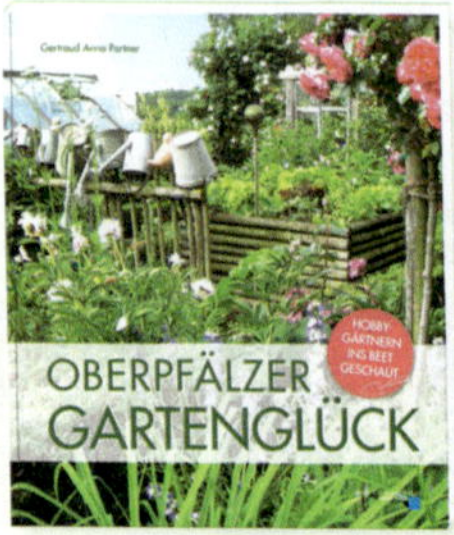

Gertraud Anna Portner
Oberpfälzer Gartenglück
Hobbygärtnern ins Beet geschaut
1. Auflage 2021, 176 Seiten, Format 21 x 24 cm, durchgehend farbig, Hardcover
ISBN 978-3-95587-081-2
Preis: 24,90 €

Mit GPS-Koordinaten der Bäume!

Wissen Sie, mit welch ausgeklügelten Strategien Eichen und Linden gegen die Gebrechen des Alters kämpfen? Oder warum ein scheinbar harmloser, kleiner Pilz aus Südostasien den Germanen große Angst gemacht hätte? Wieso verdanken wir eigentlich dem französischen König Ludwig XIV. die älteste Eichenallee Nordbayerns und einfachen Schäfern die vielleicht schönste Lindengruppe Bayerns? In der Oberpfalz gibt es ganz besondere Baumpersönlichkeiten. In der erweiterten Neuauflage sind noch einige charakterstarke Baumriesen dazukommen, wie die elegante Eiche mit dem wohlklingend falschen Namen oder der Brotbaum mit den sechs Gipfeln. Im Buch stellt sie der Autor Ihnen in eindrucksvollen Fotografien vor und Sie erfahren Wissenswertes aus Biologie, Geschichte und Mythologie … und das auf höchst unterhaltsame Weise!

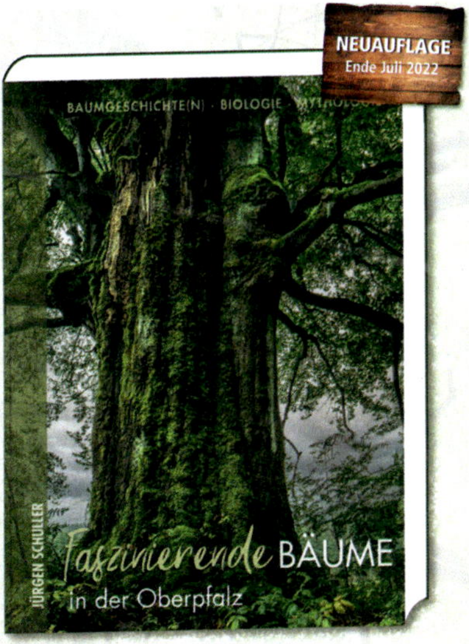

Jürgen Schuller
Faszinierende Bäume in der Oberpfalz
Baumgeschichte(n) · Biologie · Mythologie
Überarbeitete und erweiterte 2. Auflage 2022,
ca. 176 Seiten, Format 21 x 28 cm,
durchgehend farbig, Hardcover
ISBN 978-3-95587-094-2 · Preis: 29,90 €

»Einmalige hölzerne Typen«

Hans Kratzer, Süddeutsche Zeitung

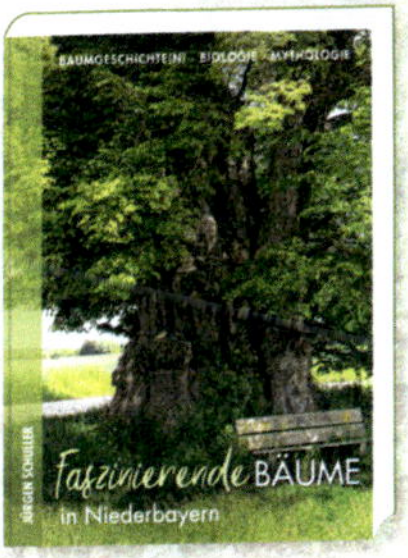

Jürgen Schuller
Faszinierende Bäume in Niederbayern
Baumgeschichte(n) · Biologie · Mythologie
1. Auflage 2022, 168 Seiten, Format 21 x 28 cm,
durchgehend farbig, Hardcover
ISBN 978-3-95587-792-7 · Preis: 29,90 €

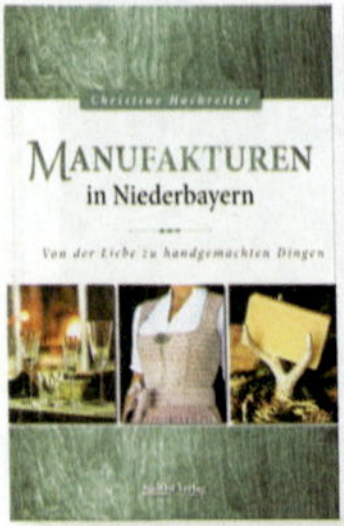

Christine Hochreiter
Manufakturen in Niederbayern
Von der Liebe zu handgemachten Dingen
1. Auflage 2021, 160 Seiten,
Format 13,5 x 20,5 cm,
durchgehend farbig,
Klappenbroschur
ISBN 978-3-95587-771-2
Preis: 17,90 €

Nudel-Kreationen aus dem Rottal, hopfige Spirituosen- und Schokoladenspezialitäten aus der Hallertau, Naturseifen aus dem Bayerwald – das Angebot an handgefertigten Erzeugnissen aus Niederbayern ist riesig! Und nicht selten haben die Menschen, die diese Produkte herstellen, ihre Passion zum Beruf gemacht. Ihr Handwerk verstehen sie als Gegenentwurf zur industriellen Massenfertigung und arbeiten qualitätsorientiert, nachhaltig und vor allem: mit viel Liebe zum Detail.

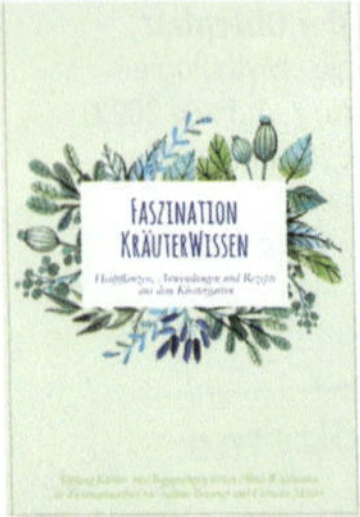

Faszination Kräuterwissen
Heilpflanzen, Anwendungen und Rezepte aus dem Klostergarten
1. Auflage 2019, 224 Seiten,
Format 14,8 x 21 cm,
durchgehend farbig,
Hardcover
ISBN 978-3-95587-067-6
Preis: 19,90 €

Pflanzen haben eine solch erstaunliche und wunderbare, aber doch so einfache Wirkungsweise. Kochen mit Frühlingskräutern im Freien, Pflanzenordnung und -bestimmung, die Heilkunde nach Hildegard von Bingen und Sebastian Kneipp: All diese Themen finden sich im Buch wieder. Ein Nachschlagewerk, das für Einsteiger geeignet ist, aber auch für Kenner noch einige Überraschungen bereithält!

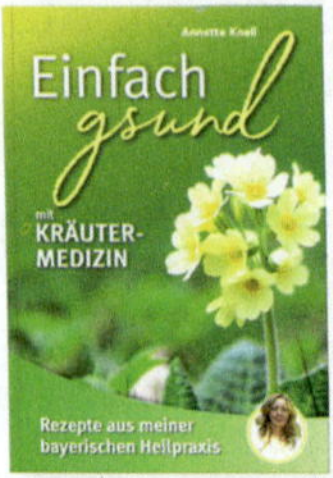

Annette Knell
Einfach gsund mit Kräutermedizin
Rezepte aus meiner bayerischen Heilpraxis
1. Auflage 2019, 184 Seiten,
Format 14,8 x 21 cm,
durchgehend farbig, Broschur
ISBN 978-3-95587-745-3
Preis: 17,90 €

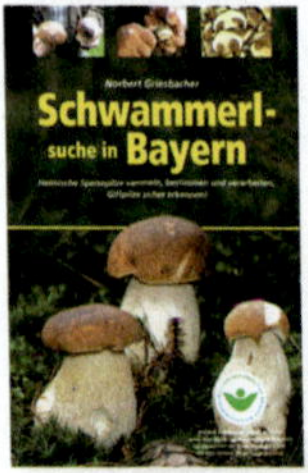

Norbert Griesbacher
Schwammerlsuche in Bayern
Heimische Speisepilze sammeln, bestimmen und verarbeiten, Giftpilze sicher erkennen!
3. Auflage 2019, 200 Seiten,
Format 12,5 x 19 cm,
durchgehend farbig, Broschur
ISBN 978-3-95587-739-2
Preis: 14,90 €

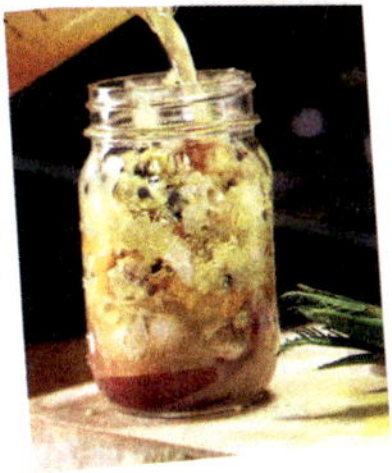

Viele tolle Anleitungen für wunderschöne Momente – die dir zeigen, welche Schätze in uns und um uns sind.

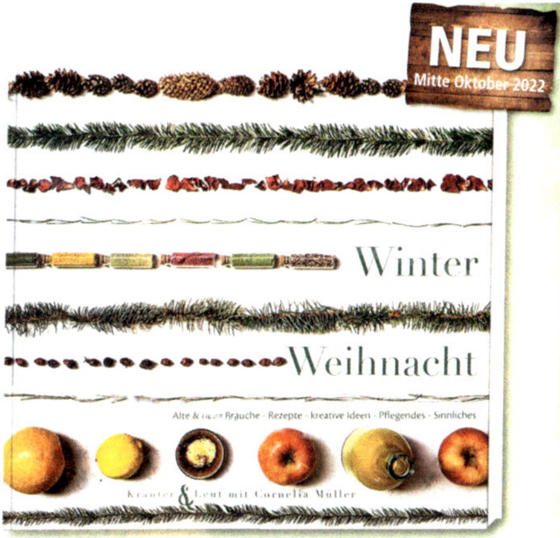

Kräuter & Leut mit Cornelia Müller · **Winterweihnacht**
Alte & neue Bräuche – Rezepte – kreative Ideen – Pflegendes – Sinnliches
1. Auflage 2022, ca. 160 Seiten, Format 22 x 20,5 cm, durchgehend farbig, Hardcover
ISBN 978-3-95587-092-8 · Preis: 24,90 €

Mit Natur und Liebe durch die Winterzeit!

Um die „staade Zeit" mit wundervollen Momenten zu füllen, haben wir für euch die schönsten Rezepte und Ideen gesammelt: Aroma-Kakao und Tannen-Bratkartoffeln. Rosentaler und Winter-Pizza. Dreierlei Weihnachtsbraten sowie Punsche und Liköre. Und noch so vieles mehr! Dazu stellen wir alte Bräuche wie Christbaum-Traditionen und Türkränze-Binden, aber auch neuere Familienbräuche wie Schlafen unterm Christbaum oder die „WaldWeihnacht" vor. Auch dem Sinnlichen und Pflegenden widmen wir uns: Wir zeigen euch, wie ihr Kräuterhaarmasken, Aroma-Roller gegen Weihnachtsstress, Duftzapfen und Kräuter-Geschenkanhänger selber machen könnt.

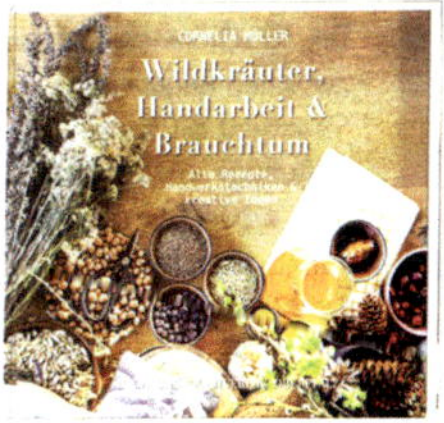

Cornelia Müller
Wildkräuter, Handarbeit & Brauchtum
Alte Rezepte, Handwerkstechniken & kreative Ideen
1. Auflage 2020, 192 Seiten, Format 22 x 20,5 cm, durchgehend farbig, Hardcover
ISBN 978-3-95587-077-5
Preis: 19,90 €

Wunderbare Genuss-Radtouren unter dem „Grünen Dach Europas“

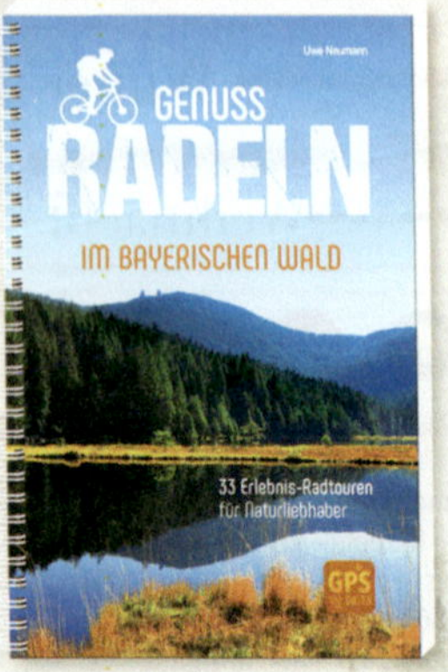

Uwe Neumann
Genussradeln im Bayerischen Wald
1. Auflage 2022, 176 Seiten,
Format 13,5 x 20,5 cm,
durchgehend farbig,
Broschur mit Drahtkammbindung
ISBN 978-3-95587-791-0
Preis: 19,90 €

Spannende Touren, die jedes Radfahrer-Herz höher schlagen lassen: Zwischen der Donau, Tschechien und Österreich erstreckt sich auf 6000 Quadratkilometern ein Gebiet, das nur darauf wartet, von Outdoor-Begeisterten entdeckt zu werden. Abwechslungsreiche Touren mit verschiedenen Schwierigkeitsgraden und wunderschönen, lohnenswerten Ausflugszielen!

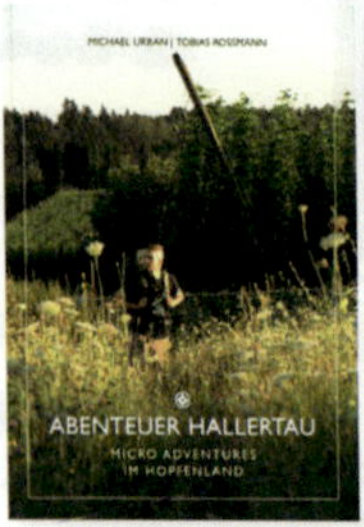

Michael Urban &
Tobias Roßmann
Abenteuer Hallertau
Micro Adventures
im Hopfenland
1. Auflage 2022,
216 Seiten,
Format 17 x 24 cm,
durchgehend farbig,
Broschur
ISBN 978-3-95587-794-1
Preis: 19,90 €

Dieses Buch zeigt Ihnen, wie man das zauberhafte und unterschätzte Hallertauer Hopfenland im Herzen Bayerns im Abenteuermodus erkunden kann. Es ist eine Anleitung für Micro Adventures: regional, naturschonend, erschwinglich und machbar für jedermann. Erleben Sie spannende Alltags-Abenteuer – und sehen Sie das Hopfenland mit ganz neuen Augen!

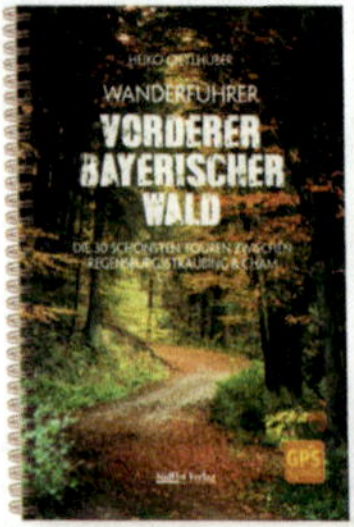

Heiko Gietlhuber
Wanderführer Vorderer Bayerischer Wald
Die 30 schönsten Touren
zwischen Regensburg,
Straubing & Cham
1. Auflage 2021, 168 S.,
13,5 x 20,5 cm, durchg.
farbig, Broschur mit
Drahtkammbindung
ISBN 978-3-95587-787-3
Preis: 17,90 €

Ob urig oder lauschig – der Vordere Bayerische Wald überrascht mit zahlreichen Schmankerln. Die 30 Touren in diesem Wanderführer sind auch für unerfahrene Wanderer geeignet und ideal für kurze Ausflüge. Historisch Interessierte treffen auf spannende Überreste aus alter Zeit: Ruinen, Burgställe, keltische Kultplätze und vieles mehr. Freuen Sie sich auf abwechslungsreiche Touren und frische Vorwaldluft – Froschmaul, Schwammerlstein und Schweinskopf begeistern ausflugsfreudige Einheimische und Besucher!

Die schönsten Touren aus „Ausflüge in der Region Oberpfalz" **und** „Noch mehr Ausflüge in der Region Oberpfalz" **jetzt in einem Band!**

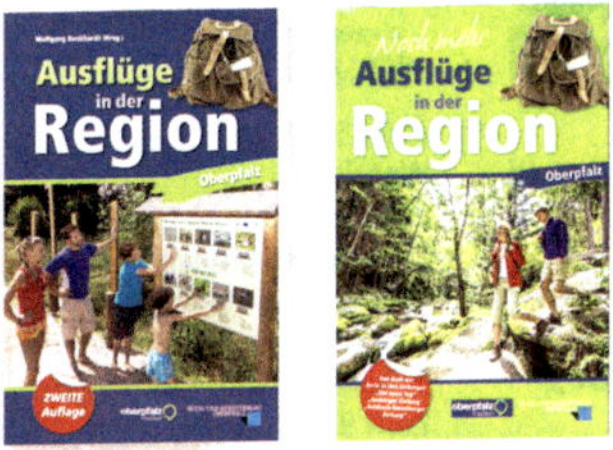

Nur noch Restexemplare verfügbar

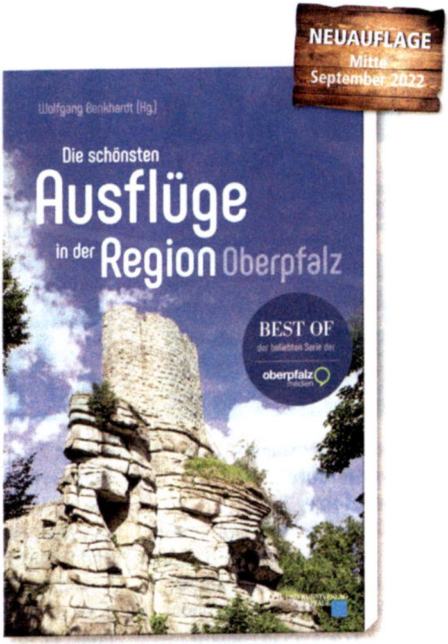

Wolfgang Benkhardt (Hg.)
Die schönsten Ausflüge in der Region Oberpfalz
„Best of" der beliebten Serie der Oberpfalz Medien
1. Auflage 2022, ca. 208 Seiten,
Format 13,5 x 20,5 cm,
durchgehend farbig, Broschur
ISBN 978-3-95587-095-9 · Preis: 19,90 €

„Ausflüge in der Region" war eine der beliebtesten Serien in der Geschichte der Oberpfalz Medien. Journalisten der Tageszeitungen „Der neue Tag", „Amberger Zeitung" und „Sulzbach-Rosenberger Zeitung" erkundeten jahrelang die Wanderwege der Region. Mit ihren Artikeln entführten sie zu wildromantischen Flusstälern, trutzigen Burgruinen, sagenumwobenen Felsformationen, erloschenen Vulkanen, versteckten Waldseen und vielem mehr. Auf vielfachen Wunsch der Leser erschienen zahlreiche Beiträge der kultigen Serie vor einigen Jahren auch als zweiteilige Buchreihe. Der nun vorliegende Sammelband vereint die attraktivsten Oberpfälzer Ausflugstipps der Serie in einem Buch. Die komplett überarbeiteten Insidertipps, Hintergrundinformationen und Einkehrvorschläge machen das Buch zu einem nützlichen Begleiter durch die Region!

WIR

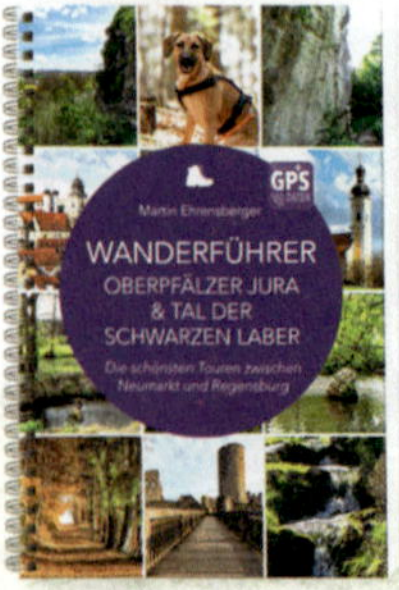

Martin Ehrensberger
Wanderführer Oberpfälzer Jura & Tal der Schwarzen Laber
Die schönsten Touren zwischen Neumarkt und Regensburg
1. Auflage 2022, 144 Seiten
ISBN 978-3-95587-407-0
Preis: 17,90 €

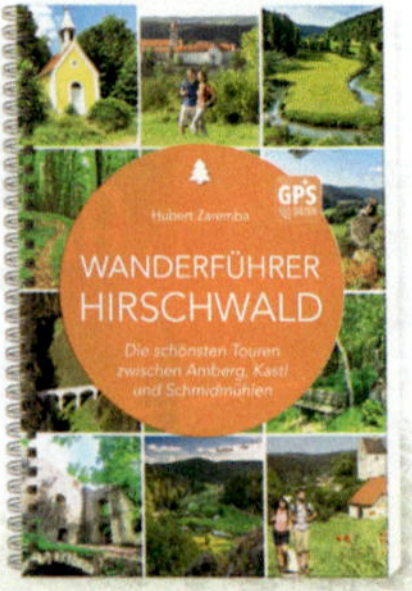

Hubert Zaremba
Wanderführer Hirschwald
Die schönsten Touren zwischen Amberg, Kastl und Schmidmühlen
1. Auflage 2022, 128 Seiten
ISBN 978-3-95587-084-3
Preis: 17,90 €

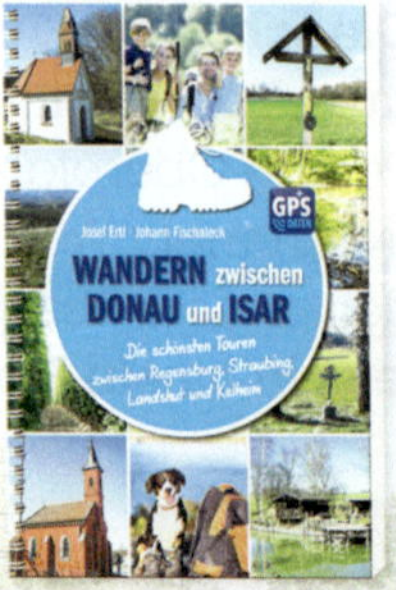

Josef Ertl & Johann Fischaleck
Wandern zwischen Donau und Isar
Die schönsten Touren zwischen Regensburg, Straubing, Landshut und Kelheim
1. Auflage 2021, 144 Seiten
ISBN 978-3-95587-779-8
Preis: 16,90 €

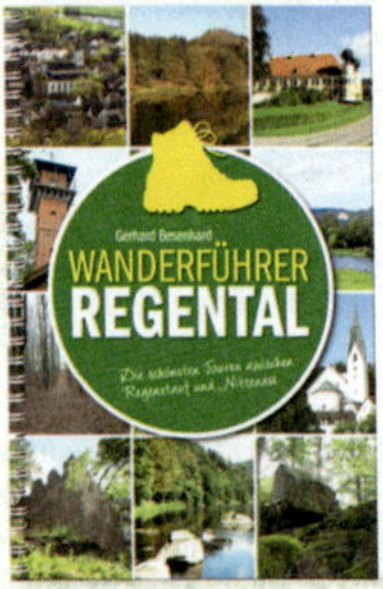

Gerhard Besenhard
Wanderführer Regental
Die schönsten Touren zwischen Regenstauf und Nittenau
Überarbeitete und erweiterte 3. Auflage 2020, 128 Seiten
ISBN 978-3-95587-073-7
Preis: 16,90 €

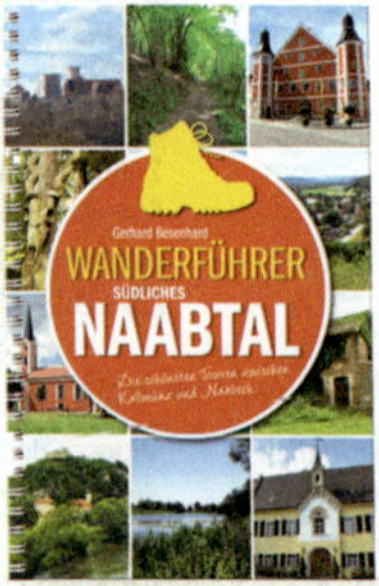

Gerhard Besenhard
Wanderführer südliches Naabtal
Die schönsten Touren zwischen Kallmünz und Naabeck
1. Auflage 2019, 120 Seiten
ISBN 978-3-95587-059-1
Preis: 16,90 €

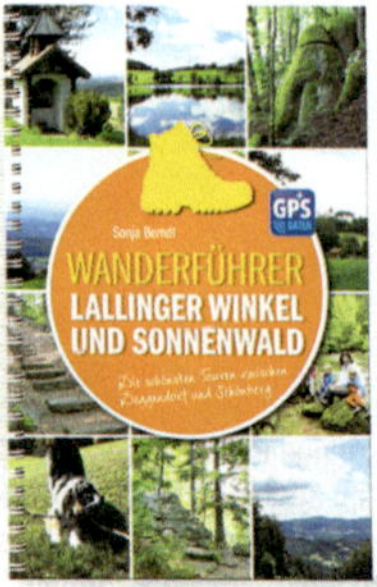

Sonja Berndl
Wanderführer Lallinger Winkel und Sonnenwald
Die schönsten Touren zwischen Deggendorf und Schönberg
1. Auflage 2021, 144 Seiten
ISBN 978-3-95587-770-5
Preis: 16,90 €

Format 13,5 x 20,5 cm, durchgehend farbig, Broschur mit Drahtkammbindung

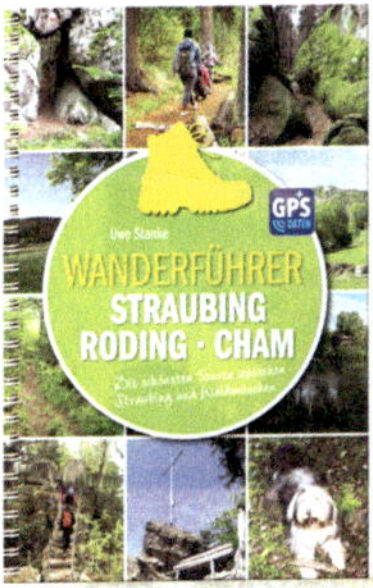

Uwe Stanke
Wanderführer Straubing Roding · Cham
Die schönsten Touren zwischen Straubing und Waldmünchen
1. Auflage 2021, 144 Seiten
ISBN 978-3-95587-768-2
Preis: 16,90 €

Uwe Stanke
Wanderführer Straubing-Bogen
Die schönsten Touren zwischen Straubing und Sankt Englmar
Überarbeitete 3. Auflage 2022, mit GPS-Daten, 144 Seiten
ISBN 978-3-95587-810-8
Preis: 17,90 €

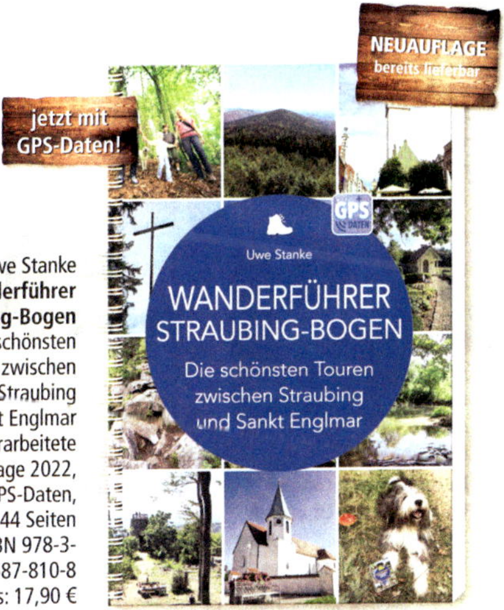

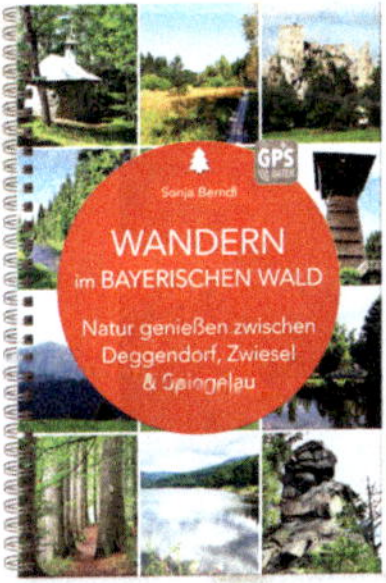

Sonja Berndl
Wandern im Bayerischen Wald
Natur genießen zwischen Deggendorf, Zwiesel & Spiegelau
1. Auflage 2022, 144 Seiten
ISBN 978-3-95587-783-5
Preis: 17,90 €

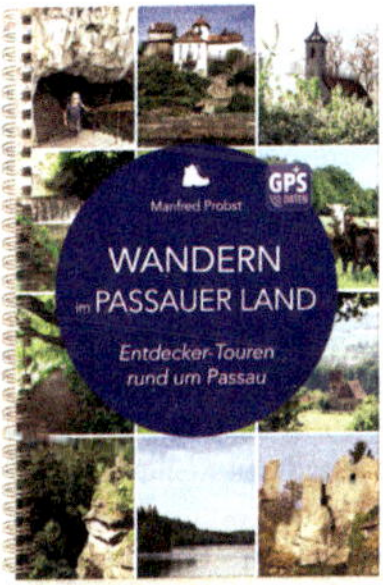

Manfred Probst
Wandern im Passauer Land
Entdecker-Touren rund um Passau
1. Auflage 2022, 144 Seiten
ISBN 978-3-95587-795-8
Preis: 17,90 €

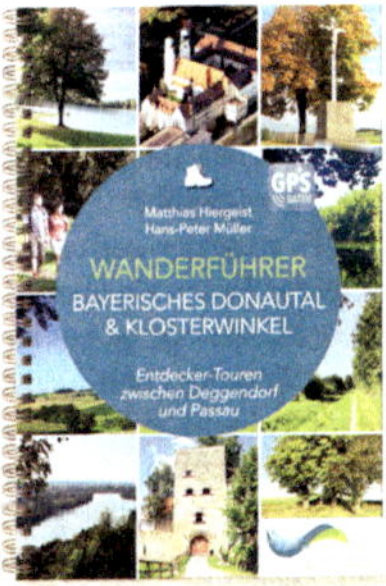

Matthias Hiergeist & Hans-Peter Müller
Wanderführer Bayerisches Donautal & Klosterwinkel
Entdecker-Touren zwischen Deggendorf und Passau
1. Auflage 2022, 144 Seiten
ISBN 978-3-95587-797-2
Preis: 17,90 €

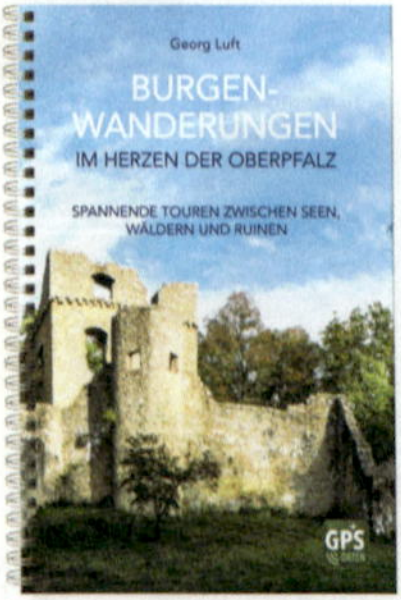

Georg Luft
Burgen-Wanderungen im Herzen der Oberpfalz
Spannende Touren zwischen Seen, Wäldern und Ruinen
1. Auflage 2022, 160 Seiten
ISBN 978-3-95587-411-7
Preis: 17,90 €

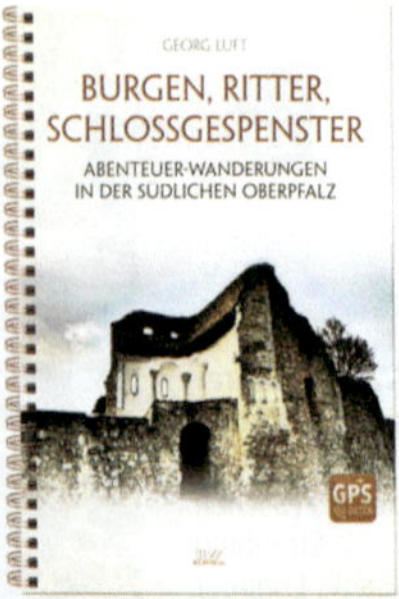

Georg Luft
Burgen, Ritter, Schlossgespenster
Abenteuer-Wanderungen in der südlichen Oberpfalz
1. Auflage 2021, 160 Seiten
ISBN 978-3-86646-396-7
Preis: 16,90 €

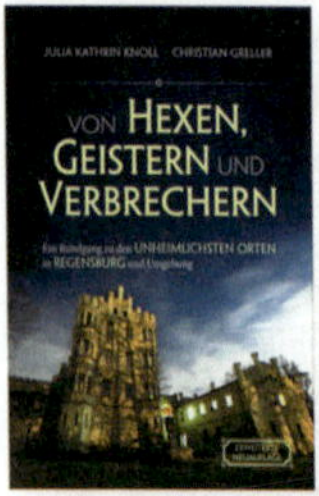

Julia Kathrin Knoll & Christian Greller
Von Hexen, Geistern und Verbrechern · Ein Rundgang zu den unheimlichsten Orten in Regensburg und Umgebung
Überarbeitete und erweiterte 2. Auflage 2021, 176 Seiten
ISBN 978-3-95587-401-8
Preis: 17,90 €

Nach dem Erfolg seines ersten Wanderführers „Burgen, Ritter, Schlossgespenster – Abenteuer-Wanderungen in der südlichen Oberpfalz" führt Sie der Outdoor-Experte Georg Luft nun in das Herz der Oberpfalz.
Auf geht's zu wilden und vergessenen Burgen und Ruinen! Zu allen Touren finden Sie übersichtliche Karten und GPS-Daten. Für Abenteuerlustige gibt es hier und da auch besonders interessante Varianten und Abzweigungen. Neben zahlreichen Bildern hat Georg Luft seine Wanderführer auch mit vielen Hintergrundinfos oder Sagen aus der jeweiligen Region. Geeignet sind die Touren für alle, die gern in der Natur sind und die Oberpfalz – insbesondere ihre tollen Burgen – besser kennenlernen möchten. Vor allem für Familien eignen sich die Routen, es gibt immer etwas zu entdecken und erleben! Georg Luft ist der Meinung: „Eine Kindheit ohne Burg ist möglich, aber langweilig."

Format 13,5 x 20,5 cm, durchgehend farbig, Broschur mit Drahtkammbindung

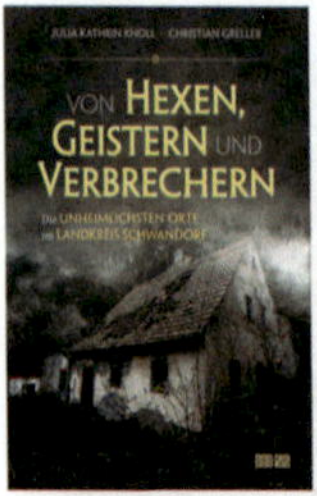

Julia Kathrin Knoll & Christian Greller
Von Hexen, Geistern und Verbrechern
Die unheimlichsten Orte im Landkreis Schwandorf
1. Auflage 2021, 168 Seiten
ISBN 978-3-86646-399-8
Preis: 17,90 €

Unheimliche Orte unserer Region entdecken!

Viele haben bekannte Sehenswürdigkeiten wie die Burg Falkenberg, die Ruinen Waldeck und Weißenstein oder das wildromantische Waldnaabtal bereits bei Tageslicht besucht und bestaunt. Doch kaum ist die Sonne hinter dem Horizont versunken, flößen diese und andere Orte etlichen Menschen Angst ein. Zahlreiche Sagen, Mythen und Legenden erzählen von versunkenen Schätzen, schwarzen Messen, weißen Frauen, versteinerten Rittern, untoten Mönchen und anderen seltsamen Dingen. Journalist und Autor Wolfgang Benkhardt begleitet Sie in diesem Buch zu den schaurigsten Orten im Landkreis Tirschenreuth. Sie begegnen Gestalten wie dem Dudelsackspieler aus dem Steinwald, dem Schaupp von Waldershof, den Mitterteicher Hankerln, dem Zwergl von Schwarzenreuth, dem bösen Ritter Kuno von Falkenberg und vielen anderen. Und auch der Teufel, schrullige Waldgeister und böse Hexen haben ihre Finger im Spiel …

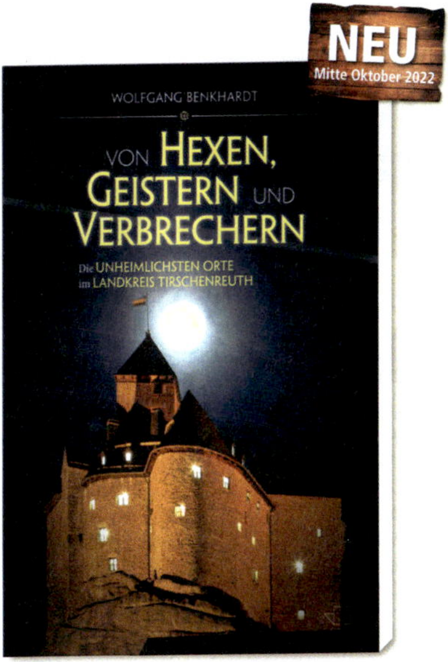

Wolfgang Benkhardt
Von Hexen, Geistern und Verbrechern
Die unheimlichsten Orte im Landkreis Tirschenreuth
1. Auflage 2022, ca. 160 Seiten, Format 13,5 x 20,5 cm, durchgehend farbig, Broschur
ISBN 978-3-95587-096-6 · Preis: 17,90 €

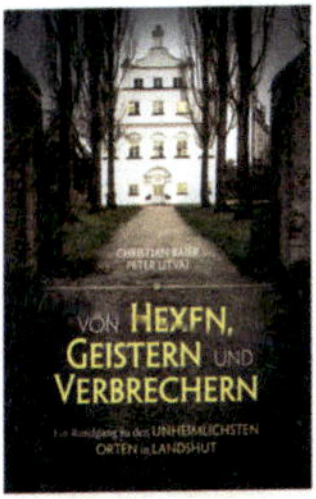

Christian Baier & Peter Litvai
Von Hexen, Geistern und Verbrechern
Ein Rundgang zu den unheimlichsten Orten in Landshut
1. Auflage 2021, 160 Seiten
ISBN 978-3-95587-781-1
Preis: 17,90 €

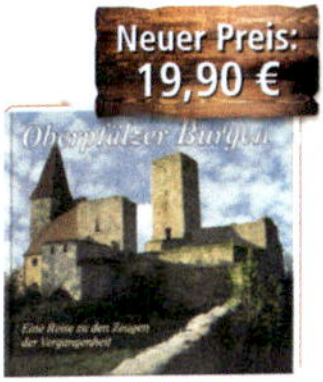

2. Auflage, 140 S., 27 x 24 cm, farbig, Hardcover
ISBN 978-3-935719-54-4
früher: ~~24,80 €~~

G. Moser, B. Setzwein & M. Conrad
Oberpfälzer Burgen
Eine Reise zu den Zeugen der Vergangenheit

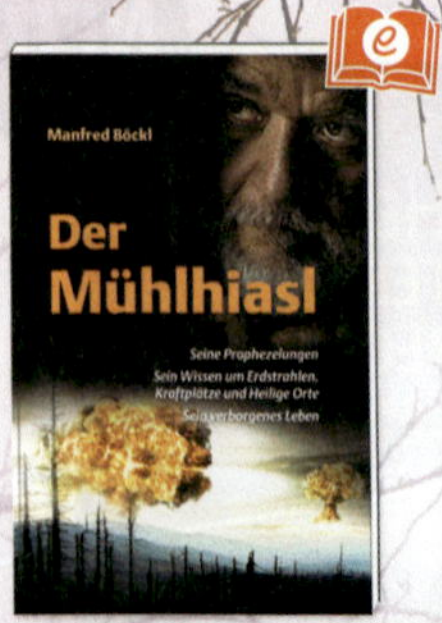

Manfred Böckl
Der Mühlhiasl
6. Auflage 2020, 96 Seiten,
mit s/w-Abbildungen,
Hardcover
ISBN 978-3-95587-057-7
Preis: 11,90 €

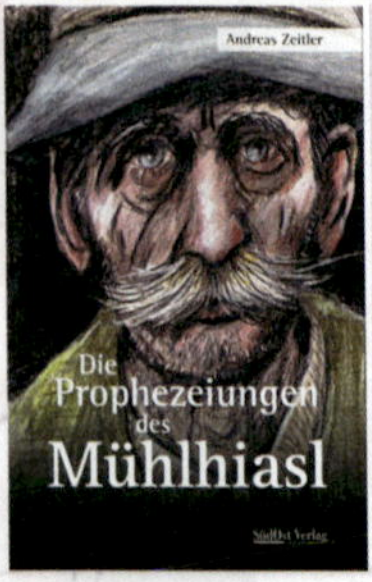

Andreas Zeitler
Die Prophezeiungen des Mühlhiasl
10. Auflage 2020, 64 Seiten,
Broschur
ISBN 978-3-86646-751-4
Preis: 7,90 €

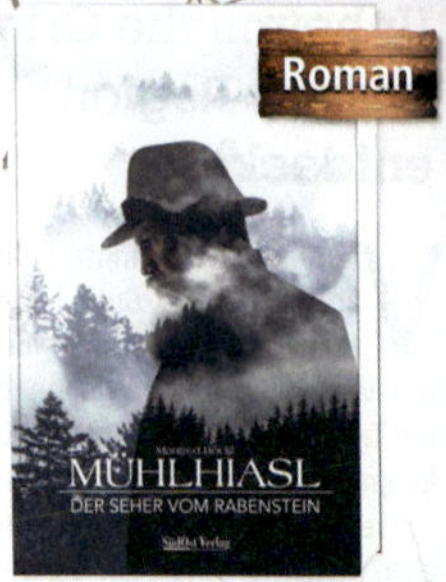

Manfred Böckl · **Mühlhiasl**
Der Seher vom Rabenstein
Roman
10. Auflage 2021, 272 Seiten,
Hardcover
ISBN 978-3-95587-777-4
Preis: 16,90 €

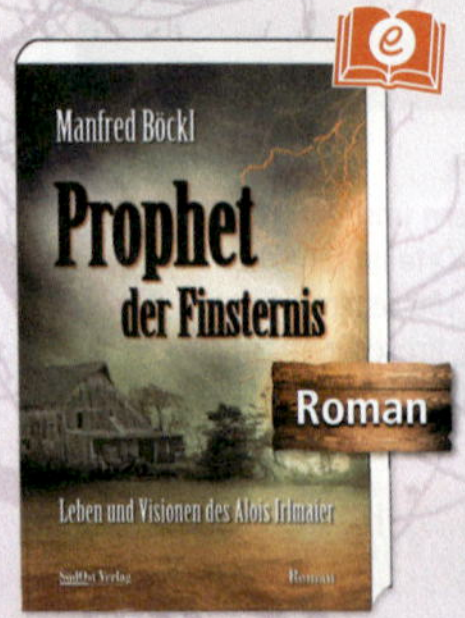

Manfred Böckl
Prophet der Finsternis
Leben und Visionen des
Alois Irlmaier · Roman
5. Auflage 2022, 304 Seiten,
Hardcover
ISBN 978-3-95587-809-2
Preis: 19,90 €

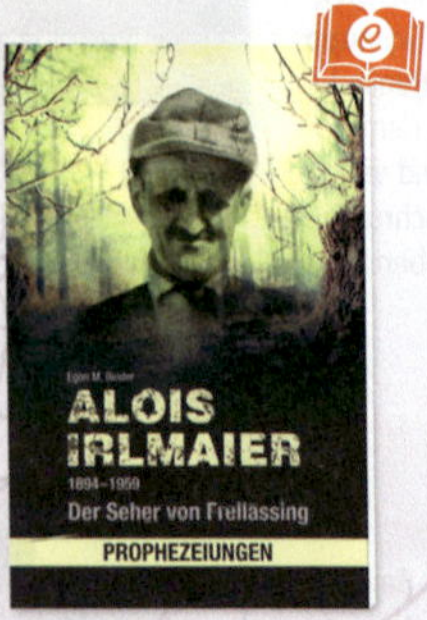

Egon M. Binder
Alois Irlmaier 1894–1959
Der Seher von Freilassing ·
Prophezeiungen
4. Auflage 2022, 72 Seiten,
mit s/w-Abbildungen, Broschur
ISBN 978-3-86646-781-1
Preis: 9,90 €

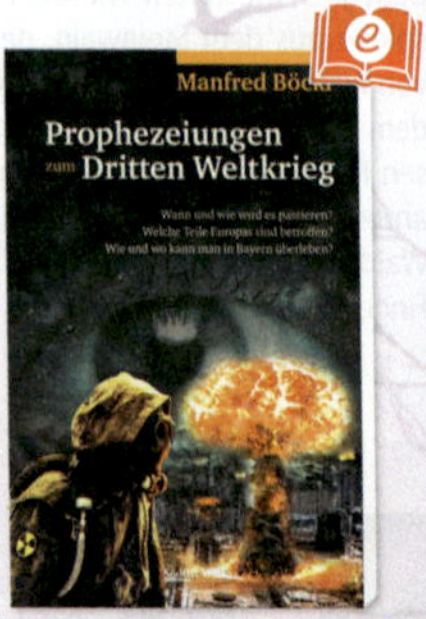

Manfred Böckl
Prophezeiungen zum Dritten Weltkrieg
3. Auflage 2022, 136 Seiten,
Broschur
ISBN 978-3-95587-807-8
Preis: 14,90 €

Format je 13,5 x 20,5 cm

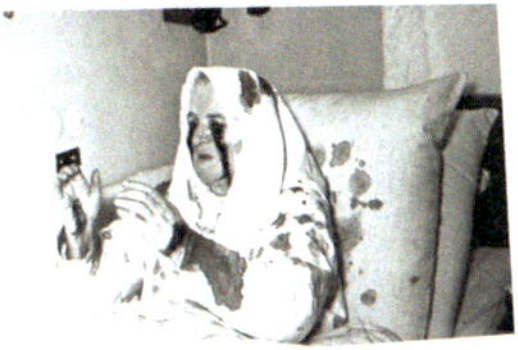

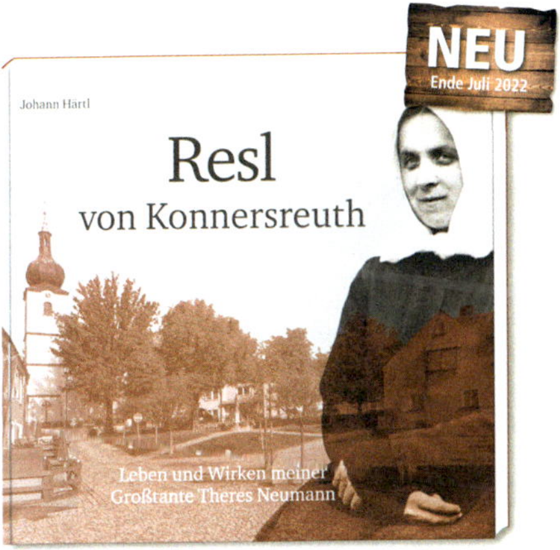

Johann Härtl
Resl von Konnersreuth
Leben und Wirken meiner
Großtante Theres Neumann
1. Auflage 2022, ca. 200 Seiten,
Format 22 x 20,5 cm,
s/w bebildert, Hardcover
ISBN 978-3-95587-087-4
Preis: 24,90 €

Vor knapp 100 Jahren erlangte die Marktgemeinde Konnersreuth weltweite Bekanntheit. Von 1926 bis 1962 sahen Tausende, wie die „Resl von Konnersreuth" die Passion Christi durchlitt und ihre Wundmale dabei bluteten. Der Autor Johann Härtl, Großneffe von Theres Neumann, hat jahrelang in Archiven, Büchern und in seiner Familie über das Leben und Wirken seiner Großtante recherchiert. Bislang teilweise unveröffentlichte Informationen, Dokumente und Zusammenhänge sind in kompakter, übersichtlicher Form zusammengestellt und erzählen vom Leben und Wirken der Resl von Konnersreuth.

Der Science-Fiction-Roman beschreibt den Werdegang der Stadt Passau nach einer fürchterlichen Epidemie 1981. Nur wenige tausend Menschen in Europa haben diese Katastrophe überlebt. Auch Bayern wurde schwer getroffen. Passau ist die einzige noch halbwegs funktionierende Stadt. Werden die Menschen es schaffen, sich wieder ein Leben aufzubauen – oder wird auch Passau untergehen?

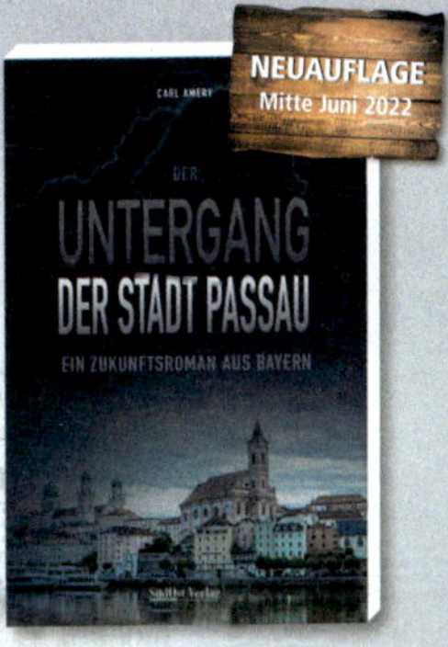

Carl Amery
Der Untergang der Stadt Passau
Ein Zukunftsroman aus Bayern
3. Auflage 2022, 112 Seiten,
Format 13,5 x 20,5 cm, Broschur
ISBN 978-3-95587-808-5 · Preis: 13,90 €

Erleben Sie die schaurige Seite Niederbayerns und der Oberpfalz!

Format 21 x 28 cm, durchgehend farbig, Hardcover

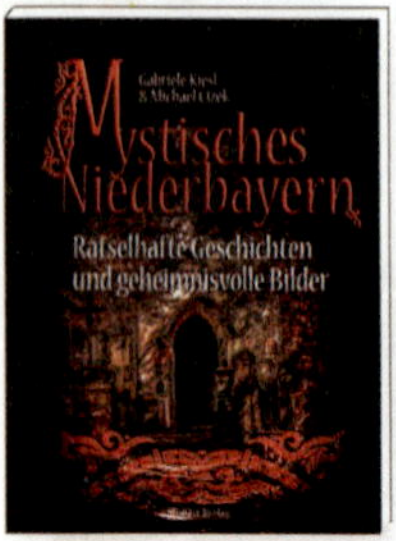

Passau
Landshut
Deggendorf
Konzell
Abensberg
Straubing
Pfarrkirchen
Regen
Vilshofen
Ringelai
Freyung

Gabriele Kiesl & Michael Cizek
Mystisches Niederbayern
1. Auflage 2018, 144 Seiten
ISBN 978-3-95587-738-5 · Preis: 24,90 €

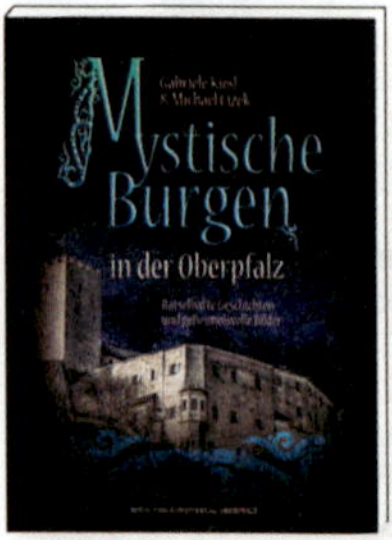

Burgstall Rauhenkulm · Burg Leuchtenberg · Burgruine Wolfstein · Burg Falkenberg Burg Parsberg · Burgruine Frauenstein und viele mehr!

Gabriele Kiesl & Michael Cizek
Mystische Burgen in der Oberpfalz
1. Auflage 2019, 144 Seiten
ISBN 978-3-95587-050-8 · Preis: 24,90 €

Format 13,5 x 20,5 cm, mit s/w-Abbildungen, Hardcover

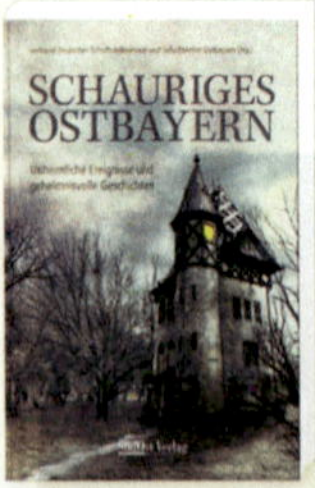

Schauriges Ostbayern
Unheimliche Ereignisse und geheimnisvolle Geschichten
Überarbeitete 3. Auflage 2018, 168 Seiten
ISBN 978-3-95587-751-4
Preis: 19,90 €

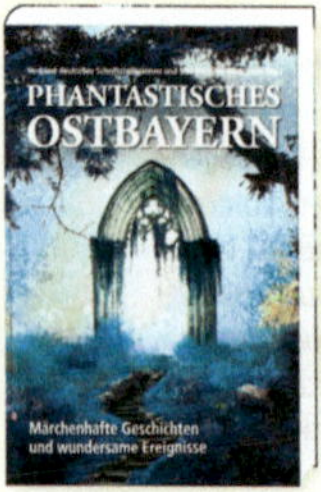

Phantastisches Ostbayern
Märchenhafte Geschichten und wundersame Ereignisse
216 Seiten
ISBN 978-3-86646-787-3
Preis: 16,90 €

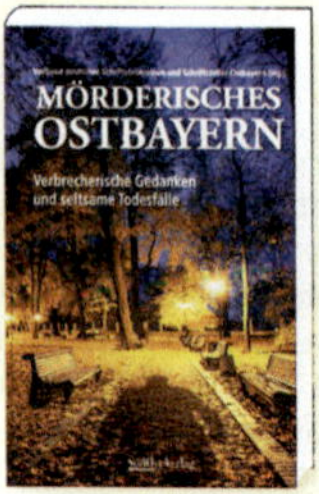

Mörderisches Ostbayern
Verbrecherische Gedanken und seltsame Todesfälle
1. Auflage 2018, 248 Seiten
ISBN 978-3-95587-721-7
Preis: 19,90 €

Viele Orte scheinen uns vertraut. Doch wirft man einen Blick hinter die Fassade, stößt man oft auf unglaubliche Geheimnisse! Die Autorinnen und Autoren des Schriftstellerverbandes Ostbayern haben sich auf die Suche begeben – und für Sie die Geheimnisse 18 ostbayerischer Orte erforscht. Davon inspiriert, haben sie wundervolle Geschichten niedergeschrieben, in denen sie Sagen und Mythen zum Leben erwecken oder völlig Neues entstehen lassen: unterhaltsam, anregend – geheimnisvoll!

NEU
Mitte Oktober 2022

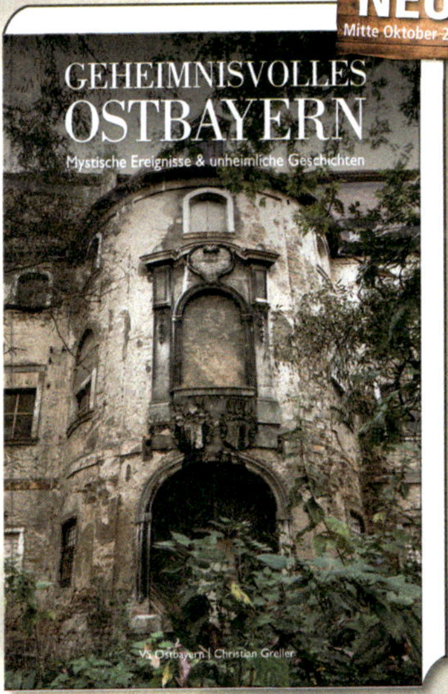

Verband deutscher Schriftstellerinnen und Schriftsteller Ostbayern (Hg.) & Christian Greller (Fotograf)
Geheimnisvolles Ostbayern
Mystische Ereignisse & unheimliche Geschichten
1. Auflage 2022, ca. 200 Seiten,
Format 13,5 x 20,5 cm,
s/w bebildert, Hardcover
ISBN 978-3-95587-804-7 · Preis: 19,90 €

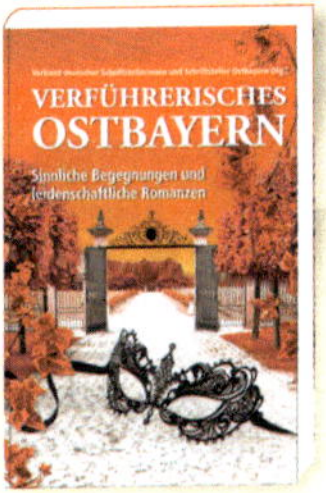

Verführerisches Ostbayern
Sinnliche Begegnungen und leidenschaftliche Romanzen
1. Auflage 2019, 210 Seiten
ISBN 978-3-86646-738-5
Preis: 19,90 €

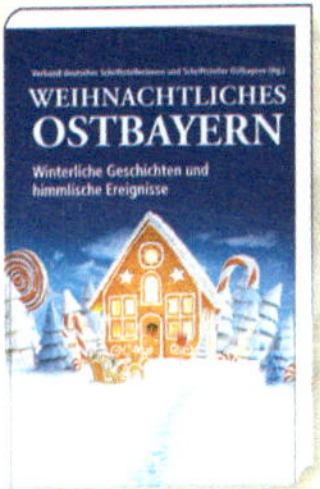

Weihnachtliches Ostbayern
Winterliche Geschichten und himmlische Ereignisse
1. Auflage 2020, 192 Seiten
ISBN 978-3-95587-747-7
Preis: 19,90 €

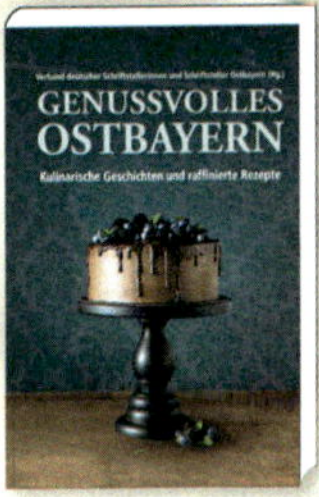

Genussvolles Ostbayern
Kulinarische Geschichten und raffinierte Rezepte
1. Auflage 2021, 208 Seiten
ISBN 978-3-95587-780-4
Preis: 19,90 €

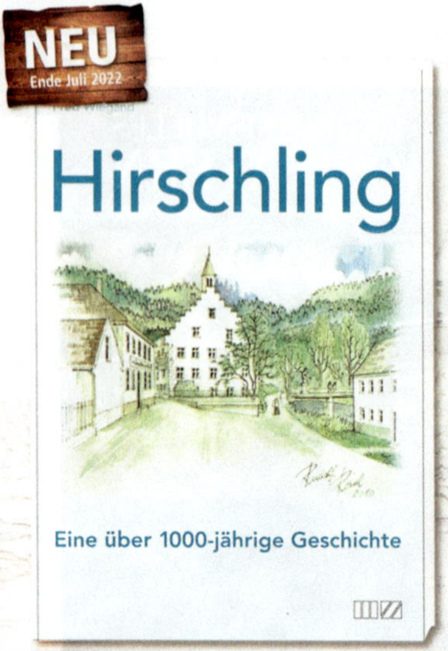

Hirschling, ein Dorf mit 260 Einwohnern im Regental. Hirschling gehört seit der Gebietsreform in Bayern 1978 zum Markt Regenstauf. Bereits vor 1050 Jahren wurde das Dorf erstmals erwähnt. Auch gab es viele Verbindungen der Schlossbesitzer mit der Stadt Regensburg; besonders der Granit machte Hirschling für die große Reichsstadt interessant. Fred Wiegand hat viele Jahre recherchiert, wichtige Dokumente gesammelt, zahlreiche Bilder zusammengetragen und die Historie des Dorfes niedergeschrieben, mitsamt der Geschichte der drei Vereine Hirschlings.

Fred Wiegand
Chronik Hirschling
Eine über 1000-jährige Geschichte
1. Auflage 2022, 248 Seiten, Format 17 x 24 cm,
durchgehend farbig, Hardcover
ISBN 978-3-86646-392-9 · Preis: 19,90 €

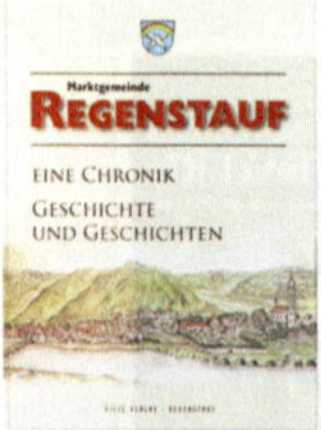

G. Gahr & G. Kemmeter
Marktgemeinde Regenstauf
Eine Chronik –
Geschichte und Geschichten
280 Seiten, Format 21 x 28 cm,
durchgehend farbig, Hardcover
ISBN 978-3-86646-563-3
Preis: 29,– €

Bildbände von B. Angerer & R. Heimrath

je 128 Seiten, 26 x 21 cm, s/w bebildert,
Hardcover, Preis: 16,90 €

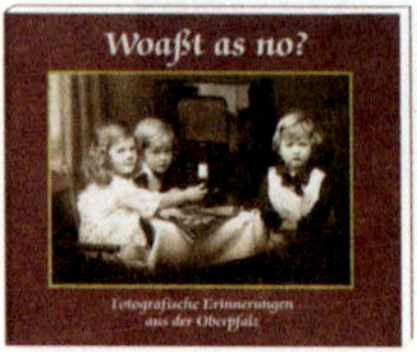

Woaßt as no?
Fotografische Erinnerungen
aus der Oberpfalz
3. Auflage, 128 Seiten
ISBN 978-3-935719-15-5
Preis: 16,90 €

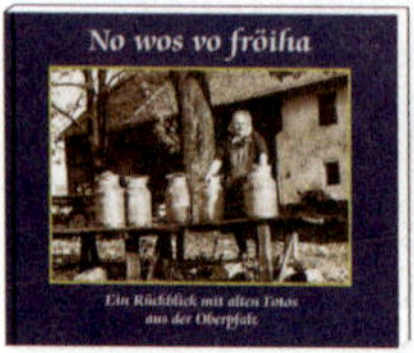

No wos vo fröiha
Ein Rückblick mit alten Fotos
aus der Oberpfalz
2. Auflage, 128 Seiten
ISBN 978-3-935719-22-3
Preis: 16,90 €

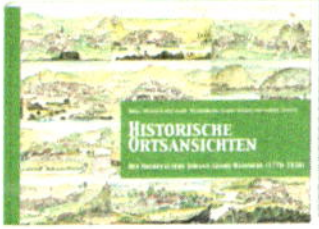

Historische Ortsansichten des Oberpfälzers Johann Georg Hämmerl (1770 – 1838)
120 Seiten, 22,5 x 17,3 cm,
durchgehend farbig, Hardcover
ISBN 978-3-95587-033-1
Preis: 14,95 €

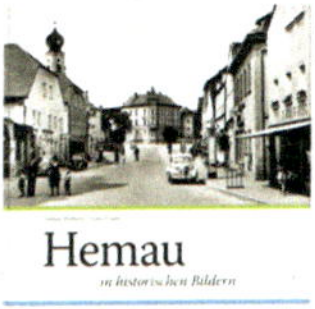

Stefan Mirbeth & Hans Ernst
Hemau in historischen Bildern
1. Auflage 2018, 136 Seiten,
Format 22 x 20,5 cm, Hardcover
ISBN 978-3-86646-360-8
Preis: 19,90 €

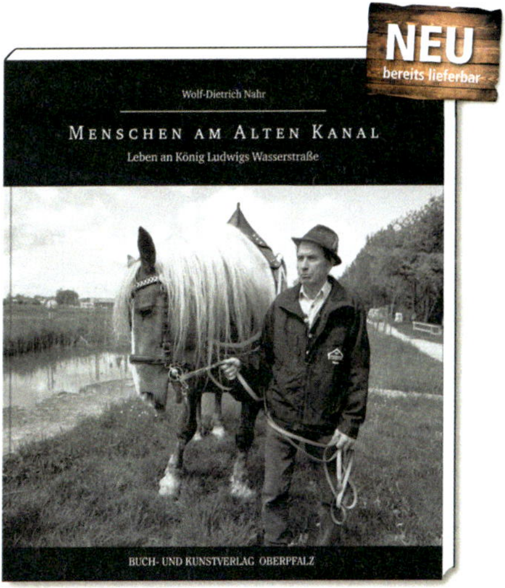

Wolf-Dietrich Nahr · **Menschen am Alten Kanal**
Leben an König Ludwigs Wasserstraße
1. Auflage 2022, 108 Seiten, Format 21 x 24 cm,
s/w bebildert, Hardcover
ISBN 978-3-95587-088-1 · Preis: 24,90 €

„Menschen am Kanal" standen im Jubiläumsjahr 175 Jahre Ludwig-Donau-Main-Kanal im Mittelpunkt einer Serie, die 2021 in den Neumarkter Nachrichten erschienen ist. Die acht porträtierten Persönlichkeiten haben alle einen ganz besonderen Bezug zu der Wasserstraße und verkörpern das aus der Zeit gefallene künstliche Gewässer: Anglerin, Gastronom, Pferdemann, amtlicher Ombudsmann, Museumschef, Biberbeauftragter und Streckengeher, Kunst-Ermöglicher, Umweltwächter. Ergänzt werden die Geschichten über die Kanal-Persönlichkeiten mit historischen Exkursen über die Urväter des Kanals, die Schwerstarbeiter beim Eisschlagen, die Experten beim Schleusen. Der Autor hat über zehn Jahre mit analogen Vintage-Kameras am Alten Kanal auf Schwarzweiß-Film fotografiert und zeigt teils unveröffentlichte Motive.

Bildbände von Ulrike Holzapfel

je 22 x 20,5 cm, s/w bebildert, Hardcover

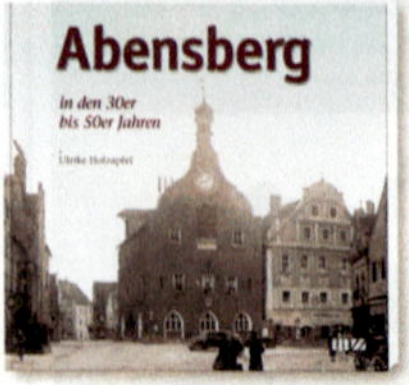

Abensberg
in den 30er bis 50er Jahren
1. Auflage 2021, 208 Seiten
ISBN 978-3-95587-408-7
Preis: 24,90 €

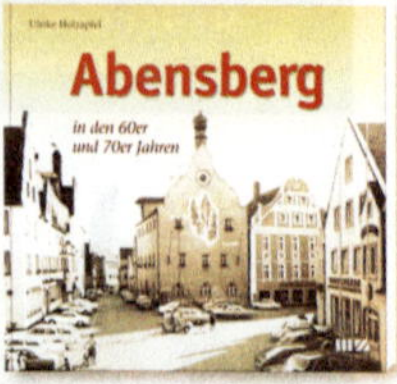

Abensberg
in den 60er und 70er Jahren
1. Auflage 2020, 200 Seiten
ISBN 978-3-86646-393-6
Preis: 19,90 €

Mit ihren erfolgreichen Abensberg-Bildbänden nimmt Ulrike Holzapfel Sie mit auf einen Spaziergang durch das historische Abensberg – sehen Sie, wie sich die Stadt im Laufe der Zeit verändert hat

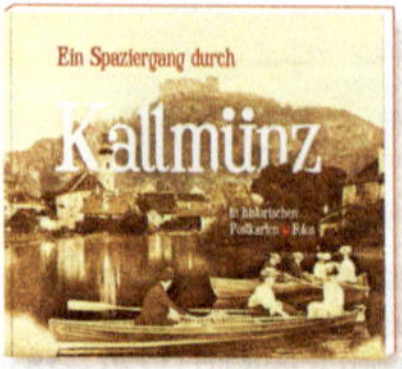

Bergverein Kallmünz e. V. (Hg.)
Ein Spaziergang durch Kallmünz in historischen Postkarten & Fotos
1. Auflage 2021, 144 Seiten,
Format 24 x 21 cm,
s/w bebildert, Hardcover
ISBN 978-3-95587-406-3
Preis: 19,90 €

Dieses Buch ist ein weiterer wertvoller Baustein in der Dokumentation der Kallmünzer Ortsgeschichte.

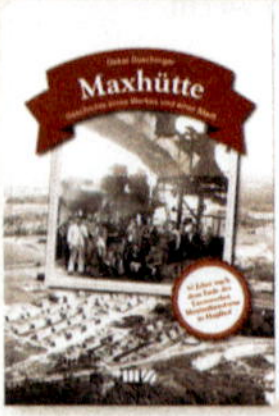

Oskar Duschinger
Maxhütte
Geschichte eines Werkes und einer Stadt. 30 Jahre nach dem Ende des Eisenwerkes Maximilianshütte in Haidhof
1. Auflage 2020, 272 Seiten,
Format 14,8 x 21 cm,
s/w bebildert, Broschur
ISBN 978-3-86646-383-7 · Preis: 14,90 €

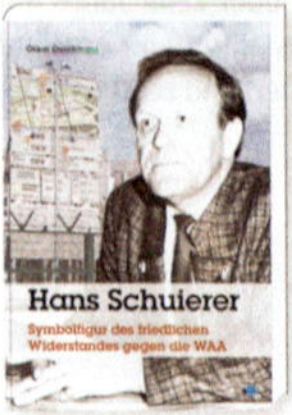

Oskar Duschinger
Hans Schuierer
Symbolfigur des friedlichen Widerstandes gegen die WAA
1. Auflage 2018, 408 Seiten,
Format 17 x 24 cm,
s/w bebildert, Hardcover
ISBN 978-3-95587-063-8 · Preis: 19,90 €

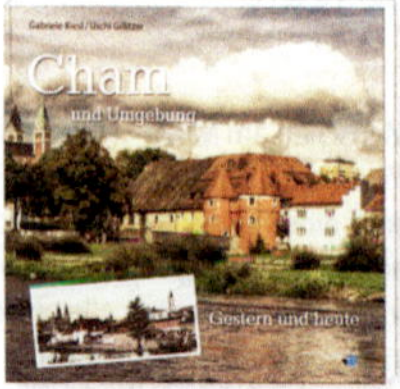

Gabriele Kiesl & Uschi Gillitzer
Cham und Umgebung – Gestern und heute
1. Auflage 2019, 128 Seiten,
Format 22 x 21 cm,
durchgehend farbig, Hardcover
ISBN 978-3-95587-051-5
Preis: 19,90 €

Bildbände von
Martin Ortmeier

Format 26 x 21 cm,
s/w bebildert, Hardcover

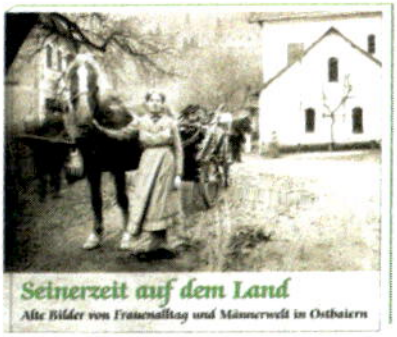

Seinerzeit auf dem Land
Alte Bilder von Frauenalltag und Männerwelt in Ostbaiern
1. Auflage 2018, 144 Seiten
ISBN 978-3-95587-736-1
Preis: 19,90 €

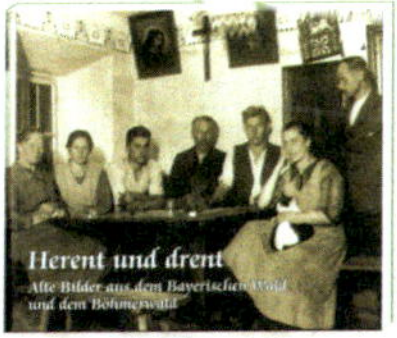

Herent und drent
Alte Bilder aus dem Bayerischen Wald und dem Böhmerwald
2. Auflage 2018, 160 Seiten
ISBN 978-3-95587-061-4
Preis: 18,90 €

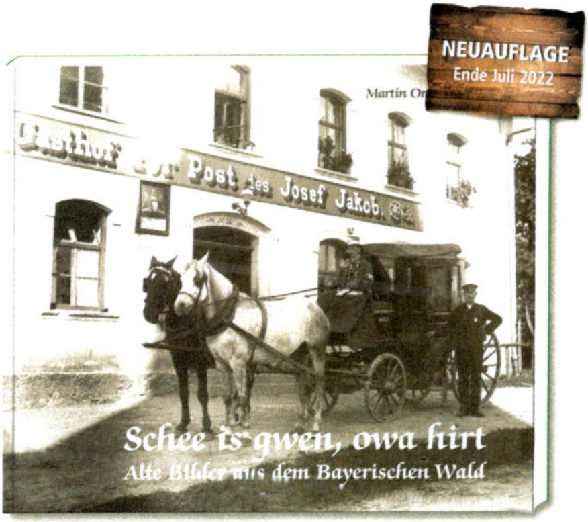

Martin Ortmeier · **Schee is gwen, owa hirt**
Alte Bilder aus dem Bayerischen Wald
Überarbeitete 6. Auflage 2022, 128 Seiten,
Format 26 x 21 cm, s/w bebildert, Hardcover
ISBN 978-3-95587-815-3 · Preis: 24,90 €

Auch in früherer Zeit haben Kinder gelacht und gespielt, Menschen geliebt, gefeiert und Freude gehabt. Vor den Sorgen des Alltags, vor Mangel, Unglück, Streit und Not dürfen wir aber nicht die Augen verschließen. Bauernhäuser aus „Hoiz und Stoa", bäuerliche Arbeit und vor allem die Bildnisse vieler Menschen „in ihrer Welt" sind in diesem Band zu finden. Aus manchen alten Fotografien spricht ungewollt historische Wirklichkeit. Martin Ortmeier, ein Kenner der niederbayerischen Hauslandschaften, der Alltagsgeschichte und der Menschen des Bayerischen Waldes hat die Bilder vergangener Zeit zum Sprechen gebracht. Diese Neuauflage enthält einige neue wertvolle Informationen sowie eine Reihe neu hinzugewonnener historischer Lichtbilder.

Bücher von Peter Schmoll:
Regensburg und die Messerschmitt-Werke

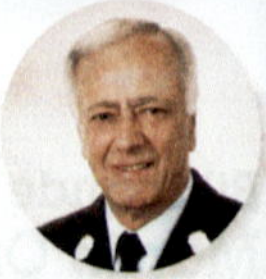

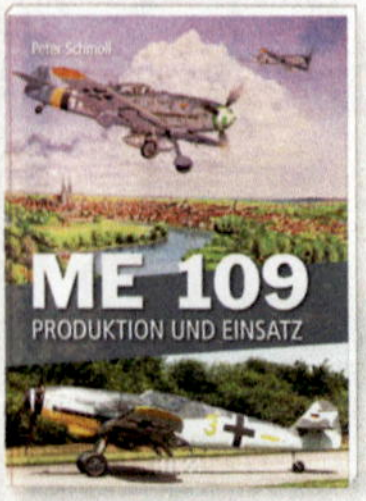

Me 109
Produktion und Einsatz
312 Seiten, Format 21 x 28 cm, Hardcover
ISBN 978-3-86646-356-1
Preis: 29,90 €

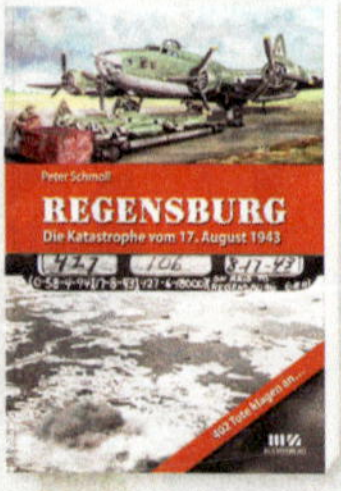

Regensburg – Die Katastrophe vom 17. August 1943
1. Auflage 2018, 128 Seiten, Format 17 x 24 cm, Broschur
ISBN 978-3-86646-369-1
Preis: 19,90 €

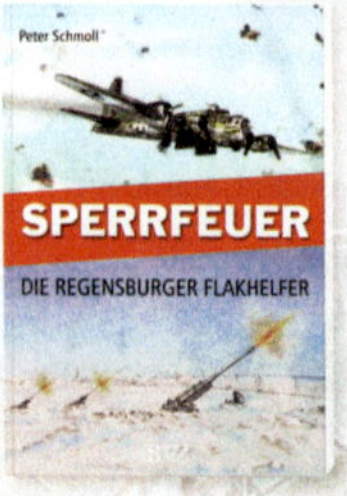

Sperrfeuer
Die Regensburger Flakhelfer
144 Seiten, Format 17 x 24 cm, Broschur
ISBN 978-3-86646-357-8
Preis: 19,90 €

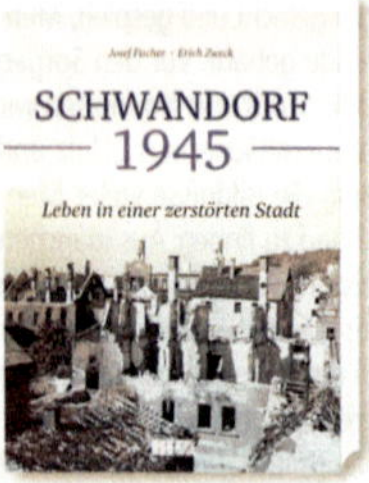

Josef Fischer & Erich Zweck
(Hg. Stadt Schwandorf)
Schwandorf 1945
Leben in einer zerstörten Stadt
1. Auflage 2020, 336 Seiten, Format 21 x 28 cm, durchgehend farbig, Hardcover
ISBN 978-3-86646-395-0
Preis: 29,90 €

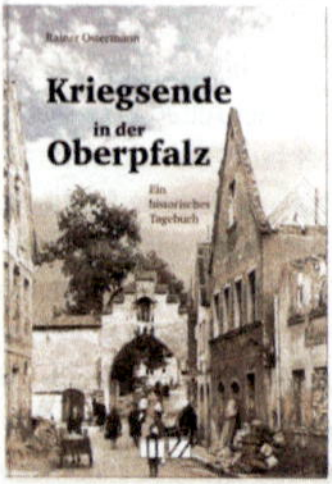

Rainer Ostermann
Kriegsende in der Oberpfalz
Ein historisches Tagebuch
2. Auflage, 192 Seiten, Format 17 x 24 cm, s/w bebildert, Hardcover
ISBN 978-3-86646-315-8
Preis: 19,90 €

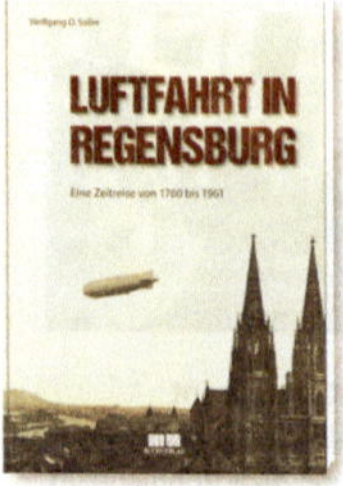

Wolfgang O. Soller
200 Jahre Luftfahrt in Regensburg
Eine Zeitreise von 1760 bis 1961
1. Auflage 2021, 128 Seiten, Format 17 x 24 cm, s/w bebildert, Hardcover
ISBN 978-3-95587-403-2
Preis: 19,90 €

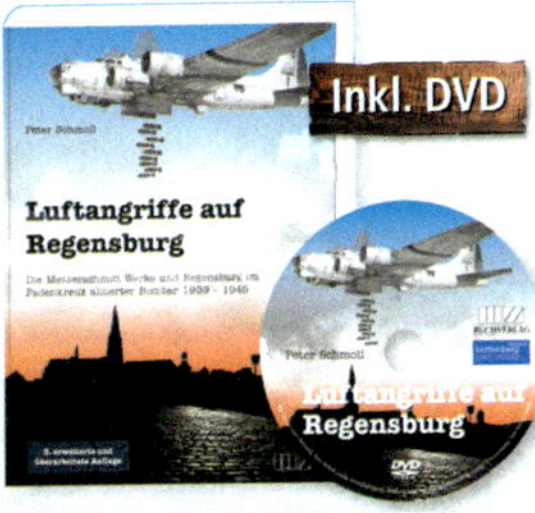

Luftangriffe auf Regensburg
Die Messerschmitt-Werke und Regensburg im Fadenkreuz alliierter Bomber 1939 – 1945
Überarbeitete und erweiterte 3. Auflage 2019, 272 Seiten, Format 21 x 28 cm, Hardcover
ISBN 978-3-86646-380-6
Preis: 29,90 €

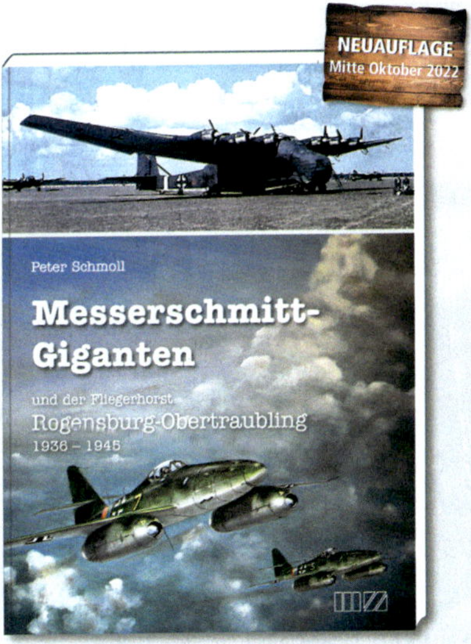

Peter Schmoll
Messerschmitt-Giganten und der Fliegerhorst Regensburg-Obertraubling 1936–1945
Überarbeitete 3. Auflage 2022, ca. 280 Seiten, Format 21 x 28 cm, s/w bebildert, Hardcover
ISBN 978-3-95587-416-2 · Preis: 39,90 €

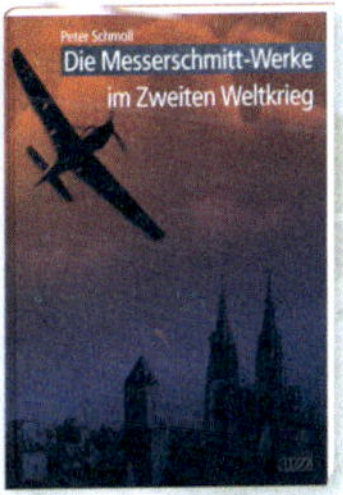

Die Messerschmitt-Werke im Zweiten Weltkrieg
3. Auflage, 232 Seiten, Format 17 x 24 cm, Hardcover
ISBN 978-3-931904-38-8
Preis: 20,50 €

Die Messerschmitt-Giganten waren die Flugzeuge im Zweiten Weltkrieg, mit denen es erstmals in der Geschichte der Luftfahrt möglich war, schwere Geschütze, Lastkraftwagen und sogar Panzer auf dem Luftweg zu transportieren. Mit seinen 55 Metern Spannweite überragte der Gigant alle anderen Flugzeuge der Deutschen Luftwaffe. Kein Fliegerhorst der Luftwaffe war so in die industrielle Flugzeugproduktion eingebunden und wurde so oft bombardiert wie der von Regensburg-Obertraubling. Dieses Buch gibt einen historischen Überblick zu einem Kapitel jüngster deutscher Zeitgeschichte. Im Anhang befinden sich zahlreiche neue, bislang unveröffentlichte Fotos.

NEU
Mitte Oktober 2022

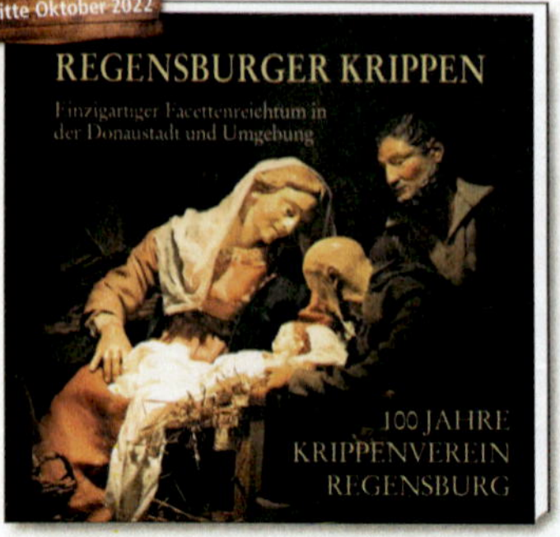

Franz Glas (Hg.) · **Regensburger Krippen**
Einzigartiger Facettenreichtum in der Donaustadt und Umgebung
100 Jahre Krippenverein Regensburg e. V.
1. Auflage 2022, ca. 144 Seiten, Format 22 x 20,5 cm, durchgehend farbig, Hardcover
ISBN 978-3-86646-398-1 · Preis: 19,90 €

Der Krippenverein Regensburg feiert 2022 sein 100-jähriges Bestehen. Der am 9. Oktober 1922 von 13 Krippenfreunden gegründete Verein zeichnet sich durch facettenreiche Krippendarstellungen aus und zählt heute 110 Mitglieder. Sie kümmern sich um die Betreuung von traditionellen Hauskrippen und Kirchenkrippen in Regensburg und Umgebung, darunter etliche Jahreskrippen, die mit Darstellungen aus dem Alten und Neuen Testament das Kirchenjahr begleiten. Auch wird die Krippe als christliche Kunst durch moderne Darstellungen weiterentwickelt. Diese sollen auch junge Menschen ansprechen und zum Nachdenken anregen. Die Jubiläumsausstellung in der Städtischen Galerie im Leeren Beutel vom 18. November 2022 bis 29. Januar 2023 soll dies unter Beweis stellen.

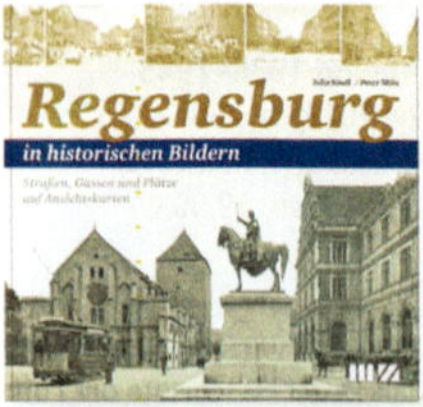

Julia Knoll & Peter Milic
Regensburg in historischen Bildern, Band 1
Straßen, Gassen und Plätze auf Ansichtskarten
128 Seiten,
Format 22 x 20,5 cm,
s/w bebildert, Hardcover
ISBN 978-3-86646-324-0
Preis: 14,90 €

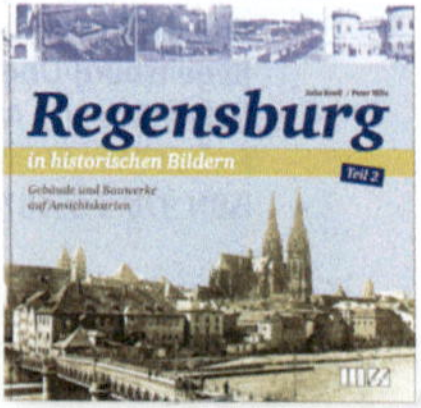

Julia Knoll & Peter Milic
Regensburg in historischen Bildern, Band 2
Gebäude und Bauwerke auf Ansichtskarten
136 Seiten,
Format 22 x 20,5 cm,
s/w bebildert, Hardcover
ISBN 978-3-86646-346-2
Preis: 14,90 €

Neuer Preis: 9,90 €

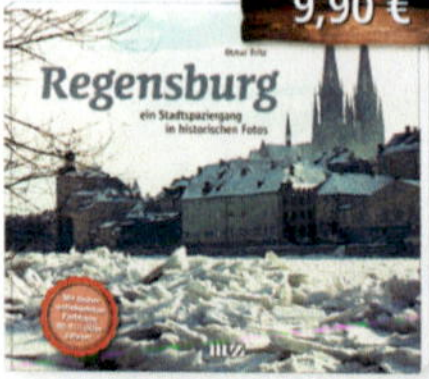

Otmar Fritz
Regensburg
Ein Stadtspaziergang in historischen Fotos
1. Auflage 2018, 112 Seiten,
Format 24 x 20 cm,
durchgehend farbig, Hardcover
ISBN 978-3-86646-365-3
früher: ~~19,90 €~~

Regensburger Almanach 2022

„Kommissarin Lucas“, „Schlauer als die Polizei“, Golo Manns Monumentalwerk „Wallenstein“, „Matt in 13 Zügen“ mit Gudrun Landgrebe und Mathieu Carrière, „Kleines Herz am Donaustrand“, „Das ewige Spiel“ – das sind Titel von Filmen oder Serien, die im Laufe der Jahrzehnte in unserer Stadt gedreht wurden. Und genau diesem Thema widmet sich der diesjährige Almanach: Regensburg & Film.
Und natürlich findet auch das gesellschaftliche Leben Regensburgs einen Platz im Almanach 2022, ebenso wie Sport, Kultur und Künste. Wie immer ein spannender Jahresrückblick – auf die Stadt und ihre Menschen.

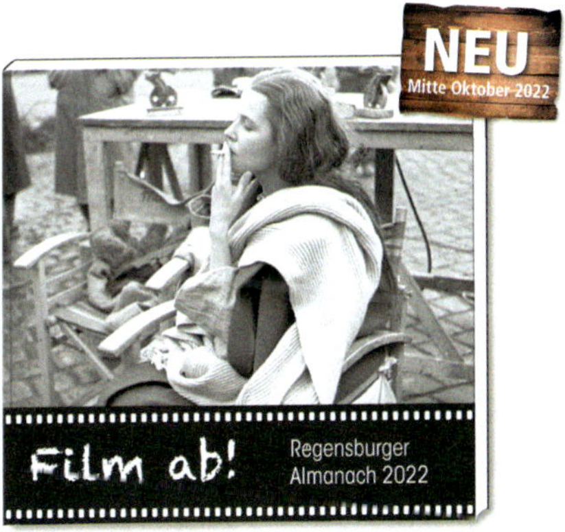

Peter Morsbach (Hg.)
Regensburger Almanach 2022 · Film ab!
1. Auflage 2022, ca. 240 Seiten, Format 22 x 20,5 cm,
durchgehend farbig, Hardcover
ISBN 978-3-95587-417-9 · Preis: 29,90 €

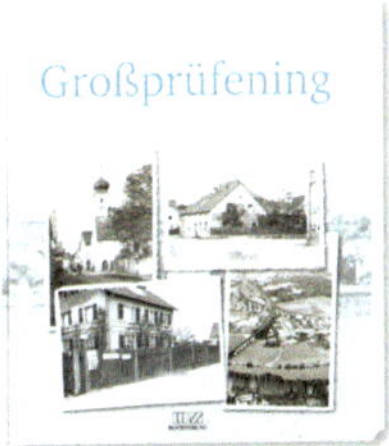

Fritz Rehbach & Gabriele Deml
Großprüfening
Das Dorf im Stadtwesten –
damals und heute
1. Auflage 2021, 176 Seiten,
Format 21 x 24 cm,
s/w bebildert, Hardcover
ISBN 978-3-95587-405-6
Preis: 19,90 €

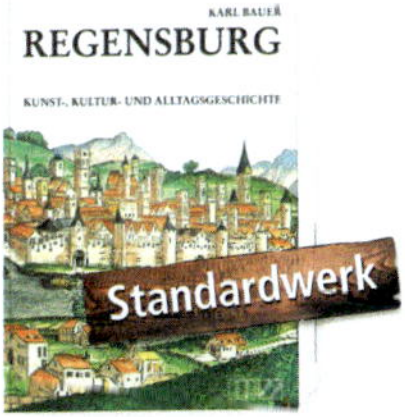

Karl und Peter Bauer
Regensburg – Kunst-, Kultur- und Alltagsgeschichte
6. Auflage, 1088 S., 17 x 24 cm,
mit zahlreichen
s/w-Abbildungen, Hardcover
mit Schutzumschlag
ISBN 978-3-86646-300-4
Preis: 49,90 €

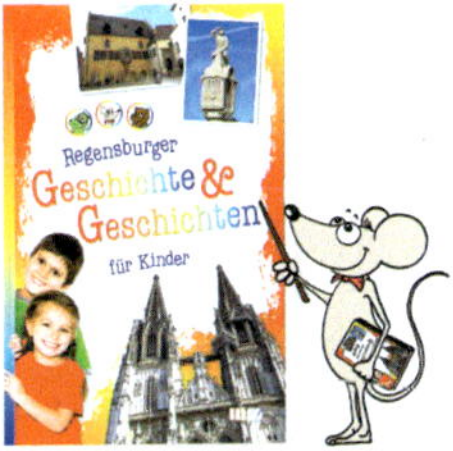

Andrea Steinbach (Hg.)
Regensburger Geschichte & Geschichten für Kinder
1. Auflage 2020, 176 Seiten,
Format 12,5 x 19 cm,
durchgehend farbig, Broschur
ISBN 978-3-86646-385-1
Preis: 16,90 €

Die Oberpfälzer Familiensaga von Gerda Stauner

Format 13,5 x 20,5 cm

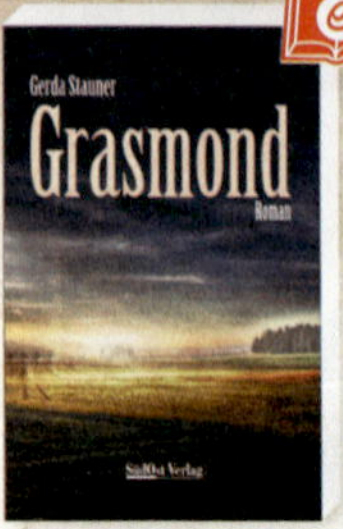

Grasmond
2. Auflage 2018, 208 Seiten, Broschur
ISBN 978-3-95587-746-0
Preis: 14,90 €

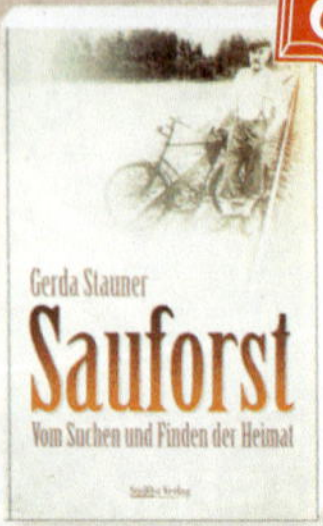

Sauforst
216 Seiten, Hardcover
ISBN 978-3-86646-785-9
Preis: 14,90 €

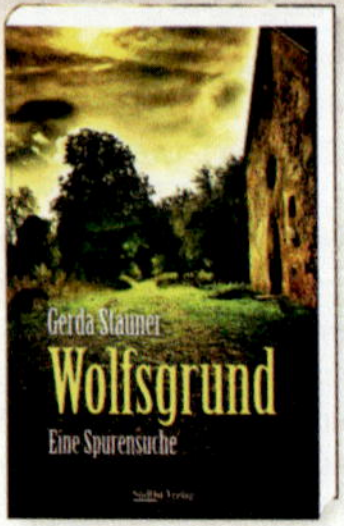

Wolfsgrund
1. Auflage 2019, 232 Seiten, Hardcover
ISBN 978-3-95587-748-4
Preis: 16,90 €

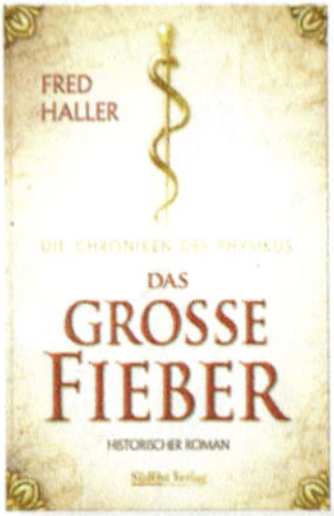

Fred Haller
Das große Fieber
Die Chroniken des Physikus
1. Auflage 2020, 176 Seiten, Format 13,5 x 20,5 cm, Broschur
ISBN 978-3-95587-766-8
Preis: 14,90 €

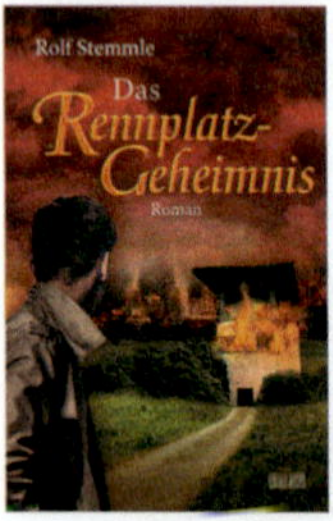

Rolf Stemmle
Das Rennplatz-Geheimnis
Roman
1. Auflage 2019, 176 Seiten, Format 13,5 x 20,5 cm, Broschur
ISBN 978-3-86646-321-9
Preis: 14,90 €

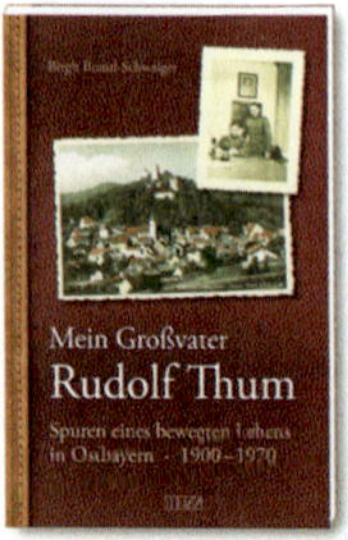

Birgit Brantl-Schwaiger
Mein Großvater Rudolf Thum
Spuren eines bewegten Lebens in Ostbayern · 1900–1970
1. Auflage 2020, 96 Seiten, Format 13,5 x 20,5 cm, s/w bebildert, Hardcover
ISBN 978-3-86646-389-9
Preis: 12,90 €

Am Abend des 16. Juli 1945 bleibt nahe dem Dorf Aßling in Oberbayern ein Zug liegen. Die 1200 Soldaten an Bord haben den Horror des Krieges überlebt, endlich dürfen sie nach Hause. Doch nicht alle werden ihr Ziel erreichen …
Die auf einer wahren Begebenheit basierende Geschichte zeigt ein Dorf an einer radikalen Zeitenwende – und hebt dabei ein beinahe vergessenes historisches Ereignis ans Licht: das schwerste Zugunglück in Deutschland nach dem Zweiten Weltkrieg.

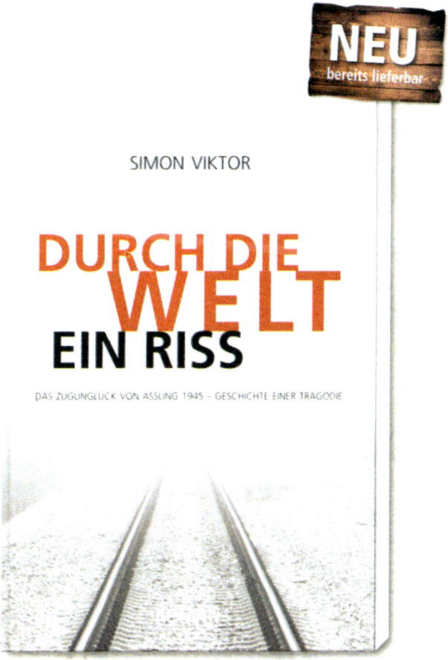

Simon Viktor
Durch die Welt ein Riss
Das Zugunglück von Aßling 1945 –
Geschichte einer Tragödie
1. Auflage 2022, 200 Seiten,
Format 13,5 x 20,5 cm, Broschur
ISBN 978-3-95587-799-6 · Preis: 16,90 €

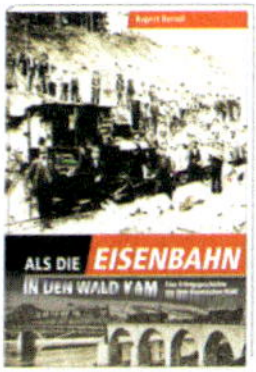

Rupert Berndl
Als die Eisenbahn in den Wald kam
Eine Erfolgsgeschichte
aus dem Bayerischen Wald
1. Auflage 2019, 136 Seiten,
17 x 24 cm, farbig, Hardcover
ISBN 978-3-95587-750-7
Preis: 19,90 €

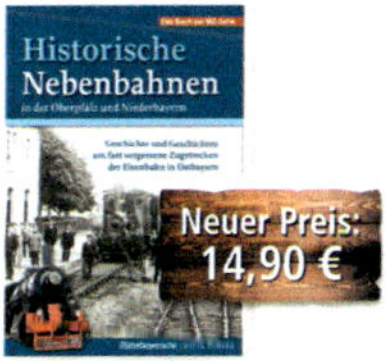

Historische Nebenbahnen
in der Oberpfalz
und Niederbayern
120 S., Format 14,8 x 21 cm,
zahlreiche s/w-Abbildungen,
Broschur
ISBN 978-3-86646-556-5
früher: ~~19,95 €~~

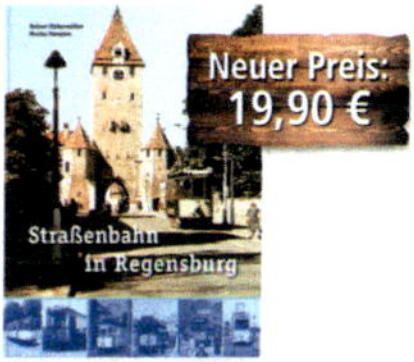

Heiner Eichermüller &
Martin Kempter
Straßenbahn in Regensburg
164 Seiten, Format 21 x 28 cm,
durchgehend farbig, Hardcover
ISBN 978-3-86646-318-9
früher: ~~29,90 €~~

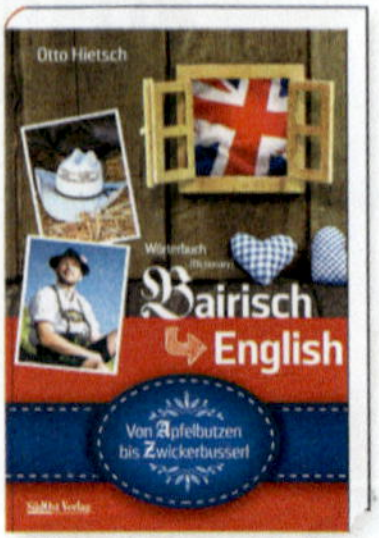

Otto Hietsch & Andreas Dick (Bearb.)
Wörterbuch Bairisch – English
2. Auflage 2019, 192 Seiten,
Format 14,8 x 21 cm,
s/w illustriert, Hardcover
ISBN 978-3-86646-739-2
Preis: 19,90 €

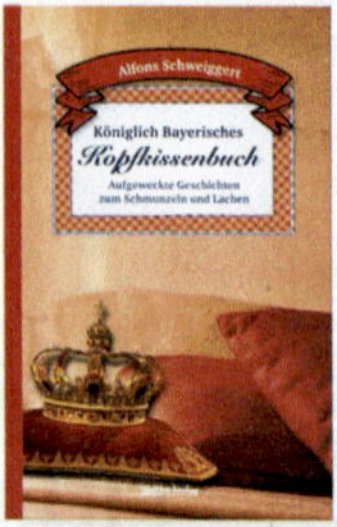

Alfons Schweiggert
Königlich Bayerisches Kopfkissenbuch
Aufgeweckte Geschichten zum Schmunzeln und Lachen
1. Auflage 2020, 144 Seiten,
Format 13,5 x 20,5 cm, Broschur
ISBN 978-3-95587-756-9
Preis: 14,90 €

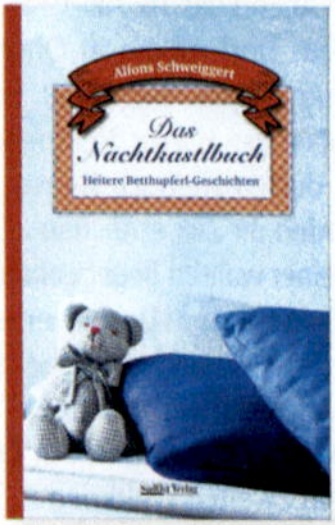

Alfons Schweiggert
Das Nachtkastlbuch
Heitere Betthupferl-Geschichten
4. Auflage 2019, 160 Seiten,
Format 13,5 x 20,5 cm, Broschur
ISBN 978-3-86646-740-8
Preis: 14,90 €

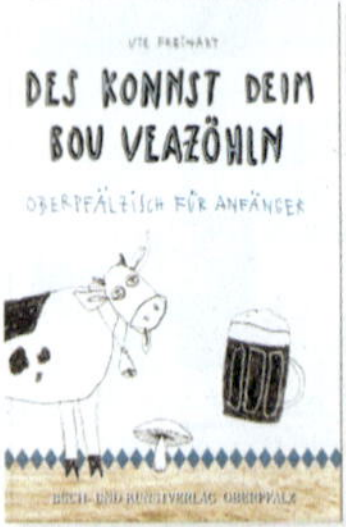

Ute Freihart
Des konnst deim Bou veazöhln
Oberpfälzisch für Anfänger
2. Auflage 2020, 88 Seiten,
Format 12 x 18 cm,
durchgehend farbig, Broschur
ISBN 978-3-95587-078-2
Preis: 12,90 €

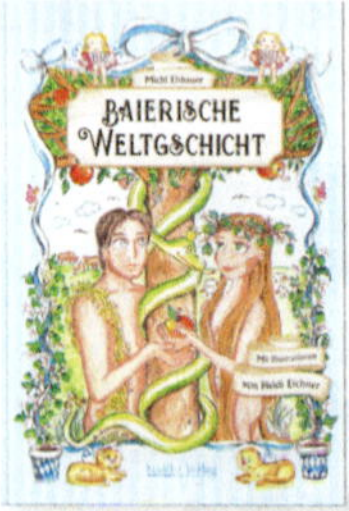

Michl Ehbauer
Baierische Weltgschicht, Bd. 1 (farbig illustrierte Schmuckausgabe)
6. Auflage 2019, mit Illustrationen von Heidi Eichner,
312 Seiten, 14,8 x 21 cm,
durchgehend farbig, Hardcover
ISBN 978-3-86646-760-6
Preis: 19,90 €

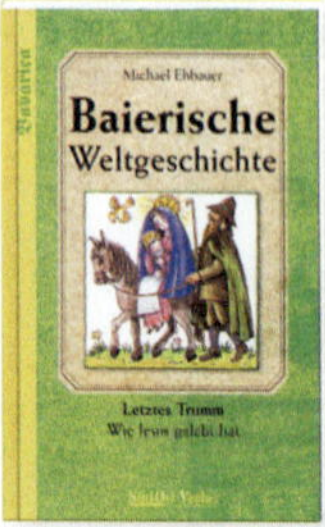

Michael Ehbauer
Baierische Weltgeschichte, Band 2
191 Seiten,
Format 13,5 x 20,5 cm,
Hardcover
ISBN 978-3-89682-153-9
Preis: 14,90 €

Das Glück der kleinen Dinge

Einige von uns haben es bereits gefunden, viele sind immer noch auf der Suche. Glück – was ist das eigentlich? Wir leben in einer Welt der unbeschränkten Möglichkeiten, können uns frei entfalten und nahezu alles tun, was wir tun wollen. Eigentlich müssten wir vor lauter Glück doch jeden Tag Freudensprünge machen. Warum tun wir das dann nicht? Weil Glück von innen kommt. Darin sind sich sogar der Dalai Lama und die Glücksforschung einig. Doch in einer Zeit, in der wir fast alles kaufen können, müssen wir erst wieder lernen, dass echtes Glück eben nicht in den Läden und Online-Shops dieser Welt erhältlich ist. Und meist braucht es auch gar nicht viel, um wirklich glücklich zu sein. Das glauben Sie nicht? Dann lassen Sie es sich mit diesem ganz besonderen Rezeptbuch beweisen. **Denn hier geht es nicht um kulinarische Genüsse – sondern um Ihr ganz persönliches Glück.**

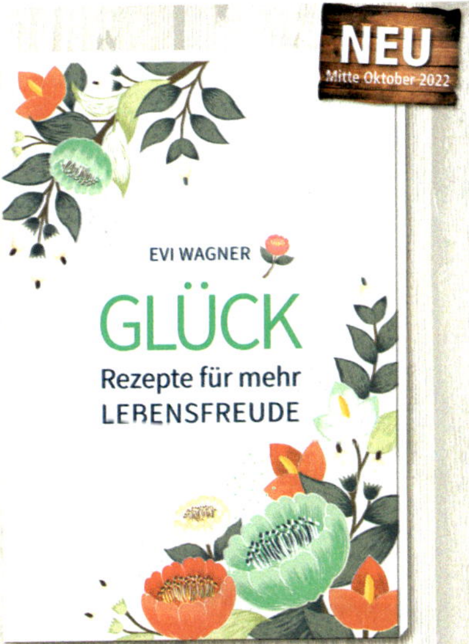

Evi Wagner
Glück · Rezepte für mehr Lebensfreude
1. Auflage 2022, ca. 176 Seiten,
Format 14,8 x 21 cm, Broschur
ISBN 978-3-95587-091-1 · Preis: 19,90 €

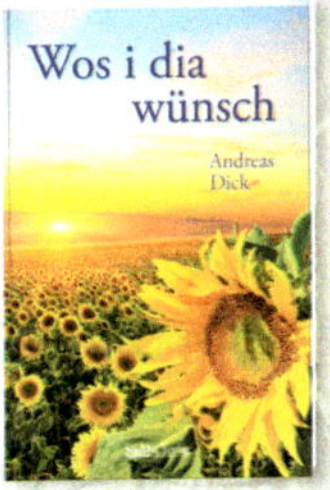

»Wos i dia wünsch **ist (...) ein Wohlfühlbuch, das Freude, Glück, Hoffnung schenkt.«**

Mittelbayerische Zeitung

Andreas Dick
Wos i dia wünsch
Überarbeitete und erweiterte 2. Auflage 2020,
120 Seiten, Format 12,5 x 18,5 cm,
farbig bebildert, Hardcover
ISBN 978-3-95587-762-0 · Preis: 12,90 €

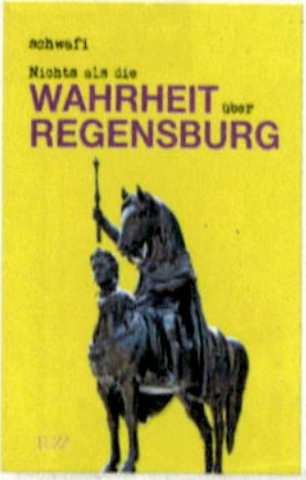

schwafi
Nichts als die Wahrheit über Regensburg
1. Auflage 2020, 176 Seiten,
Format 13,5 x 20,5 cm, Broschur
ISBN 978-3-86646-382-0
Preis: 14,90 €

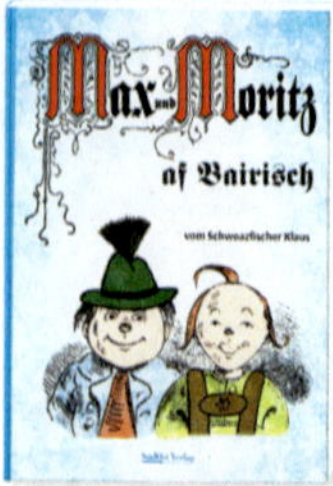

Klaus Schwarzfischer (schwafi)
Max und Moritz af Bairisch
1. Auflage 2019, 64 Seiten,
Format 17 x 24 cm,
durchgehend farbig, Hardcover
ISBN 978-3-95587-752-1
Preis: 14,90 €

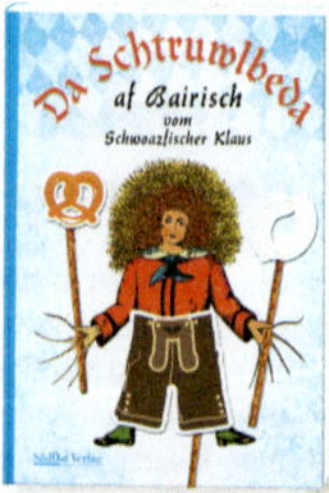

Klaus Schwarzfischer (schwafi)
Da Schtruwlbeda af Bairisch
2. Auflage 2020, 44 Seiten,
Format 17 x 24 cm,
durchgehend farbig, Hardcover
ISBN 978-3-95587-709-5
Preis: 14,90 €

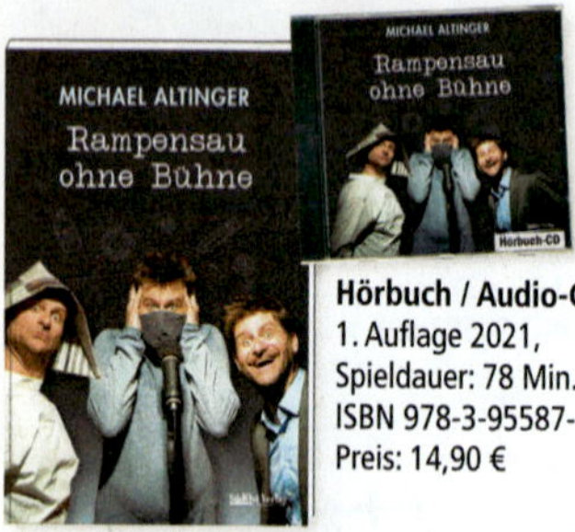

Hörbuch / Audio-CD
1. Auflage 2021,
Spieldauer: 78 Min.
ISBN 978-3-95587-788-0
Preis: 14,90 €

Michael Altinger · **Rampensau ohne Bühne**
1. Auflage 2020, 160 Seiten,
Format 13,5 x 20,5 cm, Hardcover
ISBN 978-3-95587-723-1 · Preis: 14,90 €

✦✦✦

»Schenkelklopfer sind garantiert (…) selbstkritisch, satirisch und einfach herrlich verrückt.«

NachrichtenOberpfalz

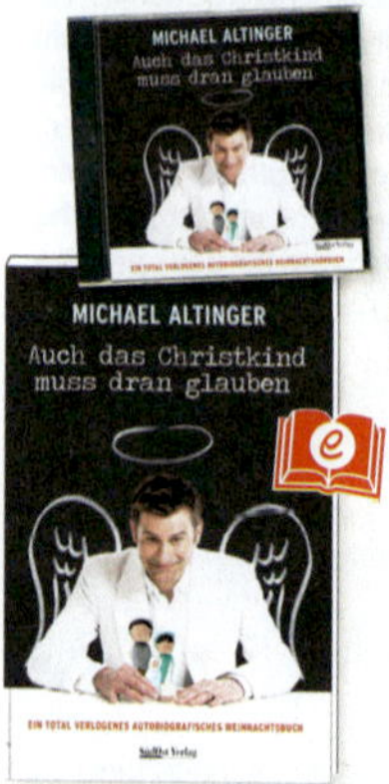

Hörbuch / Audio-CD
1. Auflage 2019,
Spieldauer:
79 Min.
ISBN 978-3-86646-742-2
Preis: 14,90 €

Michael Altinger
Auch das Christkind muss dran glauben
1. Auflage 2019, 160 Seiten,
Format 13,5 x 20,5 cm, Hardcover
ISBN 978-3-86646-741-5 · Preis: 14,90 €

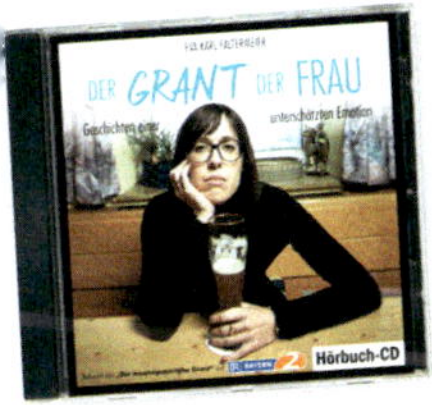

Hörbuch / Audio-CD
1. Auflage 2021,
Spieldauer: 65 Min.
ISBN
978-3-95587-785-9
Preis: 14,90 €

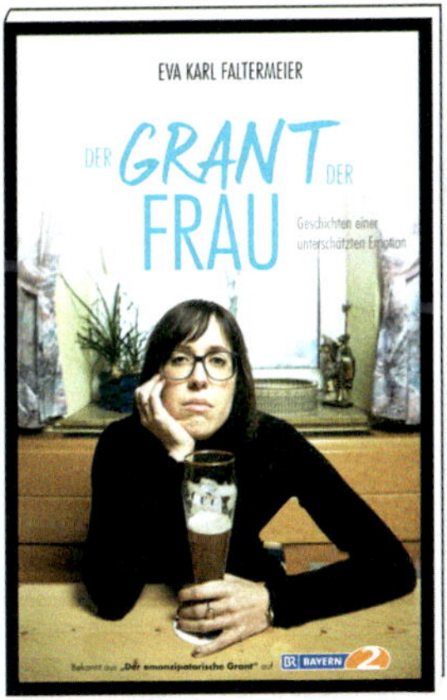

In kurzen Geschichten beschreibt Eva Karl Faltermeier die Schönheit (bayerisch-)femininer Ausnahmezustände. Denn es kann ja nicht sein, dass grantige Männer als gemütlich gelten, während grantigen Frauen „Haare auf den Zähnen" nachgesagt werden! So charmant wie in diesem Buch wurde der weibliche Grant noch nie beleuchtet …

Eva Karl Faltermeier
Der Grant der Frau
Geschichten einer
unterschätzten Emotion
1. Auflage 2021,
192 Seiten,
Format 13,5 x 20,5 cm,
mit s/w-Abbildungen,
Hardcover
ISBN 978-3-95587-784-2
Preis: 14,90 €

Norbert Neugirg

Format 13 x 20,5 cm, Hardcover

In den Geschichten von Norbert Neugirg, dem Kommandant der Altneihauser Feierwehrkapelln, wird auf charmant-unverschämte Weise nichts und niemand geschont. Neugirg ist wirklich der „zahnluckerte" Meister bissiger Ironie!

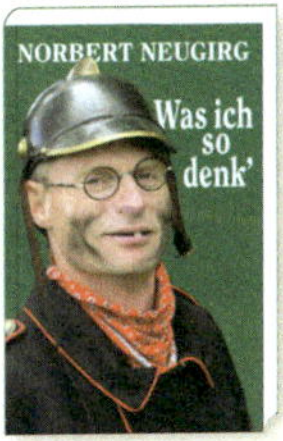

Was ich so denk'
7. Aufl., 152 S.
978 3 935719-38-4
Preis: 14,80 €

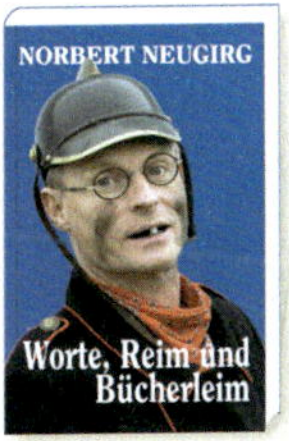

Worte, Reim und Bücherleim
6. Aufl. 2020, 144 S.
978-3-95587-037-9
Preis: 14,80 €

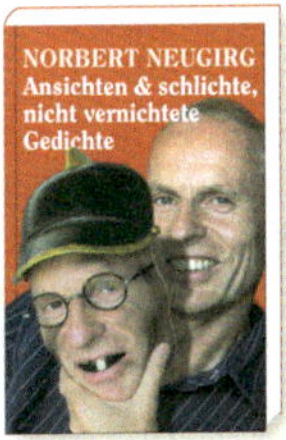

Ansichten & schlichte, nicht vernichtete Gedichte
3. Aufl. 2019, 176 S.
978-3 935719-76-6
Preis: 16,95 €

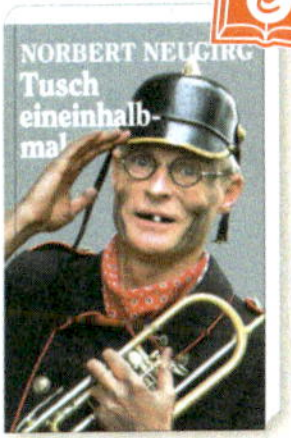

Tusch eineinhalbmal
3. Aufl. 2020, 176 S.
978-3-95587-030-0
Preis: 16,95 €

Lustige Geschichten von Toni Lauerer

je ca. 160 Seiten, Format 13,5 x 20,5 cm, Hardcover, Preis: 14,90 €

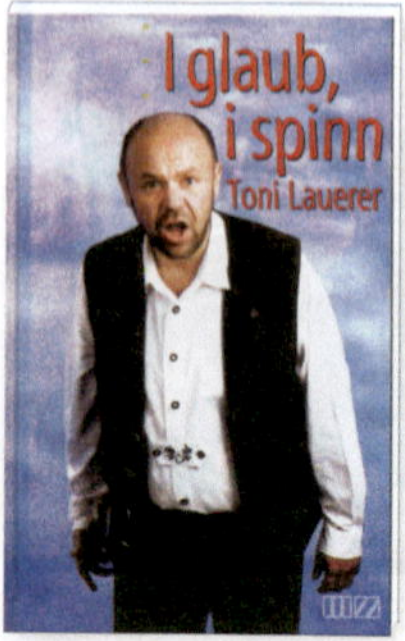

I glaub, i spinn
14. Auflage
ISBN 978-3-931904-43-2

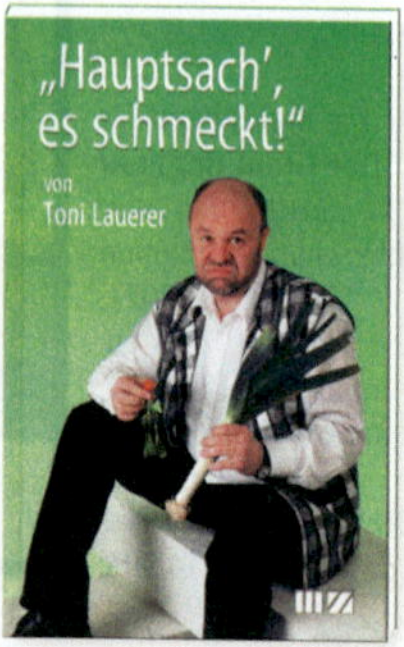

Hauptsach', es schmeckt!
7. Auflage
ISBN 978-3-934863-08-8

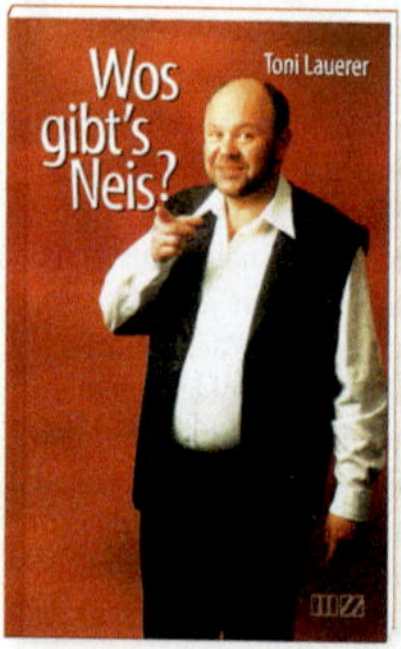

Wos gibt's Neis?
5. Auflage
ISBN 978-3-931904-77-7

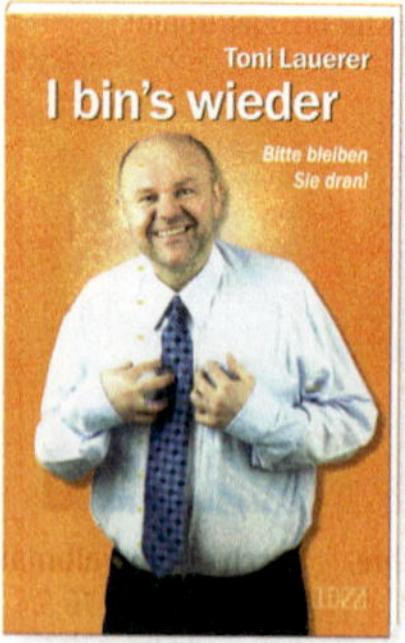

I bin's wieder
2. Auflage
ISBN 978-3-934863-31-6

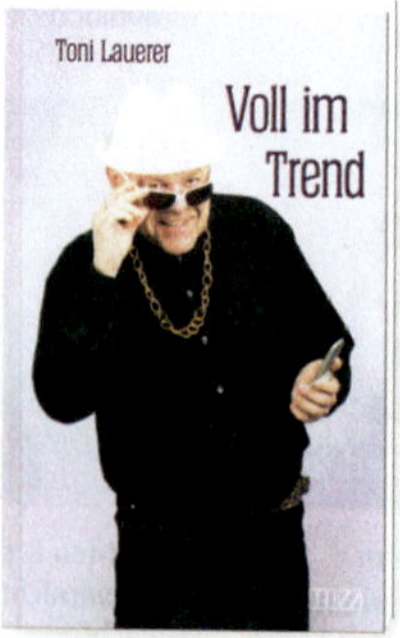

Voll im Trend
2. Auflage
ISBN 978-3-934863-68-2

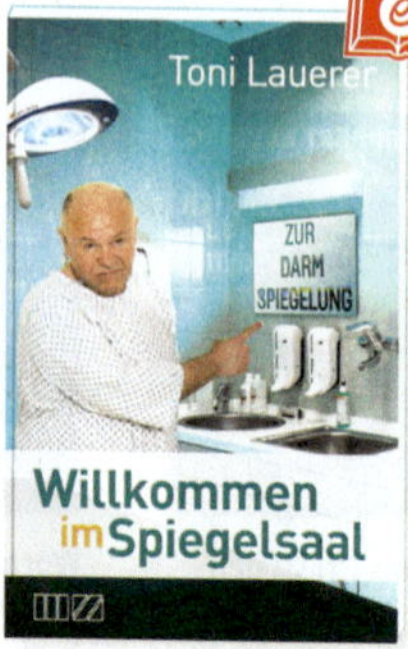

Willkommen im Spiegelsaal
ISBN 978-3-86646-305-9

Es sind Geschichten, wie man sie von Toni Lauerer kennt: aus dem alltäglichen Leben, scharfsinnig beobachtet, höchst amüsant erzählt – Toni Lauerer eben. Wie kaum einem anderen gelingt es ihm, Situationen und Typen so zu beschreiben, dass man sie geradezu bildlich vor sich sieht. „G'fallt ma!" und „Möchten'S ned probieren?" – **jetzt neu aufgelegt!**

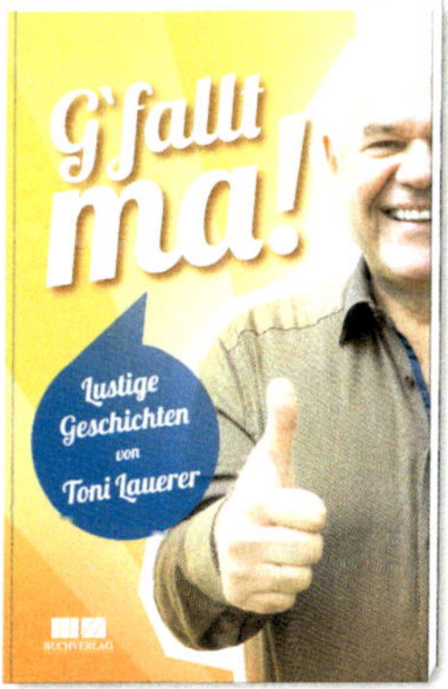

G'fallt ma!
2. Auflage 2022, 160 Seiten
ISBN 978-3-95587-409-4
Preis: 16,90 €

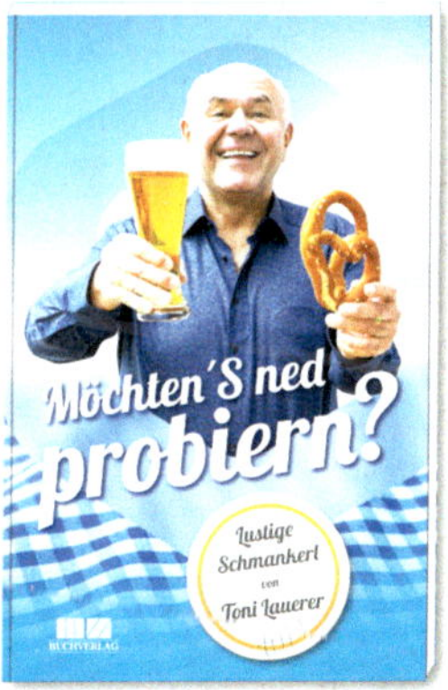

Möchten'S ned probiern?
3. Auflage 2022, 160 Seiten
ISBN 978-3-95587-410-0
Preis: 16,90 €

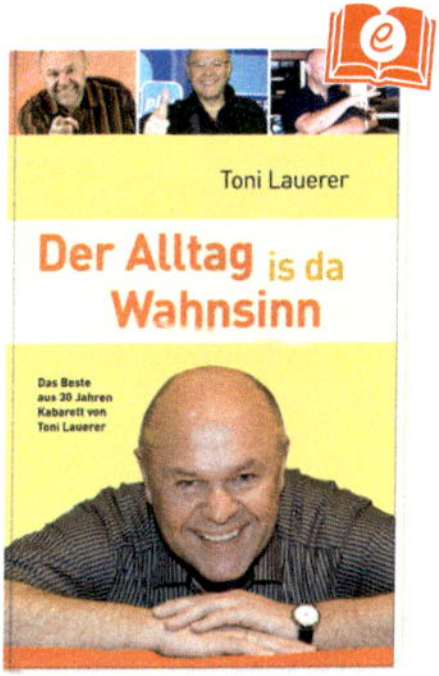

Der Alltag is da Wahnsinn
ISBN 978-3-86646-337-0

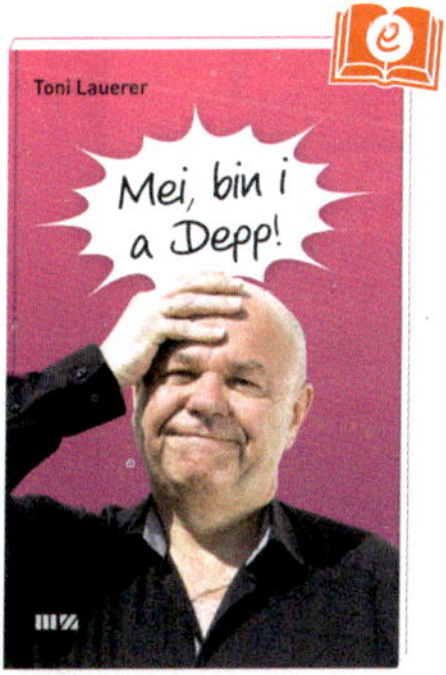

Mei, bin i a Depp!
2. Auflage 2019
ISBN 978-3-86646-371-4

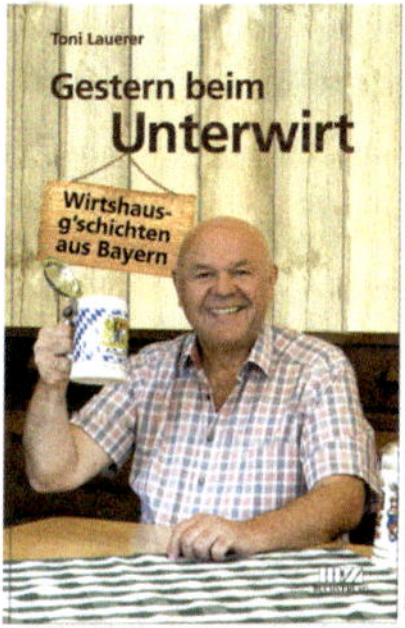

Gestern beim Unterwirt
1. Auflage 2020
ISBN 978-3-86646-390-5

Audio-CDs

Preis: je 14,90 € (wenn nicht anders angegeben)

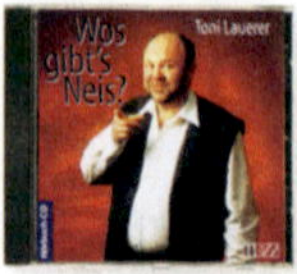

Wos gibt's Neis?
ISBN 978-3-934863-42-2

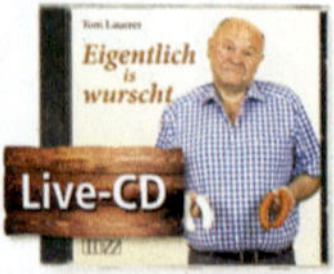

Eigentlich is wurscht
ISBN 978-3-86646-306-6

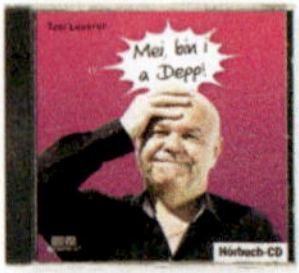

Mei, bin i a Depp!
ISBN 978-3-86646-375-2

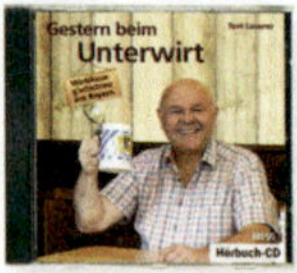

Gestern beim Unterwirt
ISBN 978-3-86646-391-2

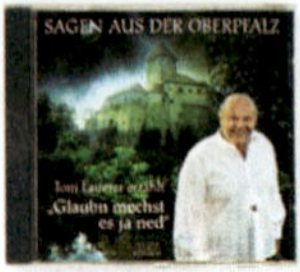

Glaubn mechst es ja ned
Sagen aus der Oberpfalz
ISBN 978-3-86646-361-5

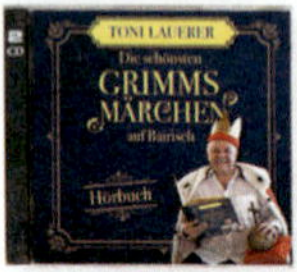

Die schönsten Grimms Märchen auf Bairisch
ISBN 978-3-95587-735-4
Preis: 19,90 €

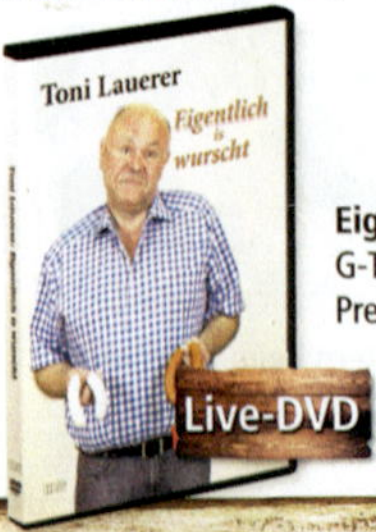

Eigentlich is wurscht
G-TIN 4018577000039
Preis: 16,90 €

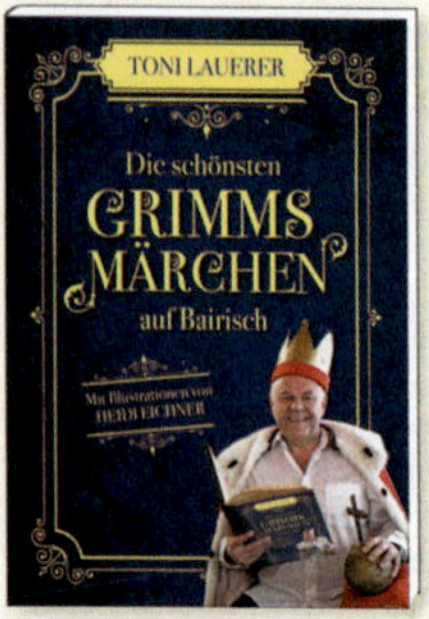

Die schönsten Grimms Märchen auf Bairisch
1. Auflage 2018, 136 Seiten,
Format 17 x 24 cm, durchgehend farbig,
mit Illustrationen von **Heidi Eichner**,
Hardcover
ISBN 978-3-95587-719-4 · Preis: 19,90 €

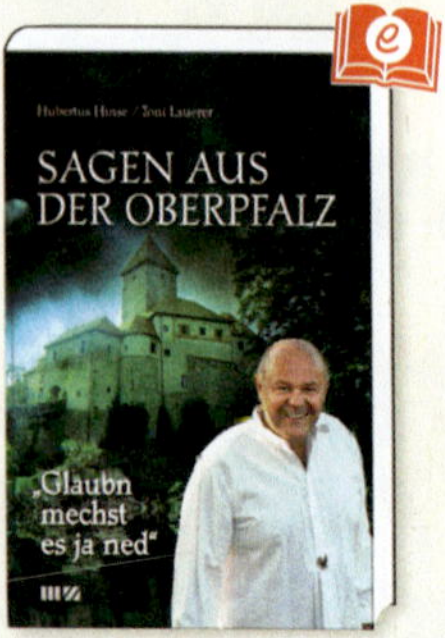

Hubertus Hinse & Toni Lauerer
Glaubn mechst es ja ned
Sagen aus der Oberpfalz
2. Auflage 2020, 152 Seiten,
Format 13,5 x 20,5 cm, Hardcover
ISBN 978-3-86646-362-2 · Preis: 14,90 €

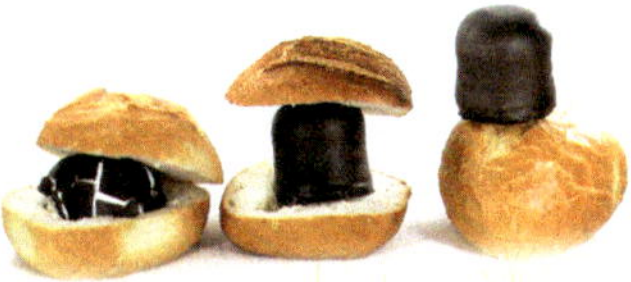

Toni Lauerer ist sich sicher: seine Jugendzeit in den 70er Jahren war spitze! Ohne PC und Handy, dafür aber mit Status Quo und Suzi Quatro, mit samstäglichen Tanzabenden und der ersten (aber erfolglosen) Kontaktaufnahme mit dem weiblichen Geschlecht … Wie immer ein Lesevergnügen für Alt und Jung – inklusive Originalfotos vom Teenager Toni!

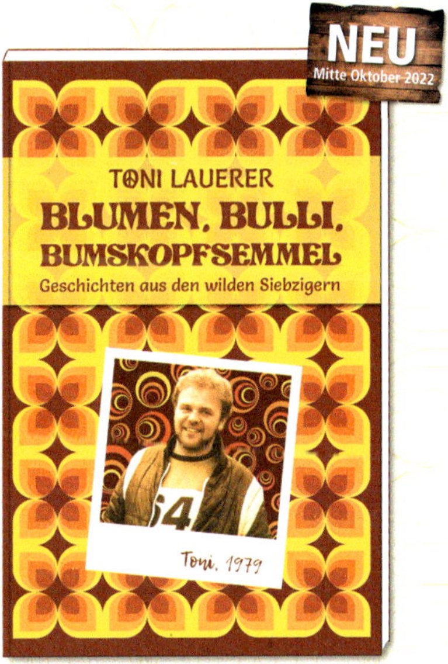

Toni Lauerer
Blumen, Bulli, Bumskopfsemmel
Geschichten aus den wilden Siebzigern
1. Auflage 2022, ca. 160 Seiten,
Format 13,5 x 20,5 cm, Hardcover
ISBN 978-3-95587-413-1 · Preis: 16,90 €

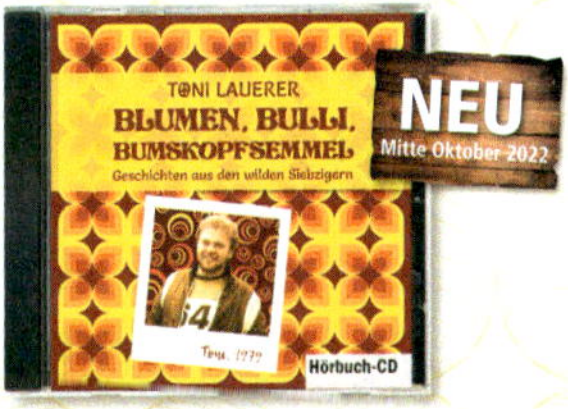

Hörbuch / Audio-CD
1. Auflage 2022, Spieldauer: ca. 80 Min.
ISBN 978-3-95587-414-8 · Preis: 16,90 €

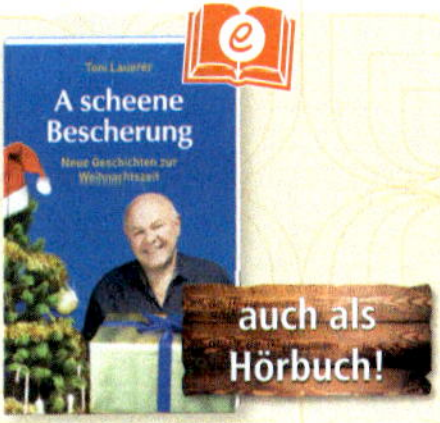

A scheene Bescherung
1. Aufl. 2019
ISBN 978-3-86646-328-8
Preis: 14,90 €

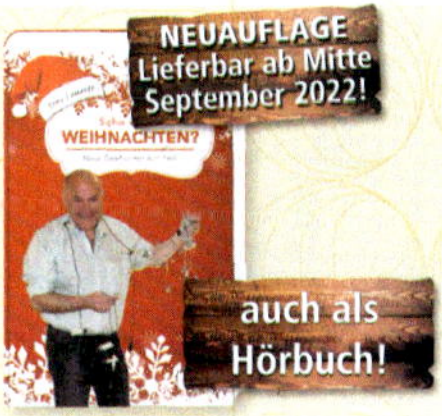

Scho wieder Weihnachten?
Neue Geschichten zum Fest
ISBN 978-3-95587-415-5
Preis: 16,90 €

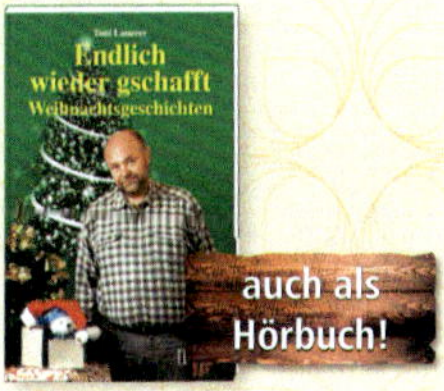

Endlich wieder gschafft
9. Auflage
ISBN 978-3-934863-17-0
Preis: 14,90 €

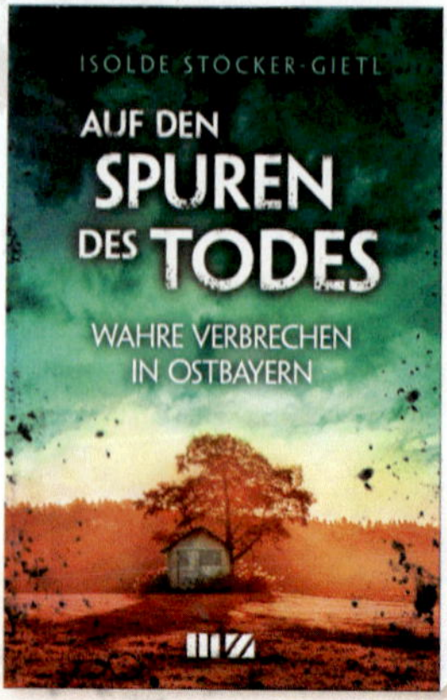

Mord. Sexualverbrechen. Verschwundene Personen. Kriminalfälle schockieren uns, lassen uns entsetzt und oftmals ratlos zurück. Doch sie geschehen inmitten unserer Gesellschaft, so auch in der Oberpfalz und in Niederbayern. Dieses Buch beleuchtet wahre Verbrechen, „true crime", in Ostbayern. Dabei geht es nicht vordergründig um die Taten und ihre Abläufe, sondern vor allem um die involvierten Menschen. In akribischer Kleinstarbeit hat die Journalistin und Gerichtsreporterin Isolde Stöcker-Gietl recherchiert und Fakten zusammengetragen. Sie hat mit Angehörigen gesprochen, mit Polizei, Psychologen, Fallanalytikern, mit Strafrechtsexperten, mit Tätern. Entstanden ist dieses Buch, das an die Opfer dieser Verbrechen erinnern soll.

Isolde Stöcker-Gietl · **Auf den Spuren des Todes**
Wahre Verbrechen in Ostbayern, 2. Auflage 2022,
200 Seiten, 13,5 x 20,5 cm, s/w bebildert, Broschur
ISBN 978-3-86646-387-5 · Preis: 17,90 €

Format 13,5 x 20,5 cm, Hardcover, Preis: 19,90 €

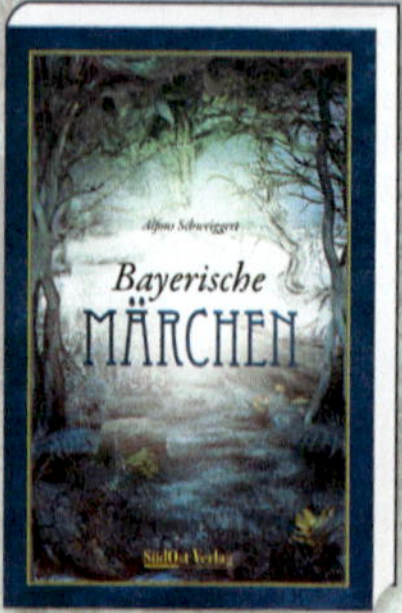

Alfons Schweiggert
Bayerische Märchen
3. Auflage 2022, 344 Seiten,
mit Illustrationen von
Peter Mühlbauer
ISBN 978-3-95587-802-3

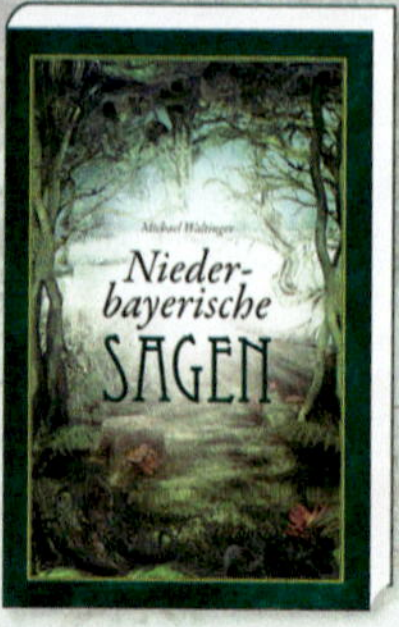

Michael Waltinger
Niederbayerische Sagen
6. Auflage 2019, 232 Seiten,
mit Illustrationen von
Peter Mühlbauer
ISBN 978-3-86646-779-8

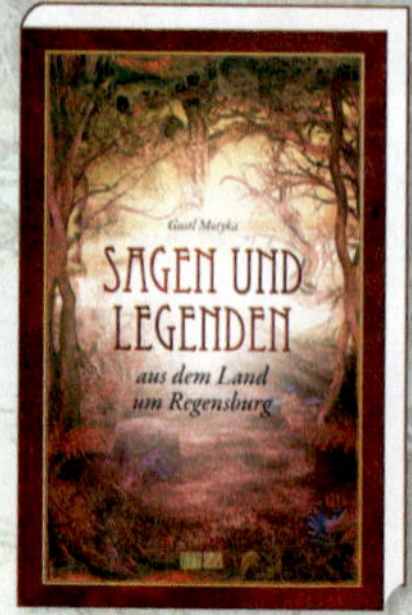

Gustl Motyka
Sagen und Legenden aus dem Land um Regensburg
5. Auflage 2020, 192 Seiten
ISBN 978-3-86646-384-4

Krimis von Marion Stadler

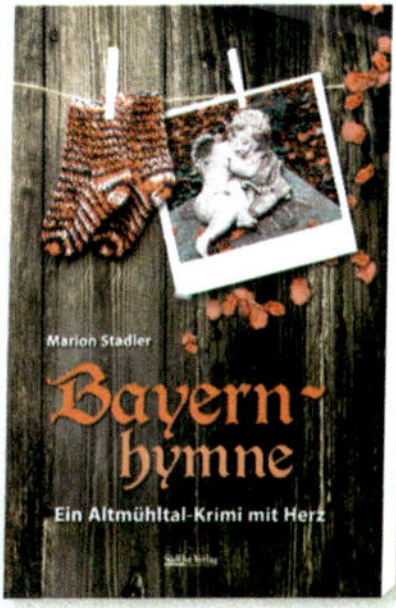

Bayernhymne
Ein Altmühltal-Krimi mit Herz
3. Auflage 2021, 256 Seiten
ISBN 978-3-95587-707-1
Preis: 16,90 €

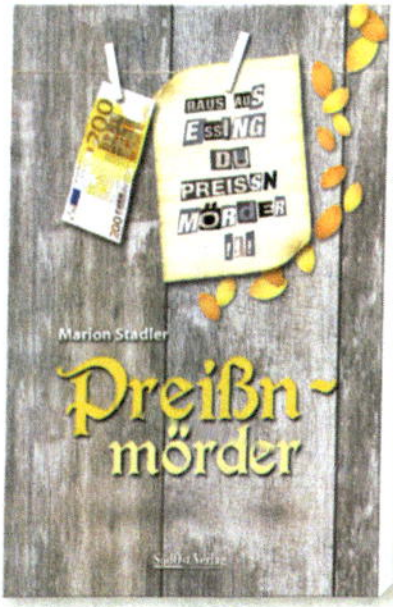

Preißnmörder
1. Auflage 2019, 264 Seiten
ISBN 978-3-95587-753-8
Preis: 16,90 €

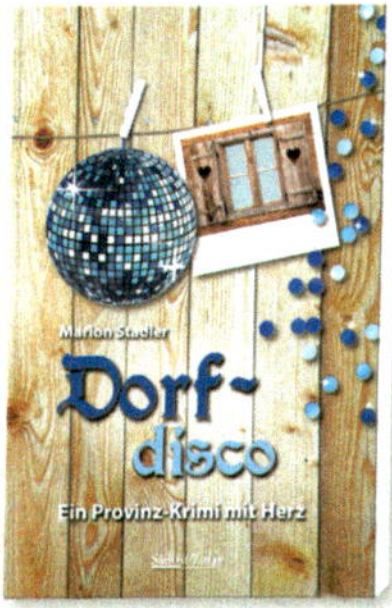

Dorfdisco
Ein Provinz-Krimi mit Herz
1. Auflage 2020, 248 Seiten
ISBN 978-3-95587-754-5
Preis: 16,90 €

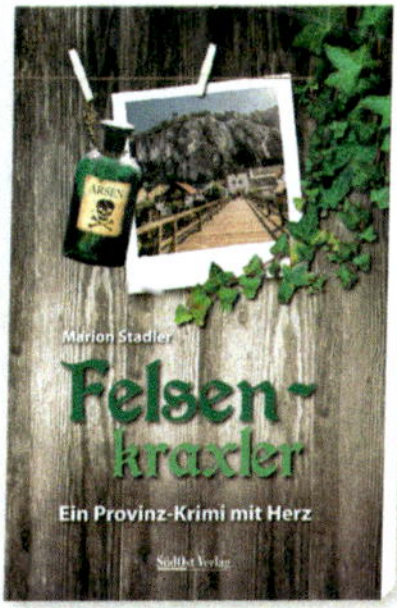

Felsenkraxler
Ein Provinz-Krimi mit Herz
1. Auflage 2021,
280 Seiten
ISBN 978-3-95587-765-1
Preis: 17,90 €

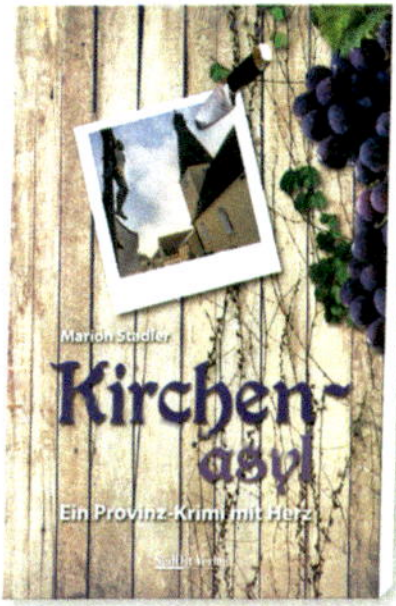

Kirchenasyl
Ein Provinz-Krimi mit Herz
1. Auflage 2022, 280 Seiten
ISBN 978-3-95587-796-5
Preis: 17,90 €

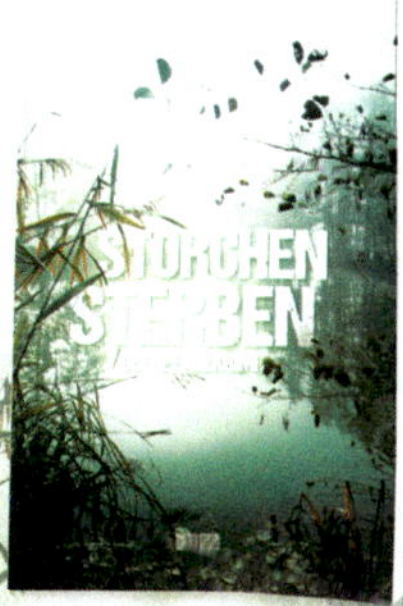

Michael Hochwart
Storchensterben
Oberpfalzkrimi
1. Auflage 2021, 192 Seiten
ISBN 978-3-86646-397-4
Preis: 16,90 €